Die Aufmerksamkeitsdefizit-/ Hyperaktivitätsstörung (AD/HS) und ihre Begleiterkrankungen (Legasthenie, Rechenschwäche u.a.)

Eine Informationsschrift für Kinder, Jugendliche und ihre Eltern, Erwachsene, Lehrer und Therapeuten

mit weiterführenden Adressen und Literaturangaben

Herausgegeben von:
ADHS-Zentrum München (AZM)
(www.adhs-zentrum-muenchen.de)

Dr. med. Adam Alfred
Dipl. Psych. Stefanie Eiden
Klaus Werner Heuschen
Dr. med. Astrid Neuy-Bartmann
Dr. med. Ulrich Rothfelder

© ADHS-Zentrum München GmbH (AZM)
Klugstr. 128, 80637 München

Unter Mitwirkung von:

Dr. med. Sabine Dörning
Dipl. Psych. Dr. phil. Markus Fellner
Dipl. Psych. Andrea Hahnefeld
Dipl. Psych. Stefanie Liebl-Timm
Dipl. Psych. Christian Schaipp
Marie-Louise Stalter

Bibliografische Information der Deutschen Nationalbibliothek:
Die Deutsche Nationalbibliothek verzeichnet diese Publikation in
der Deutschen Nationalbibliografie; detaillierte bibliografische
Daten sind im Internet über http://dnb.d-nb.de abrufbar.

Herstellung und Verlag:
Books on Demand GmbH, Norderstedt
ISBN 978-3-8334-7342-5

Diese Informationsbroschüre ist aus der Erfahrung heraus entstanden, dass die Aufmerksamkeitsdefizit-/Hyperaktivitätsstörung (AD/HS) leider immer noch ein in der Öffentlichkeit viel zu wenig bekanntes, oft auch falsch interpretiertes Störungsbild darstellt. In den letzten zehn Jahren haben wir bei mehr als 5.000 Kindern, Jugendlichen und Erwachsenen diese Diagnose stellen und entsprechende Therapiemaßnahmen einleiten können. Die Erfahrungen, die wir dabei gesammelt haben, möchten wir gerne an unsere Patienten, ihre Eltern und Bezugspersonen sowie an Kollegen aus dem therapeutischen und pädagogischen Bereich weitergeben. Unser kleines Buch soll zum einen Informationen über die AD/HS selbst, deren Diagnostik und Behandlung liefern, zum anderen können unsere Erfahrungen vielleicht auch dazu geeignet sein, die vielen Missverständnisse, die mit der AD/HS verbunden sind, zu klären und Ängste zu zerstreuen.

Eine der wichtigsten Beobachtungen war das Zusammentreffen der AD/HS mit anderen sogenannten Teilleistungsschwächen bzw. psychiatrischen Erkrankungen und emotionalen Problemen. Diese können unabhängig von der AD/HS parallel aufgetreten sein (primär) oder aber auch eine Folgeerscheinung darstellen (sekundär oder reaktiv). Die Darstellung solcher Zusammenhänge wird deshalb einen wichtigen Schwerpunkt der vorliegenden Broschüre bilden.

Da neuerdings das Interesse der Öffentlichkeit am Erscheinungsbild und Verlauf der AD/HS im Erwachsenenalter erheblich zugenommen hat, widmet sich ein eigenes Kapitel speziell diesem Betroffenenkreis, wobei auch die Übergänge, d.h. die Adoleszenz, nicht unberücksichtigt bleiben.

Auch wenn wir schon häufig gefragt wurden, ob wir unsere Broschüre nicht als Buch veröffentlichen wollten, haben wir nach reiflicher Überlegung bisher davon Abstand genommen. Die kleinen, nur im Eigenverlag herstellbaren Auflagen machen es möglich, die Broschüre samt den dazugehörigen Adressenverzeichnissen immer auf dem neuesten Stand zu halten. An dieser Stelle möchten wir uns vor allem bei unseren äußerst engagierten Sekretärinnen bedanken, die mit zahllosen Telefonaten und E-Mails die aktuellen Adressen überprüfen, korrigieren und ergänzen. Dem Eigendruck haben wir auch den niedrigen Preis der Broschüre zu verdanken, der lediglich die Druck- und Vertriebskosten an den Käufer weitergibt. Die Autoren haben auf jegliches Honorar verzichtet. Ein möglicher finanzieller Gewinn wird einer karitativen Einrichtung zugute kommen.

Inhaltsverzeichnis

Stefanie Eiden

1. AD/HS (Aufmerksamkeitsdefizit-/Hyperaktivitäts-störung)

Adam Alfred, Stefanie Eiden, Sabine Dörning

1.1 Was ist das?

Die Aufmerksamkeitsdefizit-/Hyperaktivitätsstörung (AD/HS) ist eine der häufigsten psychischen Erkrankungen im Kindes- und Jugendalter.
Fast 85% der Kinder, die mit der Verdachtsdiagnose AD/HS in der kinder- und jugendpsychiatrischen Praxis vorgestellt werden, sind 7 bis 14 Jahre alt, in der Altersgruppe 0 bis 6 Jahre sind es ca. 5% und in der Altersgruppe 15 bis 22 Jahre ca. 15%.
Etwa 5 bis 10% aller Schulkinder sind von AD/HS betroffen, zwei Drittel von ihnen behalten diese Erkrankung bis zur Adoleszenz bei, einzelne Symptome sind in bis zu 80% der Fälle noch im Erwachsenenalter zu finden, auch wenn sie häufig gut kompensiert werden können. Bei Jungen tritt die Störung drei- bis neunmal häufiger auf als bei Mädchen.
Kennzeichnend für Kinder mit AD/HS ist im Wesentlichen eine **sehr kurze Aufmerksamkeitsspanne**, verbunden mit einer **erhöhten Ablenkbarkeit**. Nicht selten sind aber auch zusätzlich vermehrte **motorische Unruhe**, **Zappeligkeit**, **Impulsivität**, ausgeprägte **Stimmungsschwankungen** und ein **gestörtes Sozialverhalten** zu beobachten. Oft haben diese Kinder weitere Schwierigkeiten z.B. in der Grob- und Feinmotorik, in der Wahrnehmung, beim Lesen, Schreiben und Rechnen.

1.1.1 Kernsymptome von AD/HS

* Aufmerksamkeitsstörung
    eingeschränkte Konzentrationsfähigkeit
    eingeschränkte Daueraufmerksamkeit
    erhöhte Ablenkbarkeit
* Impulsivität
* Motorische Unruhe

In der Praxis unterscheidet man **zwei große Gruppen**, wobei allerdings die Übergänge zwischen diesen Gruppen fließend sind:
1. **Die unruhigen Kinder**, die als hyperkinetisch oder hyperaktiv bezeichnet werden und vorwiegend mit sozialen Problemen zu kämpfen haben, d.h. sie fallen durch ihr Verhalten unangenehm in der Familie, im Kindergarten oder in der Schule auf, werden u.U. von den anderen Kindern gemieden, oftmals von Er-

wachsenen geschimpft, kurzum: sie haben im Umgang mit anderen Menschen häufig Probleme.

2. **Die ruhigen Kinder**, die aber genauso konzentrationsgeschwächt wie die unruhigen Kinder sind. Sie fallen eher durch ihre Verträumtheit und Langsamkeit auf (Träumerchen ohne Hyperaktivität), was sich besonders in der Schule und bei den Hausaufgaben zeigt.

All diese Eigenschaften weichen vom sog. „Normalen" ab und führen oft zu einer negativen Reaktion der Umwelt, die wiederum eine Verschlimmerung der Situation bewirken kann. Häufig mündet dies sogar in eine sogenannte sekundäre emotionale Erkrankung (vgl. auch Kap. 6).

1.1.2   AD/HS berührt zahlreiche Lebensbereiche der Patienten

Intellektuelle Leistungsfähigkeit
>42% haben eine Klasse mindestens einmal wiederholt (USA)
>5 Fehltage jährlich mehr als der Durchschnitt bei Arbeitnehmern (USA)

Familiäre Probleme
>Vermehrte Erziehungsprobleme der Eltern von AD/HS-Kindern
>Mütter sind häufiger depressiv
>Vermehrte Partnerschaftsprobleme

Soziale Probleme
>Mangelnde soziale Fähigkeiten/soziale Isolation
>Schwieriges Verhältnis zu Geschwistern und Kameraden

Vermindertes Selbstwertgefühl

Barkley RA, J Clin Psychiatry 2002;63(Suppl.12):10-15, Slomkowski et al., J Abnormal Child Psychology 1995; 23:303-315; Brown, Pacini, J Learning Disabilities 1989;22:581-587

Die bekannteste ausführliche Beschreibung eines AD/HS-Kindes geht auf Dr. Heinrich Hoffmann zurück, den Leiter einer städtischen Nervenheilanstalt in Frankfurt am Main, der im „Struwwelpeter" 1845 den hyperaktiven, impulsiven „Zappelphilipp" und den verträumten „Hans-guck-in-die-Luft" mit allen unangenehmen Folgen genau schildert. Dr. Hoffmann hat dieses Buch seinem Sohn gewidmet, der nach heutigem Verständnis ein typisches AD/HS-Kind war, mit Unruhe, Konzentrationsschwierigkeiten und Impulsivität.

1902 veröffentlichte der britische Kinderarzt George Frederic Still einen Bericht über zwanzig von ihm behandelte Kinder, die er als „trotzig und boshaft" beschreibt. Er führte diese Eigenschaften nicht auf eine falsche Erziehung zurück, sondern auf eine

„leichte Hirnverletzung". Ähnliche Symptome einschließlich Gedächtnis- und Konzentrationsstörungen wurden von mehreren Ärzten 1917/18 als Folge einer damals grassierenden Virusencephalitis (=Gehirnentzündung) beschrieben. 1937 stellte der amerikanische Kinderarzt Charles Bradley fest, dass bei hyperaktiven Kindern Psychostimulanzien, d.h. anregende Mittel, unerwarteterweise eine beruhigende Wirkung zeigten. In den 50er Jahren wurde die Symptomkonstellation aus Unruhe, Impulsivität und Konzentrationsstörungen von Murice Laufer als minimaler, d.h. kaum messbarer Hirnschaden bzw. später als **„MCD"** (**minimale cerebrale Dysfunktion**) bezeichnet. Mitte der 70er Jahre kam die Behandlung mit Methylphenidat (Ritalin®) auf, das vorwiegend bei den unruhigen Kindern mit **„Hyperkinetischen Syndrom"**, einer später zu Gunsten von **AD/HS** aufgegebenen Bezeichnung, verwendet wurde.

1990 führte Dr. Alan Zametkin in den USA radiologische Untersuchungen an hyperaktiven Erwachsenen durch, wobei er eine verminderte Durchblutung im Bereich des Frontalhirns diagnostizierte. Biochemische Experimente zeigten, dass in erster Linie wohl der Mangel an bestimmten Neurotransmittern, speziell Dopamin, für dieses Krankheitsbild verantwortlich ist.

1.2 Das AD/HS-Kind im Alltag – woran kann man es erkennen?

Kinder mit AD/HS bereiten Eltern, Lehrern, Gleichaltrigen und vor allem sich selbst oft erhebliche Schwierigkeiten. Wenn die Eltern mit ihren Kindern in unsere Praxis kommen, haben sie meist schon einen enormen Leidensweg hinter sich. Aussagen wie beispielsweise, sie sollten ihr Kind besser erziehen, es brauche mehr Zuwendung o.Ä., begleiten sie schon lange. Dass die Paarbeziehung diesen außerordentlichen Konflikten nicht immer standhalten kann, liegt nahe. Das Familienleben ist häufig belastet, Schuldgefühle machen sich breit, und spätestens mit Schuleintritt hängt der Haussegen schief und der Druck sowohl auf das Kind als auch auf die Eltern verstärkt sich immens.

Wir hören von Eltern häufig Aussagen wie: „er könnte, wenn er nur wollte", „interessiert ihn was, so kann er stundenlang an einer Sache bleiben", „sie hört einfach nicht zu, wenn ich was sage", „hundertmal haben wir es schon besprochen", „sie sitzt stundenlang an den Hausaufgaben und schaut aus dem Fenster", „dauernd wird der Turnbeutel in der Schule vergessen" und viele andere mehr.

1.2.1 Häufige Klagen von Eltern

- schwierige Hausaufgabensituation
- unangemessenes Verhalten in der Öffentlichkeit oder wenn Besuch kommt
- stört beim Telefonieren
- kann sich schlecht selbst beschäftigen
- ist zappelig, unruhig, bleibt nicht am Tisch sitzen

- erledigt keine Aufträge
- geht nicht ins Bett, hat Ein- bzw. Durchschlafstörungen
- hat ein sehr langsames Arbeitstempo, braucht zu viel Zeit zum Waschen, Anziehen, Hausaufgaben machen...
- ständige Diskussionen über Selbstverständlichkeiten

Bei Kindern mit AD/HS liegt eine Reizfilterschwäche vor. Sie nehmen viel zu viel innere und äußere Reize wahr, werden überflutet und tun sich schwer, den wichtigsten Reiz herauszufiltern, Wichtiges von Unwichtigem zu unterscheiden. Dass diese Kinder eigentlich erstaunlich viel leisten und entsprechend müde und erschöpft sind, insbesondere nach einem Schulvormittag, ist unter diesem Aspekt gut nachvollziehbar.

Erfragt man die Geschichte des Kindes, so werden **hyperaktive** Kinder nicht selten von ihren Eltern schon im **Säuglings- oder Kleinkindalter** als schwierig beschrieben, weil sie z.B. mit ihrem ausgeprägten Schreien, ihrer Unruhe und Erregbarkeit alle Energien der Eltern fordern. Ess- und Schlafprobleme oder Ablehnung von Körperkontakt können aufgetreten sein. Im Kindergarten fallen sie dann häufig durch ihre Umtriebigkeit, geringe Ausdauer bei Einzel- oder Gruppenspielen, ihre mangelhafte Verhaltenssteuerung und geringe Impulskontrolle auf. Oft werden sie von anderen gemieden oder ziehen sich selber zurück. Heftige Wutausbrüche bei kleinsten Enttäuschungen, ausgeprägte Trotzreaktionen, die Unfähigkeit, eine gewisse Ordnung einzuhalten, und Wunsch nach übermäßigem Fernsehkonsum oder elektronischen Spielen (Game Boy, Playstation, X-Box...) können das Familienleben erheblich belasten.

Im **Vorschulalter** zeigen manche Kinder Auffälligkeiten beim Zeichnen oder darin, mündliche Aufforderungen in Bewegungsabläufe umzusetzen. Diese Schwierigkeiten nehmen mit Schulbeginn meist noch zu, denn mit ihrer Zappeligkeit, ihrer Impulsivität, dem mangelhaften Konzentrationsvermögen und der „schlechten Arbeitshaltung" können die Betroffenen die Anforderungen des Schulalltags mit den vielen Vorgaben und Regeln nicht bewältigen. Häufig fällt das Kind daher unangenehm auf, wird unbeliebt bei den Lehrern und Schulkameraden. Um überhaupt noch Aufmerksamkeit und zumindest kurzfristige Beachtung bei den Mitschülern zu erreichen, macht es sich in seiner Verzweiflung oftmals zum Klassenkasper, der dann wiederum den Unterricht mit seinen Zwischenrufen und Kommentaren völlig zum Erliegen bringen kann. Auch chaotisches Ordnungsverhalten, andauerndes, oft hastiges Reden, aggressives Verhalten, Ungeschicklichkeit oder eine schlechte Schrift sind auffallende Merkmale bei Kindern mit AD/HS. Eltern berichten auch öfters von Problemen in der Sauberkeitserziehung, wie verlängertes Einnässen tagsüber oder nachts, sowie von Kotspuren in der Unterwäsche.

Aber auch das Gegenteil eines überaktiven Kindes ist möglich: Das **hypoaktive** Kind, welches ruhig und verträumt ist. Häufig wird es zunächst gar nicht als AD/HS-Kind erkannt, denn im Klassengeschehen ist es eher unscheinbar, angenehm unauffällig. In der ersten Klasse wird es noch als verspielt betrachtet und arbeitet zu Hause alles fleißig nach, wenn es mal wieder nicht fertig geworden ist. Erst später kann man manchmal in den Zeugnissen lesen, dass es aktiver mitarbeiten solle, noch zu verträumt sei oder Ähnliches. Das Kind bekommt jedoch durch seine Verträumtheit nur wenig vom Unterricht mit, hinkt bald im Lernstoff den anderen hinterher und hat Mühe, die Lücken aufzuholen. In der sehr ausgeprägten unaufmerksamen und verträumten Form ist das Kind mit seinen Gedanken ganz woanders, wenn es aufgerufen wird (oftmals zur Belustigung der Mitschüler), oder es vergisst häufiger, was es sagen wollte, wenn es nicht sofort an die Reihe kommt.

Bei diesen Kindern sind nicht so sehr die Verhaltensstörungen vorherrschend, sondern die Lern- und Leistungsstörungen. Sie leiden sehr unter ihrer Vergesslichkeit und ihren Misserfolgen – trotz fleißigen Lernens. Sie erleben ständig, dass sie ihre gute Intelligenz nicht aufs Papier bringen können und nicht den Erfolg haben, der ihnen eigentlich „zustünde". Durch diese Erfahrungen entwickeln sie ein negatives Selbstbild mit geringem Selbstwertgefühl.

Auch beim hypoaktiven Kind können bereits Symptome vom **Säuglingsalter** an auftreten, wie etwa unstillbares Weinen, ein oberflächlicher Schlaf, keine Beruhigung durch Streicheln u.a. Beim **Kleinkind** sind häufig (bis zu 50%) eine sprachliche Entwicklungsverzögerung oder motorische Ungeschicklichkeit zu beobachten. Einerseits wechseln diese Kinder oft die Beschäftigung, wobei sie andererseits bei großem Interesse an einer Sache in der Lage sind, stundenlang z.B. Lego zu spielen (das sog. **Überfokussieren**). Im Kontakt zu anderen Kindern kann das hypoaktive Kind sich möglicherweise nicht wehren und gibt schnell auf, ist leicht unselbständig, motzt schnell und unangemessen heftig. In der **Kindergartenzeit** verhält sich das Kind oftmals weiterhin sehr anhänglich, ängstlich und klammernd. Es weint leicht und ist stimmungslabil, hat eher nur einen festen Freund/Freundin oder spielt am liebsten allein in der Ecke. Feinmotorische Aufgaben wie Basteln werden gerne gemieden. Das Kind kann aber durchaus sehr eifrig beim Sport und bei sozialen Diensten dabei sein und hat auch einen großen Gerechtigkeitssinn. Zu Hause kann es womöglich hinsichtlich der Impulsivität ein anderes Verhalten zeigen (wie etwa sich außergewöhnlich schnell bei kleinsten Anlässen aufregen), was es außerhalb der Familie eher nur in Ausnahmefällen tut, nämlich nur dann, wenn es sich gar nicht mehr anders zu helfen weiß. Hinsichtlich des Sozialverhaltens kann man sich ein hypoaktives Kind typischerweise folgendermaßen vorstellen: möchte es sich zu einer Gruppe spielender Kinder gesellen, so stellt es sich an den Rand und beobachtet zunächst eine Weile. Wird es nicht wahrgenommen und aktiv von einem anderen Kind aufgefordert, mitzumachen, zieht es sich bald zurück und verinnerlicht die Einstellung „mich mag ja eh keiner". Den nötigen Blickkontakt aufzunehmen und sich aktiv und spontan einzubringen – diese Fähigkeit beherrscht es kaum. Seine Spontaneität kann durch seine schlechte auditive (Kanal des Hörens) und visuelle (Kanal des Sehens) Wahrnehmung gebremst sein.

Beide Formen der AD/HS haben zur Folge, dass entsprechend der schlechten Aufmerksamkeit schlechte Leistungen erzielt werden, obwohl das Kind eigentlich intelligent und kreativ ist. Es wird letztendlich ständig verunsichert, kann die Situation sowie die Reaktionen der anderen auf das eigene Verhalten nicht richtig verstehen und erfassen. Darum fühlt es sich auch oft unverstanden und ungerecht beurteilt, was heftige Diskussionen in Gang setzen kann.

Im **Jugendalter (Adoleszenz)** steht häufiger eine „Null-Bock-Mentalität" im Vordergrund sowie Leistungsverweigerung und oppositionell-aggressives Verhalten. Dahinter steckt oftmals ein stark vermindertes Selbstwertgefühl. Ängste und Depressionen können in den Vordergrund rücken. Erhöhte Verletzlichkeit, mangelndes Selbstbewusstsein und unzureichende Entscheidungsfähigkeit sowie „sich nicht verstanden fühlen" werden von den Betroffenen beklagt. Durch ihre häufig unreife Persönlichkeit fehlt ihnen ein entsprechend sozial angepasstes Verhalten, Kontaktfähigkeit, Durchsetzungsvermögen und Selbstbehauptung. Auffällig werden sie durch depressive Verstimmungen oder Blackout-Reaktionen, wenn sie am Rande ihrer Belastbarkeit angekommen sind. Kontakte zu sozialen Randgruppen, Gefährdung durch Verkehrsunfälle, der Griff zu Alkohol, Nikotin und Drogen können das Bild prägen.

Kurz zusammengefasst: Das Symptom der **Hyperaktivität** wird am ehesten in klar strukturierten Situationen bemerkt, wie bei gemeinsamen Mahlzeiten, im Unterricht, bei den Hausaufgaben oder am Arbeitsplatz. Hier wird beträchtliche Ruhe und ein hohes Maß an Verhaltenskontrolle gefordert.

Das Symptom der **Unaufmerksamkeit**, d.h. hier die mangelnde Fähigkeit, die Aufmerksamkeit auf etwas gezielt zu richten bzw. sie zu steuern, zeigt sich im häufigen Wechsel oder im vorzeitigen Abbrechen von Tätigkeiten, nämlich dann, wenn das Kind abgelenkt wird. Klassische Situationen sind auch hier Unterricht und Hausaufgabensituation. Mangelnde Aufmerksamkeit zeigt sich aber auch durch ein langsames Arbeitstempo oder schnellen, flüchtigen Arbeitsstil.

Das Symptom der **Störung der Impulskontrolle**, d.h. spontane, meist heftige Reaktionen oder Verhaltensweisen, führen häufig zu Regelverletzungen. Diese wiederum haben Zurechtweisungen oder Bestrafungen durch Bezugspersonen zur Folge oder auch Ablehnung durch Gleichaltrige.

In allen Altersgruppen zeigt sich eine verzögerte psychosoziale und emotionale Entwicklung.

Es gibt nicht das eine Bild der AD/HS. Jedes Kind, jeder Jugendliche hat eine andere Ausprägung der Symptomatik, und diese verändert sich im Laufe der Entwicklung abermals. Eine AD/HS „verwächst" sich nicht. Zu bemerken ist lediglich, dass die äußere Unruhe im Jugendalter weniger wird und sich in eine innere Unruhe wandeln kann, die folglicherweise nicht mehr so offensichtlich zu beobachten ist. Das innere Getriebensein kompensieren die Betroffenen selbst häufig durch z.B. dauernden Aktionismus, viel Sport treiben u.Ä. oder im Erwachsenenalter durch übermäßiges Arbeiten („Workoholic").

Wie bereits angedeutet, haben viele Kinder mit einer AD/HS (nach eigenen Untersuchungen etwa 50 bis 60%) zusätzlich **Lernstörungen bzw. Teilleistungsstörungen**: Lese-, Rechtschreibschwäche (Legasthenie), Rechenschwäche (Dyskalkulie), fein- und visuomotorische Schwierigkeiten (d.h. die Verbindung von Sehen und Motorik, wie z.B. einen vorgezeichneten Kreis mit einer Schere ausschneiden), Sprachentwicklungsstörungen u.a. Dies alles sind Leistungsstörungen, die einen bestimmten abgegrenzten Bereich betreffen, im Normalfall von der Gesamtintelligenz des Kindes aber unabhängig zu betrachten sind. Dennoch tragen sie dazu bei, dem Kind einen zusätzlichen „Stempel" aufzudrücken und im Klassenverband noch mehr zu isolieren („der oder die kann ja nicht richtig lesen, nicht rechnen, ist ja dumm usw.").

Sehr häufig (bei 40%) tritt die AD/HS auch in Verbindung mit anderen psychischen Störungen auf, wie z.B. Einnässen (Enuresis), Einkoten (Enkopresis), Depressionen, Angststörungen, Tics und Zwangssyndrome. Diese Begleiterkrankungen (Komorbiditäten) können die Behandlung erheblich erschweren. Ebenso kann eine Störung des Sozialverhaltens eine mögliche Begleit- oder Folgeerscheinung sein.

1.2.2   Die positiven Seiten des „Phänomens AD/HS"

Werden die Eltern nach den positiven Eigenschaften ihrer Kinder befragt, so ist eine ganze Reihe von Beispielen zu verzeichnen. Berichtet wird z.B., dass diese Kinder sich durch einen ausgeprägten Gerechtigkeitssinn auszeichnen, sowohl für sich als auch für andere. Die Kinder sind oft ausgesprochen hilfsbereit, interessiert und offen, haben einen verblüffend guten Orientierungssinn, eine ausgeprägte Liebe für Tiere und Natur, sind oft sehr kreativ und nicht selten schauspielerisch sehr begabt. Durch ihr erfrischendes Neugierverhalten und ihre originellen Problemlösungen bringen sie Leben in den grauen Alltag. Durch eine anders strukturierte Sensibilität sind sie in Ideenreichtum und Phantasie ihren Alterskollegen häufig überlegen.

Hyperaktive Kinder sind oft ...	**aber**
• spontan	• sie scheinen nicht aus Fehlern zu lernen
• ideenreich	• sie finden kein rechtes Maß
• originell	• sie wirken oft sehr egozentrisch
• schnell	• sie diskutieren endlos
• charmant und liebenswürdig	• sie können grenzenlos nerven
• gute Sportler	• sie gefährden sich oft selbst
• auf Draht	• sie scheinen oft nicht zuzuhören

1.3 Wie kommt es zu dieser Störung? Was sind ihre Ursachen?

Wissenschaftliche Untersuchungen deuten darauf hin, dass ein Zusammenspiel mehrerer Ursachen für die Entstehung bzw. für den Verlauf von AD/HS verantwortlich ist, wobei erbliche (genetische) Faktoren eine Hauptrolle zu spielen scheinen. Vor allem Zwillings- und Adoptionsstudien weisen in diese Richtung. Familienuntersuchungen zeigen, dass zwischen 10 und 35% der nächsten Familienangehörigen ebenfalls an solchen Verhaltensauffälligkeiten bzw. Konzentrationsschwierigkeiten leiden. Die Weitergabe der erblichen Disposition erfolgt wahrscheinlich über mehrere dominante Gene. Fangen Eltern betroffener Kinder an, sich mit ihrer eigenen Lebensgeschichte und mit der ihrer Verwandtschaft zu beschäftigen, so entdecken sie häufig erstaunliche Parallelen. Ein Blick in die alten Schulzeugnisse kann hier wegweisend sein.

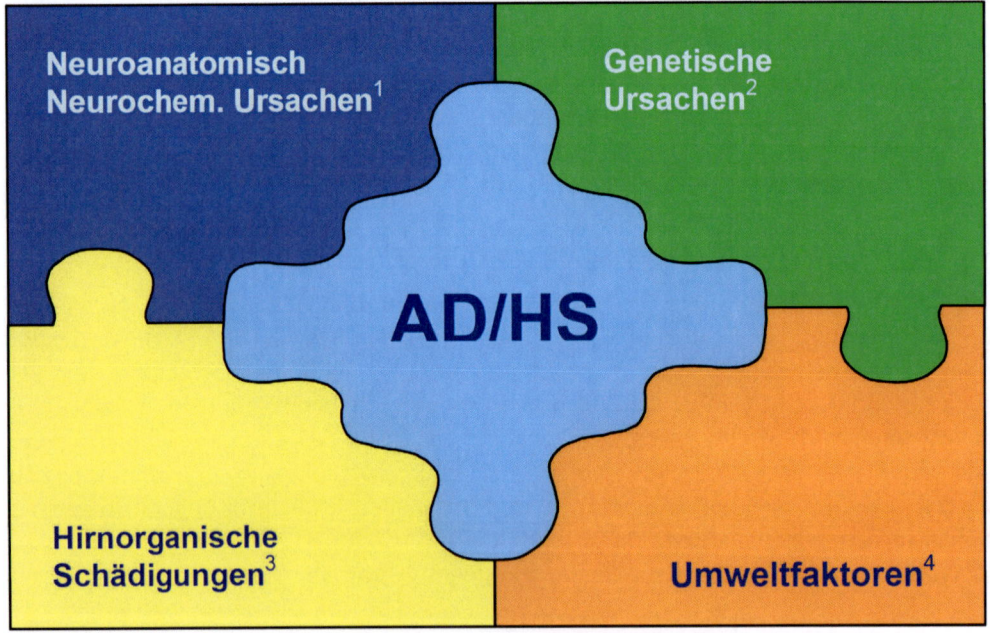

1 Swanson et al., Curr Opin Neurobiol. 1998;8:263-271.
2 Hauser et al., N Engl J Med. 1993;328:997-1001. Cook et al., Am J Hum Genet. 1995; 56:993-998. Swanson et al., Mol Psychiatry 1998;3:38-41.
3 Milberger et al., Biol Psychiatry 1997;41:65-75.
4 Castellanos et al., Arch Gen Psychiatry. 1996;53:607-616. Swanson et al., Lancet 1998; 351:429-433.

Ursachen von AD/HS

- Genetische/biologische Faktoren schaffen die Grundlage
  - ca. 15 verschiedene Gene sind betroffen
- Psychosoziale Faktoren / Umweltfaktoren bestimmen die
  - Stärke bzw. den Schweregrad der Symptome
  - Entwicklung der Symptomatik im Laufe der Zeit
  - Ausprägung und Verlauf der Krankheit

Risikofaktoren

- Komplikationen während der Schwangerschaft/Geburt
- Frühgeburt
- Hirnschädigung z.B. durch Nikotin, Alkohol in der Schwangerschaft
- Infektionen, z.B. Hirnentzündungen
- Traumatische Hirnschädigung
- Soziale Unterschicht
- Familiäre Risikokonstellation
- Psychische Störungen der Eltern
- Erziehungsdefizite
- Störungen der Eltern-Kind-Beziehung

Viele Forscher machen vorwiegend erblich bedingte Störungen des sogenannten Neurotransmitterstoffwechsels im zentralen Nervensystem dafür verantwortlich. Hier spielen zwei Substanzen, das **Dopamin** und das **Noradrenalin**, die entscheidende Rolle. Ihre Konzentration im synaptischen Spalt, d.h. an der Impulsübertragungsstelle zwischen den Nervenzellen, ist bei AD/HS-Kindern deutlich vermindert. Spezielle, nur an besonderen Forschungseinrichtungen mögliche bildgebende Verfahren zeigen, dass vor allem dopaminerge, für Aufmerksamkeit, Impulskontrolle und Motorik zuständige Hirnregionen, die frontale, parietale und motorische Hirnrinde, das Striatum sowie das Kleinhirn anders aussehen und anders funktionieren als gewöhnlich. Die hier stark vertretenen, aber offensichtlich fehlerhaften dopaminabhängigen Netzwerke bilden die neurobiologische Grundlage der AD/HS. Darüber hinaus muss man noch an tiefer liegende Netzwerke zur Regulation der Grundwachsamkeit denken, die vermutlich noradrenerg reguliert werden und übergeordnete Hirnareale beeinflussen können. Neue Medikamente, die die Noradrenalin-Konzentration erhöhen und dadurch zur Besserung der AD/HS-Symptomatik führen, z.B. der Noradrenalin-Wiederaufnahmehemmer Atomoxetin, scheinen diese Hypothese zu bestätigen.
Zur Fehlfunktion der komplexen neuronalen Strukturen tragen möglicherweise auch Schwangerschafts- und Geburtskomplikationen oder verschiedene Giftstoffe (Toxine wie Blei in der Nahrungskette, Allergene, Lebensmittelzusätze) und Infektionen im

Säuglingsalter (Keuchhusten) bei. Bei etwa 10% der Betroffenen sind Nahrungsmittelunverträglichkeiten zu finden. Auf welchen biologischen Grundlagen diese beruhen, ist noch unklar. Nach neuesten Studien (New England Journal of Medicine, Bd.348, S.1517, 2003) scheinen auch geringste Mengen an Bleikonzentrationen, die bislang als unbedenklich galten, die Aufmerksamkeit und das Sprachvermögen herabsetzen zu können. Eine mögliche Gefahrenquelle kann z.B. Leitungswasser sein, das durch Bleirohre etwa in Altbauten fließt. Als gesichert gilt, dass fetaler Kontakt (= während der Schwangerschaft) mit Nikotin und Alkohol zu Verhaltensauffälligkeiten und kognitiven Defiziten führt, die später ein erhöhtes Risiko für AD/HS und Störung des Sozialverhaltens darstellen. Die Häufigkeit von AD/HS ist unter Frühgeborenen besonders hoch. Hier kommt es häufig zu hypoxisch-ischämischen Episoden, d.h. zu Sauerstoffmangel und Durchblutungsstörungen, welche vor allem die in diesem Lebensabschnitt besonders empfindlichen sogenannten striatalen Neuronen betreffen.

Zusammenfassend kann man sagen, dass es trotz der eben genannten Erkenntnisse bis heute keine absolut sichere Methode gibt, die Ursachen von AD/HS im Praxisalltag nachzuweisen. Alle vorhandenen medizinischen und psychologischen Untersuchungsverfahren liefern lediglich bestimmte Hinweise für die Entstehung dieser Erkrankung. Auch die Ergebnisse der genetischen Studien sind noch nicht wirklich von praktischer Bedeutung. Darüber hinaus steht aber fest, dass neben den biologischen Komponenten auch soziale Faktoren für die Entstehung, die Aufrechterhaltung und das Ausmaß der AD/HS eine wichtige Rolle spielen. AD/HS-Symptome sind umso stärker in ihrer Ausprägung, je stärker die Familienfunktion eingeschränkt, je niedriger das Familieneinkommen und je beengter der Lebensraum ist. Auch eine frühere psychiatrische Erkrankung der Mutter trägt zur Stärke der Symptomausprägung bei. Bei Vätern von AD/HS-Kindern findet sich gehäuft eine Alkoholsucht in der Vorgeschichte. Einige Studien legen nahe, dass eine mangelnde Ausbildung der Mutter, niedrige soziale Schicht und alleinerziehende Eltern weitere Risikofaktoren darstellen. Die genannten Risikofaktoren sind aber kritisch zu betrachten. Die Eltern von AD/HS-Patienten haben, wie bereits erwähnt, ein erhöhtes Risiko, selbst an dieser Störung zu leiden. Daher besteht die Möglichkeit, dass diese Risikofaktoren nicht allein Ursache der Erkrankung des Kindes sind, sondern aus der Erkrankung der Eltern resultieren. Es ist wichtig zu wissen, dass z.B. elterliches Verhalten allein keine AD/HS verursachen kann. Die Ursache in Bindungsproblemen zu suchen oder elterlicher Schuld ist weder empirisch gestützt noch therapeutisch hilfreich. Andererseits aber verschärfen bestimmte psychosoziale Bedingungen die Problematik erheblich. Seelische Belastungen, wie z.B. familiäre Spannungen, Verlusterlebnisse oder auch Unverständnis bei den wichtigsten Betreuern bzw. Lehrern und Bezugspersonen, werden von AD/HS-Kindern wesentlich schlechter vertragen als von gesunden Gleichaltrigen.

> Wir müssen heute davon ausgehen, dass die typische AD/HS durch ein Zusammenspiel von biologisch-konstitutionellen und psychischen bzw. sozialen (ungünstige Umwelteinflüsse) Faktoren entsteht.

AD/HS und Genetik – AD(H)S tritt familiär gehäuft auf:
- Wiederholungsrisiko bei einem weiteren Kind liegt bei 30%, wenn die Eltern selbst nicht betroffen sind.
- Ist ein Elternteil betroffen, steigt das Wiederholungsrisiko für AD/HS auf 34% an.
- Sind beide Eltern betroffen, liegt das Wiederholungsrisiko für AD/HS bei 70%.
- Die Konkordanzrate für AD/HS beträgt bei eineiigen Zwillingen 81%, bei zweieiigen 29%.

Faraone, Biederman; Biological Psychiatry 1998; 44: 951-58
Edelbrock et al., J Child Psychol Psychiatry 1995; 36: 775-85
Gillis et al., J Abnorm Child Psychol 1992; 20: 303-15

1.4 Wie kann man eine AD/HS feststellen, wie kommt man zur sogenannten Diagnose?

Eine AD/HS ist nicht ganz leicht zu diagnostizieren. Es gibt nicht *die* eine spezielle Methode, nach der man sagen könnte: Das Kind hat oder hat keine AD/HS. Von daher ist es nötig, dass der Arzt und/oder Psychologe sich durch viele verschiedene Informationen ein umfassendes Bild macht, nach AD/HS-spezifischen Indizien sucht, um eine Diagnose stellen zu können. Zunächst ist eine ausführliche medizinische und psychologische Untersuchung notwendig. Eine wichtige Leitlinie stellt das internationale „Diagnosemanual psychiatrischer Krankheitsbilder" (DSM-IV) dar. Hier sind bestimmte typische Kennzeichen festgelegt.

1.4.1 Vorbedingungen für die Diagnostik von AD/HS nach DSM IV

- Die Störungen müssen mindestens über einen Zeitraum von 6 Monaten bestehen.
- Beginn der Symptomatik vor dem 7. Lebensjahr, bzw. vor der Einschulung.
- Die Symptomatik muss unabhängig von äußeren Umständen auftreten, d.h. die Beeinträchtigung muss sich in mindestens zwei Lebensbereichen zeigen, z.B. in der Schule, in der Familie und/oder im Freizeitbereich.
- Die soziale und schulische bzw. berufliche Funktionsfähigkeit muss herabgesetzt sein.
- Die bestehende Symptomatik verursacht erheblichen Leidensdruck.
- Das Ausmaß der Störung zeigt sich als unvereinbar mit dem jeweiligen Entwicklungsstand des Kindes.

Im Anamnesegespräch wird daher unbedingt der Zeitraum von Beginn der Schwangerschaft bis zum heutigen Tage erfragt, um Hinweise bezüglich Auffälligkeiten in der Entwicklung und im Verhalten des Kindes zu erhalten.

1.4.2 Drei Hauptsymptome von AD/HS

Das bereits erwähnte DSM-IV, von der amerikanischen psychiatrischen Gesellschaft in der Erstfassung 1994 herausgegeben, unterteilt das Krankheitsbild in **drei Hauptsymptome**, die bei diesen Kindern besonders auffallen können:

Unaufmerksamkeit: Damit sind gemeint: Flüchtigkeitsfehler bei Schularbeiten; mangelnde Aufmerksamkeit beim Spielen; mangelnde Bereitschaft zuzuhören; Unfähigkeit, Anweisungen zu folgen bzw. Arbeiten zu Ende zu bringen; Schwierigkeiten, Aufgaben und Aktivitäten zu organisieren; Vermeidung geistig anstrengender Aufgaben; Tendenz, Dinge zu verlegen oder zu verlieren; leichte Ablenkbarkeit durch äußere Reize; Vergesslichkeit bei Alltagsdingen; eher feinmotorische Unruhe, ängstlich-unsicherer Typ.

Impulsivität: Das Kind kann nur schwer warten, bis es an der Reihe ist; unterbricht und stört andere häufig; handelt unüberlegt; platzt mit Antworten heraus, bevor die Frage zu Ende gestellt ist.

Hyperaktivität: Das Kind zappelt mit Händen und Füßen; rutscht auf dem Stuhl herum; steht unerwartet auf, läuft und klettert herum; kann nicht ruhig spielen; wirkt getrieben; redet übermäßig viel.

Diese drei Kernsymptome können in wechselnder Kombination und unterschiedlicher Ausprägung vorkomen. Die Ausprägung der Symptome ist mit dem Entwicklungsalter nicht zu vereinbaren und kommt in unangemessenem Ausmaß vor.

Die **Aufmerksamkeitsstörung** zeigt sich vor allem dann, wenn die Anforderungen ansteigen. Nehmen Menge und Komplexität, Geschwindigkeit, Gründlichkeit und Dauer des zu verarbeitenden Informationsflusses zu, so kommt es im Vergleich zu unauffälligen Kindern zu deutlichen Leistungseinbußen. Die verminderte Aufmerksamkeit vermittelt den Eindruck, als sei das Kind zu langsam, desinteressiert, vergesslich, chaotisch. Langsamere und wechselnde Reaktionszeiten sowie Kurzzeitgedächtnisstörungen gehören dementsprechend zu den regelmäßigen Ergebnissen psychologischer Testbefunde. Verschiedene Untersuchungen legen nahe, dass nicht die Gesamtkapazität der Aufmerksamkeitsleistung reduziert ist, sondern der kontrollierte Einsatz der dafür notwendigen Energieressourcen.

Im Hinblick auf die **motorische Hyperaktivität** scheinen vor allem Vorbereitung, Auswahl und Ausführung motorischer Reaktionen im Sinne einer mangelnden Kontrolle und ungenügenden Hemmung der Abläufe auffällig zu sein. Grob- und feinmotorische Koordinationsstörungen sind deshalb häufig im Rahmen einer neurologischen Untersuchung nachweisbar (s. Schriftbild!).

Die **mangelnde Impulskontrolle** führt zum Versagen höherer Kontrollmechanismen, die für problemlösendes Denken, zielgerichtetes und flexibles Verhalten sowie die Selbststeuerung von Antrieb, Motivation und Affekt erforderlich sind. Es kommt zu reduzierter Frustrationstoleranz und Affektkontrolle mit Stimmungsschwankungen, erhöhter Irritabilität, Feindseligkeit. Die Betroffenen neigen dazu, lieber nach der erstbesten kleinen Belohnung zu greifen als auf eine attraktivere, größere zu einem späteren Zeitpunkt zu warten. Es lohnt sich eher ein Klassenkasper zu sein, als nach einer guten, aber zeitaufwendigen Leistung gelobt zu werden!

Je nachdem, welche Kennzeichen beim Kind vorherrschend sind, werden **drei Formen** unterschieden:

1) der Kombinationstyp mit stark beeinträchtigter Aufmerksamkeit und erheblicher motorischer Unruhe
2) der vorwiegend unaufmerksame Typ – das sog. Träumerchen oder der „Hans-guck-in-die-Luft"
3) der hyperaktiv-impulsive Typ – hier steht die Aufmerksamkeitsstörung eher im Hintergrund

Liest man die oben aufgeführten Symptomlisten, so sagen die meisten Menschen, dass sie so manches davon auch bei sich feststellen oder dass doch schließlich jeder was davon habe – auch ohne eine AD/HS. Entscheidend für die Diagnose ist, in welcher Häufigkeit, in welchem Ausmaß und über welchen Zeitraum diese Kennzeichen vorhanden sind. Ist es nur eine Phase, in der sie gerade auftreten, oder sind sie schon länger und überdauernd zu beobachten?
Die AD/HS ist nicht wie Masern oder Mumps, sondern eher wie Bluthochdruck, Übergewicht oder Depression: Man kann mehr oder weniger davon haben. Die Grenzen sind fließend.

1.4.3 Verschiedene Komponenten der Aufmerksamkeit

Es gibt verschiedene Modellvorstellungen von Aufmerksamkeit. Es lassen sich folgende Aufmerksamkeitsbereiche unterscheiden (Heubrock, Petermann, 2001):

- Vigilanz (Daueraufmerksamkeit)
- selektive Aufmerksamkeit
- geteilte Aufmerksamkeit

Unter **Vigilanz** versteht man einen bestimmten Aktiviertheitsgrad, wodurch ein Mensch fähig wird, eine Veränderung in einer Reihe von gleichförmigen Reizen wahrzunehmen. Entscheidendes Merkmal hierbei ist, dass dieser gleichmäßig hohe Aktiviertheitsgrad über einen längeren Zeitraum beibehalten werden kann (z.B. die Fähigkeit zur Qualitätskontrolle von Waren auf einem Fließband).

Unter **selektiver oder fokussierter Aufmerksamkeit** versteht man die Fähigkeit, neben einer Vielzahl von Reizen nur einen bestimmten beachten zu können, ohne sich also von anderen Störreizen ablenken zu lassen (z.B. sich auf einer Party seinem Gegenüber im Gespräch widmen zu können, ohne sich durch die anderen Gespräche rundherum irritieren zu lassen).

Unter **geteilter Aufmerksamkeit** versteht man die Fähigkeit, zwei oder auch mehr Aufgaben gleichzeitig zu bewältigen, d.h. die Aufmerksamkeit aufzuteilen: wie etwa Auto fahren und sich gleichzeitig mit dem Beifahrer unterhalten. Diese Fähigkeit ist jedoch situationsabhängig, da in einer gefährlichen Situation z.B. die Aufmerksamkeit zentriert wird.

Die Symptomatik einer AD/HS wird in der Regel nur dann sichtbar, wenn eine längere Ausdauer erforderlich ist, d.h. die Aufmerksamkeit über einen längeren Zeitraum aufrechterhalten werden muss, z.B. im Kindergarten beim Stuhlkreis, beim Abwarten müssen, im Schulunterricht, bei den Hausaufgaben oder wenn zu viele Reize zu verarbeiten sind, die Situation unüberschaubar wird. Relativ unauffällig verhalten sich die Betroffenen in kurz dauernden, neuen Situationen, im direkten Kontakt mit einer einzelnen Person oder auch bei angenehmen, engmaschig reizgeleiteten Aktivitäten, beispielsweise bei ihren Lieblingsspielen, Computerspielen, Fernsehen, erfolgreichem Sport.

1.4.4 AD/HS mit Störung des Sozialverhaltens

Neben den oben aufgezeigten Kernsymptomen der AD/HS wird ein Teil der Kinder/Jugendlichen auffällig auf Grund von Verhaltensauffälligkeiten (bis zu 40% der AD/HS-Patienten). Häufig ist sogar die Störung des Sozialverhaltens der erste Vorstellungsgrund in der kinderpsychiatrischen Sprechstunde (s. Kap. 6.8).

Häufige Klagen von Eltern/Lehrern/Erziehern
- Trotziges, oppositionelles Verhalten
- Gehäufte, heftige Wutanfälle
- Aggressives/respektloses Verhalten gegenüber Erwachsenen oder anderen Kindern /Jugendlichen
- Stören oder Schwätzen im Unterricht, Klassenclown
- Schwierigkeiten, Regeln einzuhalten

- Schule schwänzen
- Unerlaubtes Wegbleiben von Zuhause
- Dissoziales Verhalten wie Lügen, Stehlen, Sachbeschädigung

1.5 Diagnostische Methoden

Diagnostisches Vorgehen
- Ausführliche Anamnese
- Beobachtungsbögen
- Berichte und Schulzeugnisse
- Verhaltensbeobachtung
- Psychiatrischer Status, neurologische Aspekte
- Psychologische Testung
  → Zusammenfassung der Befunde

In Anlehnung an die Diagnosestandards der Amerikanischen Akademie für Kinder-
und Jugendpsychiatrie haben sich die folgenden, ineinander greifenden diagnostischen Methoden in unserer täglichen Praxis bewährt.

1.5.1 Anamnese

Im Erstgespräch werden die Geschichte der Familie und die Entwicklungs-geschichte
des Kindes erfragt (Schwangerschaft, Geburt, Laufen, Sprechen, Sauberkeitserziehung, Freundschaften, Hobby usw.). Manchmal gibt es bereits Hinweise darauf, dass
Eltern, Großeltern, Geschwister oder andere Verwandte ähnliche Verhaltensauffälligkeiten wie das betreffende Kind zeigen oder in der Vergangenheit hatten. Wie in Kap.
1.2 beschrieben, lassen sich im Nachhinein typische Verhaltensweisen eines AD/HS-
Kindes feststellen, die man bislang bloß nicht als solche erkannt hat. Ein Fragebogen
wie etwas der MEF (Mannheimer Elternfragebogen) oder der CBCL (Child Behavior
Check List) über das Verhalten der Kinder und Jugendlichen können die erste Ge-
sprächsgrundlage sein. Schwächen und Stärken der Kinder sollten gleichermaßen
erfragt werden. Tritt das Verhalten nur in der Familie auf oder ist es auch in anderen
Lebensbereichen beobachtbar, insbesondere in der Schule oder im Kindergarten?
Wichtig sind Angaben über die familiäre Situation und die Einschätzung des Gefühlslebens des Kindes. Gibt es z.B. Dinge, die das Kind seit längerem oder in letzter Zeit
beunruhigen könnten, es vielleicht sogar sehr belasten? Das heißt, gibt es mögliche
naheliegende Erklärungen für die Verhaltensauffälligkeit des Kindes oder Gründe, die
die vorhandenen Auffälligkeiten verstärken?

1.5.2 Beobachtungsbögen

Abzuklären ist auch, ob die für die Eltern auffälligen Aktivitäten oder die Unruhe des Kindes noch in der Altersnorm liegen. Es kann durchaus vorkommen, dass die Erwartungen gegenüber dem Kind etwas zu hoch angesetzt sind und diese korrigiert werden müssen.

Hilfreich zur ersten Einschätzung sind dabei etwa die AD/HS-Fragebögen für Eltern. Zur Abklärung, ob bestimmte Verhaltensweisen des Kindes auch in der Schule oder im Kindergarten auftreten, kann der AD/HS-Fragebogen für Lehrer oder Erzieher eingesetzt werden. Dieser wird vom Arzt oder Psychologen an die Eltern zur Bearbeitung ausgehändigt und nach Rücklauf ausgewertet.

1.5.3 Berichte und Schulzeugnisse

Die Berichte der Eltern oder wichtigen Bezugspersonen und insbesondere der LehrerInnen und ErzieherInnen spielen für die Diagnose eine herausragende Rolle. Liest man die Schulzeugnisse chronologisch, so geht es häufig darum, welche Probleme das Kind hat und welche es dem Lehrer macht: „Zeigt nicht immer die nötige Konzentration; beteiligt sich mit wechselndem Interesse am Unterrichtsgeschehen; ist häufig ablenkbar; Arbeitstempo ist sehr langsam; macht noch viele Flüchtigkeitsfehler; muss sich noch mehr anstrengen, die Heftführung ordentlicher zu gestalten" und Ähnliches.

1.5.4 Verhaltensbeobachtung

Im gemeinsamen Gespräch findet natürlich die erste Beobachtung statt, wie sich z.B. das Kind verhält, ob es motorisch eher ruhig oder unruhig ist, wie es Blickkontakt aufnimmt, wie sich Eltern und Kind zueinander verhalten, ob das Kind dauernd Geräusche macht, distanzlos oder ängstlich ist u.v.a.m. Die Erfahrung des Arztes, der täglich viele verschiedene Kinder sieht, ist dabei für die Einschätzung sehr wertvoll.

1.5.5 Psychiatrischer Status, neurologische Aspekte

Von medizinischer Seite werden der sog. Psychiatrische Status (freundlich, kooperativ, offen, in sich gekehrt, depressiv, oppositionell u.Ä.) sowie die neurologischen Aspekte (z.B. Koordination, Grob- und Feinmotorik, Blickfolge) untersucht. Hier kann es bereits Hinweise auf eine AD/HS geben, da sich bestimmte Bewegungsmuster oder Schwierigkeiten bei speziellen Aufgaben typischerweise bei diesen Kindern zeigen.

1.5.6 Vorbefunde

Oftmals gibt es bereits Vorbefunde von Schulpsychologen (bereits durchgeführte Testungen), Verlaufs- oder Abschlussberichte von Ergotherapeuten, Logopäden, Frühfördereinrichtungen, die für die Ermittlung der Diagnose wichtige Anhaltspunkte liefern können. Liegen sie nicht vor, so sollten sie auf alle Fälle angefordert werden.

1.5.7 Psychologische Untersuchung

Die psychologische Untersuchung nimmt einen breiten Raum ein und gliedert sich in verschiedene Bereiche, um ein möglichst umfassendes Bild des Kindes zu erhalten:

Intelligenztests

Anhand von Intelligenztests wird zunächst versucht, einen annähernd stimmigen Intelligenzwert (IQ) zu ermitteln – annähernd deshalb, weil man erfahrungsgemäß davon ausgehen kann, dass bei einem AD/HS-Kind der eigentliche IQ höher liegt als der, den man gerade misst. Der Proband ist auf Grund seiner Aufmerksamkeitsstörung nicht in der Lage – ähnlich wie in der Schule –, die optimale Leistung zu erbringen.

Der ungefähre IQ-Wert ist deshalb von Bedeutung, da z.B. hoch-, aber auch minderbegabte Kinder ähnliche Verhaltensweisen zeigen können wie AD/HS-Patienten (s. Kap. 5.1). Ständige Über- oder Unterforderungen müssen natürlich ausgeschlossen werden, da man hier andere therapeutische Schritte einleiten müsste.

Kürzere Intelligenztests wie etwa der CFT 20-R oder CFT 1 können oftmals erste Hinweise auf eine AD/HS ergeben. Sowohl ein deutlicher Leistungsabfall als auch die Art der Bearbeitung (Aufgaben überspringen, schnelles und hastiges Arbeiten, Orientierungslosigkeit auf dem Blatt, abschweifender Blick u.Ä.) legen nahe, eine ausführlichere Testung zu einem anderen Zeitpunkt durchzuführen.

Ausführlichere Intelligenztests wie der Hamburg Wechsler Intelligenztest für Kinder (HAWIK-III), das Kaufmann-ABC (K-ABC) oder der Wiener Entwicklungstest liefern u.a. gute Hinweise auf die Konzentrationsfähigkeit der Kinder. Es werden viele verschiedene Bereiche getestet, dem Kind wird viel Abwechslung geboten und dadurch seine Aufmerksamkeit immer wieder angesprochen. AD/HS-Kinder weisen häufig ein sehr uneinheitliches Bild im Ergebnisprofil auf. Zudem gibt es manche Untertests, die typischerweise bei diesen Kindern im Vergleich zu den übrigen Leistungen eher schlecht ausfallen.

Zusätzliche Tests wie der Zahlensymboltest, Symbolsuche oder Labyrinthtest können diagnostische Hinweise auf eine Aufmerksamkeitsstörung liefern. Diese Einzeltests sind jedoch in ihrer Durchführung so kurz, dass die Daueraufmerksamkeit hier nicht angesprochen wird und somit häufig recht gute Ergebnisse erzielt werden können, obwohl eine schwere AD/HS vorliegt.

Konzentrationstests

Kurzzeit-Konzentrationstests wie etwa der D2-Test, bp-Test (Durchstreichtests) oder Frankfurter Test für Fünfjährigen-Konzentration (FTF-K) müssen unserer Erfahrung nach hinsichtlich mehrerer Aspekte ausgewertet werden: Oftmals sind AD/HS-Kinder hier wohl in der Lage, die kurze Aufmerksamkeitsspanne (Testdauer unter zehn Minuten), die mit einem solchen Test geprüft wird, gut zu bewältigen. Dies alleine sagt aber nichts über die Daueraufmerksamkeit aus. Hier geht es deshalb darum, die Art und Weise der Bearbeitung zu beobachten, d.h.: *Wie* wird der Test durchgeführt? Hat das Kind Schwierigkeiten, seinen Blick auf die aufgereihten Buchstaben zu richten, überspringt es Zeilen, arbeitet es flott, aber oberflächlich?

Besser geeignet scheint der KHV, bei dem das Kind Bildkarten sortieren soll. Hier wird zum einen die Zeit gemessen, wie lange es für diese Aufgabe braucht, und zum anderen, mit welcher Fehlerquote es gearbeitet hat.

Um die eingangs erwähnten Aufmerksamkeitskomponenten (Aktivierung, Daueraufmerksamkeit, selektive und geteilte Aufmerksamkeit) zu testen, werden auch computergestützte Verfahren eingesetzt (Heubrock, Petermann 2001). Es seien erwähnt die Testbatterie zur Aufmerksamkeitsprüfung (TAP), das Wiener Testsystem (WTS) und Paced Auditory Serial Addition Task (PASAT). Einschränkend muss aber gesagt werden, dass Tests am PC bei AD/HS-Kindern häufig unauffällig sind, da diese Kinder der Tätigkeit am PC großes Interesse entgegenbringen und dadurch kurzfristig ein hohes Maß an Aufmerksamkeit aufbringen können. Die Testsituation weicht auch zu sehr von der Alltagssituation ab und kann deshalb nicht diagnoseentscheidend sein. Ein Blick in den Schulranzen ist in der Regel ökologisch valider, d.h. aussagekräftiger!

Tests zum auditiven Gedächtnis

AD/HS-Kinder zeigen häufig Auffälligkeiten bei den Aufgaben, die das auditive Gedächtnis testen, d.h. sie haben Mühe, sich vorgesprochene Worte oder Zahlenreihen zu merken und richtig wiederzugeben. Zur Standarddiagnostik gehört daher das Nachsprechen von Phantasieworten (Mottiertest) sowie das Vorwärts- und Rückwärtsnachsprechen von Zahlenreihen.

Spezielle Leistungstests

Liegen Hinweise auf Teilleistungsschwächen bei Lesen, Schreiben, Graphomotorik oder Sprachverständnis vor, so werden weitere spezielle Leistungstests erforderlich, wie z.B. der Beery-Test zur Visuomotorik, der MVPT (motorfreie visuelle Wahrnehmung) oder der PET zur Erfassung von Sprachschwierigkeiten. Außerdem können entsprechende Tests zur Überprüfung von Lese-Rechtschreibstörung (Legasthenie) und Schwierigkeiten in Mathematik zum Nachweis einer Dyskalkulie u.U. notwendig sein.

Beobachtungen im Testverlauf

Die relativ lange Testsituation bietet dem Psychologen/Arzt Gelegenheit, das Kind über den Gesamtverlauf zu beobachten: bleibt es überwiegend konzentriert bei der Sache oder zeigt es starke Schwankungen im Testverlauf (Daueraufmerksamkeit); muss man stark Grenzen setzen; ist es leicht ablenkbar; wie lange hält die Konzentration bei viel Abwechslung an; muss es häufig die Aufgabenstellung nachfragen, wann setzt eine motorische Unruhe ein, ist eine Unruhe eher in der Grobmotorik oder in der Feinmotorik (z.B. dauerndes Nesteln) vorhanden, sind Selbststimulationen zu beobachten usw.

Während dieser Testzeit gelingt es meist auch, einen Eindruck bezüglich des Gefühlslebens des Kindes zu erhalten: gibt es leicht auf, hat es eine gute Einschätzung von sich selber, will es ein Nicht-Können vertuschen, prallt alles an ihm ab und kaspert es oder bleibt es still und verschlossen, hat es ein gutes Selbstwertgefühl? – Hier spielt die Erfahrung der Psychologen eine erhebliche Rolle.

Orientierende und projektive Verfahren

Der Entwicklungsstand und die Befindlichkeit des Kindes werden anhand sog. orientierender Verfahren eingeschätzt, die je nach Alter entsprechend gewählt werden (z.B. Mensch-Baum-Test; **Mann-Zeichen-Test** (MZT); **Satzergänzungstest** (SET); 10-Wünsche-Phantasiespiel) oder auch anhand ausführlicher projektiver Verfahren (z.B. TAT, Rorschach, Scenotest, **Familie in Tieren** (FIT), verzauberte Familie, **Geschichten erzählen projektiv** (GEP), **Children's Apperception Test** (CAT), Schweinchen Schwarzfuß).

Persönlichkeitsfragebögen

Letztendlich kann man bei älteren Kindern Persönlichkeitsfragebögen einsetzen, um auf diesem Wege Auskünfte über Denk- und Verhaltensweisen des Kindes oder Jugendlichen zu erhalten, die in der Testsituation selbst nicht unbedingt zur Sprache gekommen wären. Diese sind insbesondere dann wichtig, wenn es durch Beschreibungen der Eltern, die bisherigen ärztlichen Untersuchungen und auch durch die Beobachtung des Psychologen Hinweise auf emotionale Störungen gibt. Hier werden z.B. der HAPEF-K (Hamburger Persönlichkeitsfragebogen für Kinder) oder der FPI-R (Freiburger Persönlichkeitsinventar) gerne eingesetzt.

Um das Ausmaß eventueller Begleiterkrankungen zu erfassen bzw. um abzuwägen, was letztlich im Vordergrund steht, können neben der Befragung der Eltern und des Kindes ebenfalls weitere Fragebögen eingesetzt werden, wie etwa: Depressionsinventar für Kinder und Jugendliche (DIKJ), Angstfragebogen für Schüler (AFS), Fragebogen zum Selbstwertgefühl in verschiedenen Bereichen (ALS).

Videodiagnostik

Eine etwas neuere und effektive, jedoch sehr zeitintensive Methode stellt die Videodiagnostik dar. Hier werden festgeschriebene Situationen, an denen das Kind und im Normalfall die Eltern beteiligt sind, auf Video aufgenommen. Dieses wird hinsichtlich beobachtbarer AD/HS-Merkmale sowie unter dem Blickwinkel der Anstrengungsbereitschaft des Kindes, der Beziehung und Gesprächsmuster zwischen Kind und Eltern ausgewertet. Auf diese Weise können auch insbesondere für einen Behandlungsplan wertvolle Informationen gewonnen werden (eine therapeutisch gewinnbringende, jedoch von den Krankenkassenkassen im Leistungskatalog nicht aufgenommene Methode und daher nicht routinemäßig einsetzbar).

Körperlich-neurologische Untersuchung, Labor- und EEG-Untersuchung

Auch Seh- oder Hörstörungen sowie Medikamente oder eine Schilddrüsenüber- oder -unterfunktion können Schwierigkeiten mit der Aufmerksamkeit nach sich ziehen. Zu bedenken ist auch, dass Tumore oder Epilepsien damit in Zusammenhang stehen können. Zur Abklärung und zum Ausschluss dieser möglichen Gründe sind eine körperlich-neurologische Untersuchung inklusive Laboruntersuchung und eine EEG-Untersuchung notwendig.

Bei Jugendlichen sollte der Drogenkonsum erfragt und im Zweifelsfalle ein Drogen-Screening (Urinprobe) gemacht werden, um diese Ursache bzw. Komplikation ausschließen zu können.

Alle diese genannten Testverfahren, die sicherlich noch um einige andere ergänzt werden könnten, dienen zum einen dazu, der Diagnose AD/HS näher zu kommen, zum anderen, mögliche Ursachen oder Krankheitsbilder auszuschließen, deren Merkmale dem Bild der AD/HS sehr ähneln (siehe Kap. 6). So kann z.B. ein ständig überfordertes Kind, welches starken familiären Belastungen ausgesetzt ist, durchaus aufmerksamkeitsgestört, hyperaktiv und aggressiv erscheinen, ohne dass es eine AD/HS hat. Im Jugendalter kann sich eine Depression in Form einer Aufmerksamkeitsstörung ausdrücken, eine motorische Überaktivität kann Zeichen einer manischen bzw. schizophrenen Episode oder einer Panikstörung sein.

Im Alltagsgeschehen sollte auch berücksichtigt werden, dass übermäßiger Fernseh- oder PC-Konsum mit chronischer Übermüdung ebenfalls eine Ursache für Unruhe und Aufmerksamkeitsschwäche sein kann.

Zusammengefasst orientiert sich die Diagnostik an den Leitlinien des Klassifikationssystems DSM-IV und bezieht mehrere Gesichtspunkte mit ein, um ein ganzheitliches Bild zu erhalten: Anamnese, Berichte und Fragebögen, Verhaltensbeobachtung, psychiatrisch-neurologischer Status, Beobachtungsbögen für Eltern, Schule, Kindergarten, Vorbefunde, Schulzeugnisse, psychologische Untersuchung, Videodiagnostik, körperlich-neurologische Untersuchung, Laboruntersuchung sowie EEG-Untersuchung

1.6 Wie kann man Kindern mit AD/HS helfen? Wie kann man die Eltern unterstützen?

Die oft sehr komplexen Zusammenhänge legen es nahe, vor der Behandlung eine sorgfältige kinder- und jugendpsychiatrische sowie psychologische Untersuchung vorzunehmen (siehe Kap. 1.5).

1.6.1 Therapieziele bei der Behandlung von AD/HS

- Verbesserung der Kompetenz des Kindes/Jugendlichen in Bezug auf:
  - Schulische Fertigkeiten
  - Soziale Kompetenz
  - Konzentration und Ausdauer
  - Zeitmanagement
  - Strukturierung
- Stärkung des Selbstwertgefühls
- Verbesserung der familiären Interaktionen
- Verbesserung der sozialen Situation

Jedes Kind hat – wie oben ausführlich dargestellt – seine eigene AD/HS, das heißt, für jedes Kind ist entsprechend ein ganz persönlicher Behandlungsplan zu erstellen, der alle erforderlichen Punkte berücksichtigt. Demnach muss die Behandlung stets auf mehreren Ebenen erfolgen und je nach Ursache und Problemstellung mehrere Ansatzpunkte einbeziehen. Erfahrungsgemäß ist es sinnvoll, verschiedene Behandlungsmethoden miteinander zu kombinieren und durch spezielle Hilfen wie etwa Schulhilfen (kleine Klassen, Förderunterricht etc.) zu ergänzen.

Dabei sollte nicht vergessen werden, die speziellen Begabungen des Kindes zu fördern, um einen gewissen ausgleichenden Effekt zu erreichen.

Die Aufklärung und Beratung der Eltern, der Erzieher bzw. der Lehrer stellt eine wichtige Voraussetzung für weitere Schritte dar. Zudem sollten die Therapiemaßnahmen – ebenso wie die Diagnostik – das Alter der Kinder berücksichtigen.

1.6.2   Behandlungsmöglichkeiten der AD/HS – Multimodale Therapie

- Genaue Beratung der Eltern
  - Verhaltenstherapeutisches Elterntraining
  - Familientherapie
- Kindzentrierte Intervention
  - Psychotherapeutische Intervention beim Kind (Verhaltenstherapie)
  - Pädagogische Therapieansätze
  - Konzentrationstraining (v.a. für Grundschulkinder)
- Medikamentöse Therapie

So stehen im **Vorschulalter** Elterntrainings, die Veränderungen in der Familie oder auch im Kindergarten anstreben, im Vordergrund. Denn solange es beispielsweise gelingt, mithilfe einer neu überdachten, geregelten Lebensweise die Auswirkungen der Störung zu beschränken, gibt es keinen Anlass, besondere Schritte einzuleiten. Verlässliche Strukturierung des Tagesablaufs, Regeln für Abläufe und Pflichten sowie Grenzsetzung sind zentrale Themen, die die Eltern und ihre Kinder begleiten werden. Oftmals reicht das Verständnis für die Andersartigkeit, die originellen Verhaltensweisen dieser Kinder aus, um mit ihnen besser umzugehen und auch wieder ihre positiven, kreativen Seiten sehen oder neu entdecken zu können.

In einigen Fällen können auch ergotherapeutische oder heilpädagogische Übungsmaßnahmen zur Behandlung der auffälligsten Schwächen (Konzentrationsfähigkeit, Lesen, Fein- und Visuomotorik usw.) bzw. die Förderung der wesentlichen Stärken und Begabungen (Phantasie, Engagement, Intuition) eine Besserung bewirken.

Bei **Schulkindern und Jugendlichen** mit weniger stark ausgeprägten Problemen können verhaltenstherapeutische Behandlungskonzepte und stützende Psychotherapien von großer Hilfe sein. Selbstinstruktionstraining sowie Selbstmanagementmethoden unterstützen eine erfolgreiche und angemessene Situationsbewältigung. In manchen Fällen erweist sich ein relativ neues verhaltenstherapeutisches Verfahren, das Neurofeedback (s. Kap. 1.9.5), als nützlich. Massive Selbstwertprobleme oder familiäre Belastungen legen unter Umständen eine tiefenpsychologische oder familienorientierte Therapie nahe.

Neben den therapeutischen und pädagogischen Maßnahmen gibt es auch Möglichkeiten, die schulische Situation zu entspannen. Da das Klassenzimmer in der Regel Hauptschauplatz des Geschehens ist, sollten frühzeitig geeignete Maßnahmen überlegt werden, um allen Beteiligten gerecht werden zu können. So sind z.B. Diagnose- und Förderklassen, Sprachheil-, Montessori- und andere Privatschulen mit 8-14 Kindern pro Klasse und eventuell Einzelförderung oft den Regelschulen vorzuziehen (hierzu kann gegebenenfalls eine finanzielle Unterstützung beim Jugendamt beantragt werden). Entsprechend gibt es für Vorschulkinder die Möglichkeit, einen Förderkindergarten zu besuchen. In schwierigen Fällen wird man nicht um Schulen zur Erziehungshilfe und begleitende Heilpädagogische Tagesstätten herumkommen, wobei darauf zu achten ist, dass sich die sozialen Schwierigkeiten (Aggressivität und andere Verhaltensauffälligkeiten) infolge einer ungünstigen Klassen- bzw. Gruppenzusammensetzung nicht noch weiter verstärken. Bei Lern- oder geistiger Behinderung stehen entsprechende staatliche und private Förderschulen zur Verfügung. Leider gibt es trotz der Vielzahl AD/HS-betroffener Kinder bis heute in ganz Deutschland noch keine einzige darauf wirklich spezialisierte staatliche Schuleinrichtung. Private Schulen sind mit entsprechendem Schulgeld für die Eltern verbunden.

Ist die häusliche Situation sehr belastet, so ist es ratsam, sich an eine Familien- oder Erziehungsberatung zu wenden. Viele Eltern berichten über positive Erfahrungen mit einer Selbsthilfegruppe (auch im Rahmen eines Elternworkshops), deren Verständnis ihnen sehr viel Entlastung gebracht hat.

Doch in vielen Fällen sind all diese Maßnahmen allein nicht ausreichend. Deshalb sollte man frühzeitig die Möglichkeit einer medikamentösen Behandlung diskutieren und die Eltern entsprechend aufklären. Denn einem großen Teil der Kinder kann mit Hilfe von Medikamenten relativ schnell und in einem beachtlichen Ausmaß geholfen werden. Oft sind Medikamente überhaupt erst die Voraussetzung dafür, dass andere therapeutische Maßnahmen greifen können. Unmittelbar vor einer solchen Entscheidung scheint es allerdings – nach Abwägung aller Vor- und Nachteile – durchaus vertretbar zu sein, noch einen letzten, sechs- bis achtwöchigen Behandlungsversuch mit einem geeigneten Homöopathikum (s. Kap. 1.9.1) und/oder einem Nahrungsergänzungsmittel zu unternehmen.

Eine medikamentöse Therapie sollte aber spätestens dann in Betracht gezogen werden, wenn zum einen die oben genannten Methoden wenig Verbesserung zeigen und das Kind in seiner Entwicklung deutlich beeinträchtigt erscheint, zum anderen, wenn die Symptomatik so ausgeprägt ist, dass es dauernd zu krisenhaften Zuspitzungen kommt.

1.6.3 Hinweise für die Notwendigkeit einer medikamentösen Therapie

- Gefahr für die weitere Entwicklung des Kindes oder des Jugendlichen
- Scheitern oder ungenügender Erfolg anderer Interventionen

Einzelne Symptome, die auf die Notwendigkeit einer medikamentösen Therapie hinweisen können:

- hoher Leidensdruck
- Schulversagen, Arbeitsplatzverlust
- dauerhafte, starke motorische Unruhe
- inakzeptables Sozialverhalten – oppositionell, aggressiv, dissozial, chaotisch
- gesellschaftliche Isolation des Patienten oder seiner Familie
- Unfähigkeit, das Alltagsleben zu organisieren

- tiefe Deprimiertheit, extreme Antriebslosigkeit
- extreme Sensationslust/Selbstgefährdung

Die Wirkungsweise und die Meinungen über gängige Medikamente werden nachfolgend beschrieben.

1.7 Medikamente bei AD/HS

1.7.1 Voraussetzungen für eine medikamentöse Therapie

- Gründliche Sicherung der Diagnose AD(H)S
- Zusätzliche Untersuchungen (Labor, EKG, EEG)
- Aufklärung von Eltern und Kind über:
  - Wirkung
  - Dosierung
  - Nebenwirkungen
  - Dauer der Medikation
  - Verlaufskontrolle
- Ausschluss von Kontraindikationen

1.7.2 Welches sind die gängigen Medikamente und wie wirken sie?

Methylphenidat

In der Behandlung hat sich vor allem Methylphenidat (Handelsname Ritalin® bzw. Medikinet® oder Equasym®) als eines der wirksamsten und sichersten Medikamente bewährt. Der positive Einfluss dieses Medikaments auf die AD/HS-Symptomatik ist seit ca. 60 Jahren bekannt. Im Laufe der Zeit wurden hunderte von Studien mit vielen tausenden Patienten durchgeführt, um seine Wirkungsweise und mögliche Nebenwirkungen besser einschätzen zu können. Es ist das am besten untersuchte Psychopharmakon im Bereich der Kinder- und Jugendpsychiatrie. Fast 80% aller unserer damit behandelten Patienten reagieren äußerst positiv auf diese Behandlung. Nebenwirkungen sind selten und führen kaum zu einem Behandlungsabbruch.

Methylphenidat gehört in die Gruppe der Psychostimulanzien, zu denen u. a. Amphetamine und Coffein oder Theophyllin gehören. Diese Stoffe haben die Eigenschaft, die menschliche Psyche im Sinne erhöhter Wachsamkeit und gesteigerter Konzentrationsfähigkeit zu stimulieren.
Der rumänische Chemiker L. Edeleanu synthetisierte 1887 an der Humboldt-Universität in Berlin erstmals die Substanz **Amphetamin**. Erst in den 1920er Jahren wurde die psychotrope Aktivität des Amphetamins entdeckt, denn es fiel auf, dass es dem

„Stresshormon" Adrenalin ähnelt. Im Zweiten Weltkrieg sollen etwa 10% der amerikanischen Soldaten, insbesondere Piloten, regelmäßig Amphetamine zur Leistungssteigerung bei Nachteinsätzen eingenommen haben.

Methylphenidat, ein Amphetaminabkömmling, wurde 1944 von dem Chemiker L. Panizzon entwickelt, unter dem Namen Ritalin® (benannt nach Panizzons Ehefrau Marguerite = Rita) 1954 auf den Markt gebracht und als mildes Psychotonikum mit „ermunternder und belebender" Wirkung, Antidepressivum und Appetitzügler eingesetzt. Bei der letzteren Anwendung machte man sich eine Nebenwirkung von Amphetaminen, nämlich die Appetithemmung, zu Nutze. Die erste Studie, in der eine positive Wirkung von Psychostimulanzien auf verhaltensauffällige Kinder geschildert wurde, stammt von Charles Bradley. Er berichtete 1937, dass 15 von 30 mit dem Amphetaminpräparat Ephedrin (Pflanzenextrakt aus Ephedra Vulgaris) behandelten Kindern schlagartig bessere Schulerfolge zeigten und auch emotional ausgeglichener wirkten. Bald galten die Medikamente als „Mathepillen", weil die Schüler ruhig sitzen, sich konzentrieren und die Rechenaufgaben besser lösen konnten.

1954 wurde Methylphenidat in Deutschland zugelassen. In den 1980er Jahren kam es in den westlichen Ländern – wohl wegen der Sorge, dass Amphetamine (einschließlich Methylphenidat) zur Abhängigkeit führen könnten – zu einer heftigen, z.T. polemisch geführten Diskussion über ihren Einsatz. Es begann, unterstützt vor allem von der Scientology-Sekte, ein heftiger Kampf in der Öffentlichkeit, der letztlich dazu führte, dass Amphetamine unter das Betäubungsmittelgesetz fielen und injizierbare, d.h. in Spritzenform verfügbare und zum Missbrauch verleitende Darreichungsformen vom Markt genommen wurden.

Heute weiß man, dass Methylphenidat keinesfalls zu einer körperlichen oder psychischen Abhängigkeit führt. Seine Wirkung entfaltet es vor allem im sogenannten kortikostriären Schleifensystem, das für die Steuerung der motorischen Handlungskontrolle und der Aufmerksamkeitsfähigkeit sowie die Erstellung von Handlungsplänen zuständig ist.

Aufmerksamkeitssysteme im menschlichen Gehirn

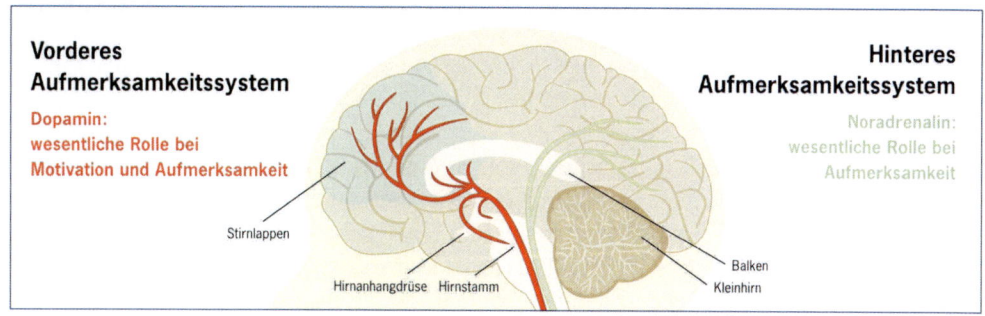

Vorderes Aufmerksamkeitssystem

Dopamin: wesentliche Rolle bei Motivation und Aufmerksamkeit

Hinteres Aufmerksamkeitssystem

Noradrenalin: wesentliche Rolle bei Aufmerksamkeit

Stirnlappen

Hirnanhangdrüse   Hirnstamm

Balken

Kleinhirn

Modifiziert nach Pliszka et al. (1996): Catecholamines in attention-deficit hyperactivity disorder. J Am Acad Child Adolesc Psychiatry, 35 (3): 264-272, sowie Himelstein et. al (2001):The neurobiology of attention-deficit hyperactivity disorder. Front Biosci 5:D461-78

Neuere Untersuchungen weisen darauf hin, dass Methylphenidat den biochemischen Stoffwechsel in den an der Entstehung der AD/HS beteiligten Hirnregionen normalisiert.

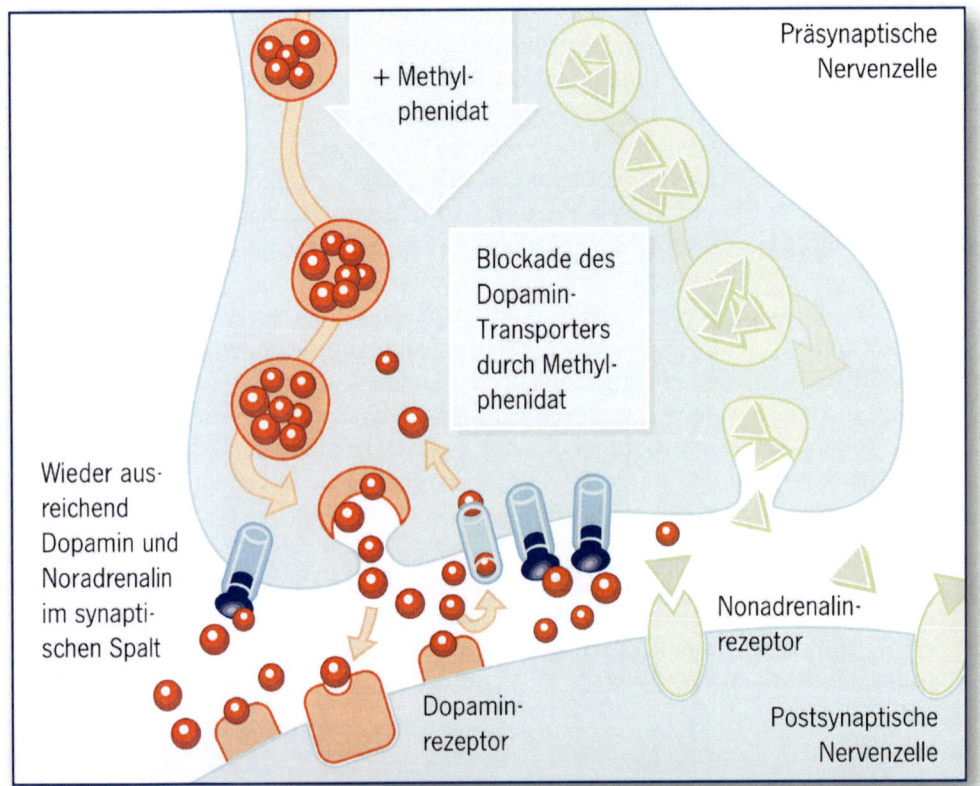

Abb.: Methylphenidat scheint vorrangig die Dopamin-Transporter zu blockieren, die das Dopamin in die Nervenzelle zurückschleusen. Infolge der deshalb erhöhten Dopamin- und Noradrenalin-Konzentration im synaptischen Spalt kommt es rasch zu einer Verbesserung der Impulsübertragung zwischen den Nervenzellen.

Zunächst erscheint es unsinnig, den ohnehin schon unruhigen Kindern noch ein anregend wirkendes Medikament zu geben. Genauer betrachtet, sind diese Kinder aber deshalb so unruhig und zappelig, weil sie eine Schwäche der Konzentration und der Aufmerksamkeit haben. Dies bedeutet, dass Kinder mit einer AD/HS einen ganz unregelmäßigen Wachheitszustand haben, d.h. mal müder, mal wacher sind. Beobachtet man gesunde Kinder, wenn sie wegen Übermüdung in ihrer Aufmerksamkeit und

Konzentration eingeschränkt sind, so werden auch sie, jedoch in vergleichsweise milderer Form, quengelig, rutschen unruhig auf dem Stuhl hin und her. Das anregende Medikament wirkt bei den AD/HS-Kindern in der Weise, dass sie den normalen Wachheitsgrad erreichen. Sind sie wach, so können sie ihre Aktivitäten geordneter angehen und erscheinen dann entsprechend ruhiger, ohne dass es zu einer Euphorisierung oder gar Unruhe kommt. Spricht das Kind auf Methylphenidat an, so wirkt sich das äußerst positiv auf sein Verhalten aus. Etwa 30 bis 45 Minuten nach der Einnahme wird es ruhiger, die Hyperaktivität lässt nach, die Aufmerksamkeitsleistung und die Konzentrationsfähigkeit nehmen zu, Wutanfälle werden seltener oder verschwinden ganz, das Störverhalten nimmt ab, und die Handschrift verbessert sich. Diese positive Wirkung ist bei bis zu 90% der Fälle zu beobachten. Zu Beginn der Behandlung müssen jedoch 2 bis 3 Wochen eingeplant werden, bevor man den Effekt zuverlässig beurteilen kann. Diese Zeit wird benötigt, um das Kind auf die optimale Medikamentendosierung einzustellen.

1.7.3 Wie wird Methylphenidat dosiert und wie lange wirkt es?

Es empfiehlt sich, zunächst mit einer niedrigen Dosierung, z.B. 5 mg des kurz wirksamen Methylphenidats, alle 3 bis 4 Stunden bis zu dreimal am Tag anzufangen und nach einigen Tagen und nach Rücksprache mit dem Arzt um weitere 5 mg zu erhöhen, falls bei der niedrigen Dosierung noch keine Wirkung zu sehen ist. Die letzte Gabe am Tag sollte gewöhnlich nicht nach 16 Uhr eingenommen und bei schlafempfindlichen Kindern unter Umständen niedriger gewählt werden als am Morgen. Doch auch hier gibt es Ausnahmen: Manche Kinder kommen erst unter Methylphenidat abends zur Ruhe und können dann auch besser einschlafen. Die Dosierung erhöht man so lange, bis sich ein überzeugender Effekt einstellt, ohne dass Nebenwirkungen auftreten, die zum Behandlungsabbruch zwingen. Ist die korrekte Dosis gewählt worden, tritt die Wirkung von Methylphenidat nach ca. 30 bis 45 Minuten ein und erreicht ihr Maximum nach etwa 1 bis 2 Stunden, um nach ca. 3 bis 4 Stunden wieder nachzulassen. Es existiert keine eindeutige Korrelation zwischen der klinischen Wirkung und der Höhe des Blut- bzw. Plasmaspiegels, so dass entsprechende Kontrolluntersuchungen bzw. Blutspiegelbestimmungen nicht notwendig sind.

Ersteinstellung auf Methylphenidat
- Startdosis 2- bis 3-mal 5 mg MPH
    nach dem Frühstück
    1. oder 2. Pause
    nach dem Mittagessen, vor den Hausaufgaben
- bei Bedarf Dosissteigerung nach ca. 1 Woche
    10 mg – 5 mg – 10 mg
    10 mg – 10 mg – 10 mg

evtl. 4-mal täglich, evtl. auch mit jeweils 15 mg
- falls keine Wirkung bei 30-80 mg/Tag: Non-Responder (Therapieversager)?

Die teilweise schon seit einigen Jahren erhältlichen Depotformen von Methylpheni-dat, Medikinet® Retard, Equasym® retard, Ritalin® LA und Concerta® sind über einen deutlich längeren Zeitraum von 6 bis 12 Stunden wirksam und daher auch besser ein-setzbar, wenn die zweite bzw. dritte Methylphenidatgabe am Vormittag/Mittag nicht sicher gewährleistet ist. Die volle Wirkung setzt allerdings z.B. beim Concerta® erst nach ca. 1 bis 1,5 Stunden ein, so dass gelegentlich die Kombination beider Formen am Morgen sinnvoll erscheint. Die sich hinziehende (retardierende) Wirkung geht verloren, wenn die Retardkapseln zerkaut werden.

Prinzip der Wirkung eines Retardpräparats am Beispiel der Ritalin® LA-Kapsel

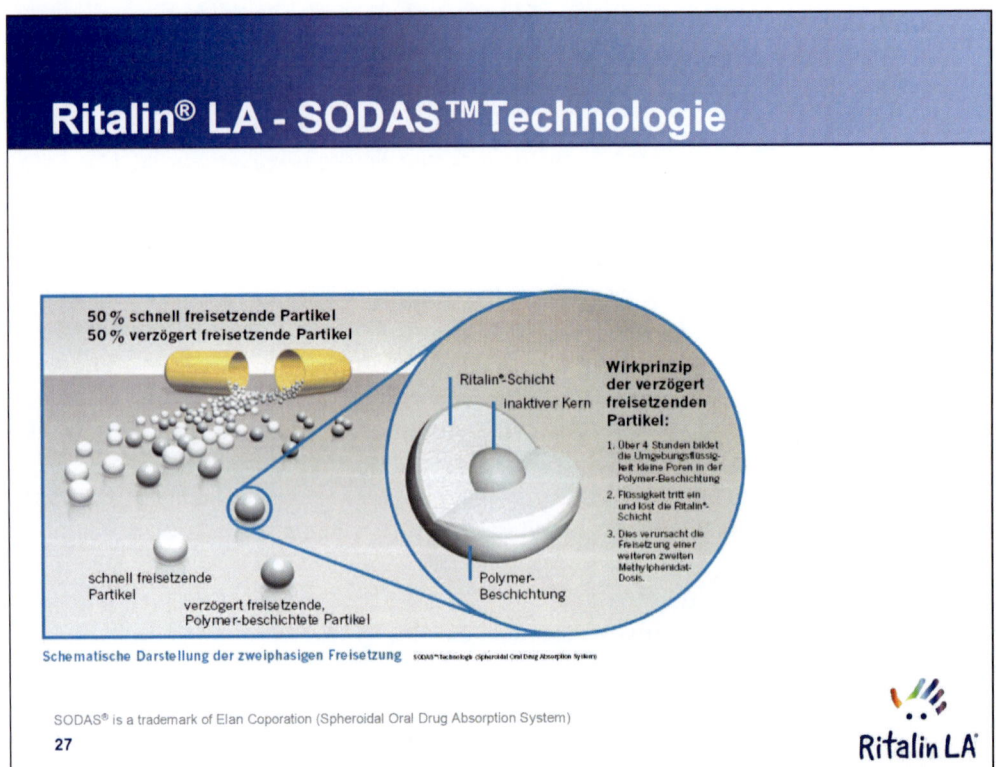

Bei der Einnahme von Medikinet® retard ist zu beachten, dass die gewünschte verzögerte Freisetzung der Wirksubstanz abhängig ist von den Frühstücksgewohnheiten der Patienten. Bei diesem Präparat haben die verzögert freisetzenden Partikel einen magensaftresistenten Überzug. Wird die Medikation ohne ausreichendes Frühstück eingenommen, so gelangen die Retard-Pellets zu schnell durch den leeren Magen und werden im Dünndarm zu schnell aufgelöst. Dann kann es zu einer relativen Überdosierung in den ersten Stunden nach der Einnahme und mangelhafter Wirkung im weiteren Verlauf kommen.

Des Weiteren unterscheiden sich die verschiedenen Retardpräparate durch den Anteil des sofort (IR) bzw. verzögert (SR) freisetzen Wirkstoffs, das IR:SR-Verhältnis sowie durch die zur Verfügung stehenden Dosierungen, die Wirkdauer und die verwendeten Hilfsstoffe.

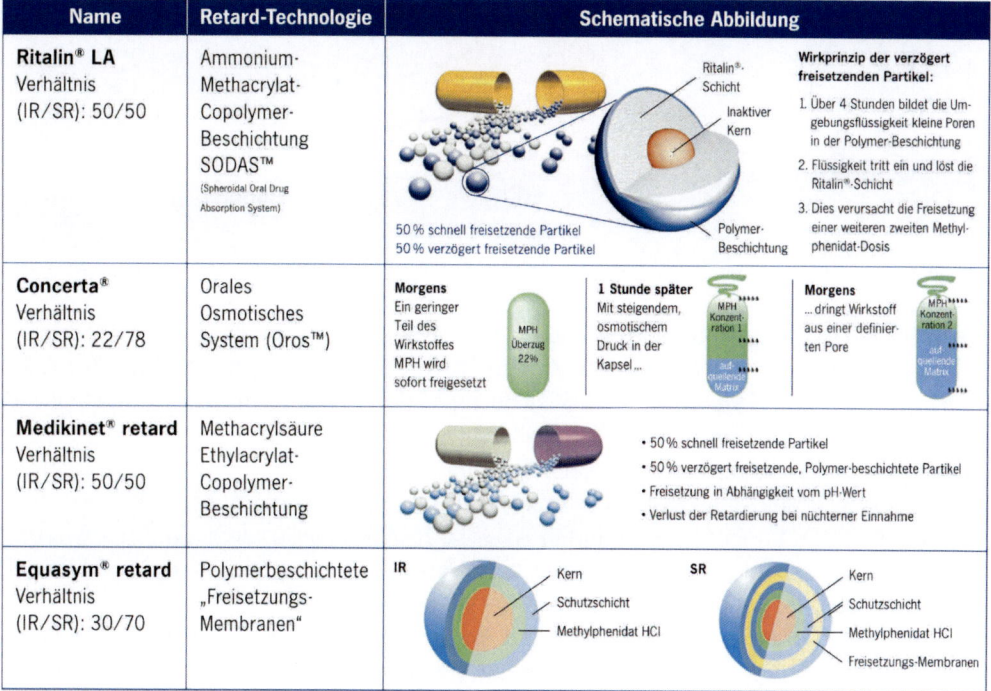

Name	Retard-Technologie	Schematische Abbildung
Ritalin® LA Verhältnis (IR/SR): 50/50	Ammonium-Methacrylat-Copolymer-Beschichtung SODAS™ (Spheroidal Oral Drug Absorption System)	50 % schnell freisetzende Partikel / 50 % verzögert freisetzende Partikel. Ritalin®-Schicht, Inaktiver Kern, Polymer-Beschichtung. **Wirkprinzip der verzögert freisetzenden Partikel:** 1. Über 4 Stunden bildet die Umgebungsflüssigkeit kleine Poren in der Polymer-Beschichtung 2. Flüssigkeit tritt ein und löst die Ritalin®-Schicht 3. Dies verursacht die Freisetzung einer weiteren zweiten Methylphenidat-Dosis
Concerta® Verhältnis (IR/SR): 22/78	Orales Osmotisches System (Oros™)	**Morgens** Ein geringer Teil des Wirkstoffes MPH wird sofort freigesetzt (MPH Überzug 22%). **1 Stunde später** Mit steigendem, osmotischem Druck in der Kapsel ... (MPH Konzentration 1, aufquellende Matrix). **Morgens** ... dringt Wirkstoff aus einer definierten Pore (MPH Konzentration 2, aufquellende Matrix)
Medikinet® retard Verhältnis (IR/SR): 50/50	Methacrylsäure Ethylacrylat-Copolymer-Beschichtung	• 50 % schnell freisetzende Partikel • 50 % verzögert freisetzende, Polymer-beschichtete Partikel • Freisetzung in Abhängigkeit vom pH-Wert • Verlust der Retardierung bei nüchterner Einnahme
Equasym® retard Verhältnis (IR/SR): 30/70	Polymerbeschichtete „Freisetzungs-Membranen"	IR: Kern, Schutzschicht, Methylphenidat HCl. SR: Kern, Schutzschicht, Methylphenidat HCl, Freisetzungs-Membranen

Aufgrund der unterschiedlichen Zusammensetzungen der Retardpartikel bzw. des Aufbaus der Kapseln zeigen sich bei den verschiedenen Retardpräparaten dementsprechend auch unterschiedliche Wirkkurven.

Wirkkurven von retardierten Methylphenidat-Präparaten im Vergleich

Retardierte Methylphenidat-Präparate
MPH Plasmaspiegel im Tagesprofil

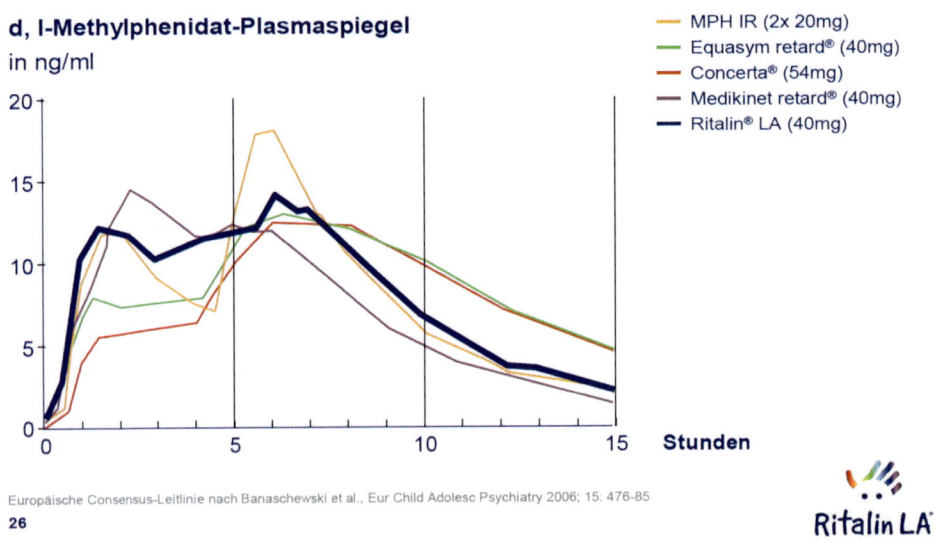

d, I-Methylphenidat-Plasmaspiegel in ng/ml

— MPH IR (2x 20mg)
— Equasym retard® (40mg)
— Concerta® (54mg)
— Medikinet retard® (40mg)
— Ritalin® LA (40mg)

Europäische Consensus-Leitlinie nach Banaschewski et al., Eur Child Adolesc Psychiatry 2006; 15: 476-85

26

Ritalin LA

Nicht immer sind Depotpräparate von Vorteil. Manche Kinder benötigen das Medikament nur während der Lernzeiten, manche profitieren von unterschiedlichen Medikamentengaben im Tagesverlauf. Es ist deshalb nicht ratsam, die Einstellungsphase gleich mit einem Depotpräparat zu beginnen.

Eine optimale Einstellung setzt voraus, dass genaue Informationen über das Verhalten des Kindes während des Tages vorliegen. Eine engmaschige Kooperation zwischen Eltern, Lehrern und dem behandelnden Arzt ist deshalb unerlässlich. Ähnlich wie das Insulin beim Diabetiker oder die Brille beim Kurzsichtigen gleicht das Medikament ein Defizit aus. Es kann nicht oft genug betont werden, dass die medikamentöse Einstellung den individuellen Gegebenheiten angepasst werden muss. Uns sind Kinder bekannt, die mit nur einer halben Tablette (entspricht 5mg) pro Tag auskommen. Ebenso kennen wir Extremfälle, die bis zu viermal zwei Tabletten (= 80 mg) pro Tag benötigen. Etwa 80% der von uns behandelten Kinder profitieren bei exakter Dosierung von der Medikation. Nur wenige reagieren nicht oder zeigen Nebenwirkungen, die zum Absetzen von Methylphenidat zwingen. Die Wirksamkeit des Medikaments bleibt normalerweise lange unverändert. Die Dosierung muss gelegentlich an die aktuellen Bedürfnisse angepasst werden. Eine Toleranzentwicklung oder gar eine Abhängigkeit treten nicht ein.

Nach zufriedenstellender Einstellung des Kindes/Jugendlichen auf ein passendes Methylphenidat-Präparat kann die weitere Verordnung des Medikaments über den Kinder- oder Hausarzt erfolgen, der auch die regelmäßige Kontrolle der Blutwerte und des EKGs überwachen sollte. Eine Kontrolle beim behandelnden Kinder- und Jugendpsychiater ist dann nur noch zweimal jährlich erforderlich.

1.7.4 Methylphenidat in der Diskussion

Seit den 80er Jahren tauchen phasenweise Schlagzeilen in der Presse auf, die für Aufruhr sorgen. Überschriften und Aussagen wie „Psychopille Ritalin – Kritiker warnen vor Langzeitschäden", „Immer mehr Zappelphilippe werden mit Pillen ruhiggestellt – werden so Erziehungsmängel überdeckt?", „Ruhe auf Rezept: die stimulierende Droge Ritalin", „Das späte Zittern des Zappelphilipps", „Das Aufmerksamkeits- und Hyperaktivitätssyndrom: eine Modeerkrankung?" usw. lassen viele aufhorchen und erschrecken. Insbesondere betroffene Eltern werden immer wieder verunsichert und indirekt im Grunde angeklagt, dass sie ihrem Kind Schaden zufügen. Der harte Alltag und die Leidenswege, die diese betroffenen Eltern über viele Jahre gegangen sind, werden von den Autoren offensichtlich nicht so sehr berücksichtigt.

Sicherlich ist es wichtig, die Verabreichung von Methylphenidat verantwortungsvoll zu gestalten, d.h. dass, wie im Kap. 1.4 beschrieben, für eine ausführliche Diagnostik zu sorgen ist. Es wird immer wieder kritisiert, dass der „Ritalinverbrauch" enorm angestiegen sei, da es zu unbedarft und unbekümmert „einfach so" verschrieben werde. Ähnlich sieht es mit dem Vorwurf aus, dass AD/HS eine Modeerscheinung sei. Wir schließen uns der Meinung oder Kritik an, dass man genau untersuchen muss, ob dieses Störungsbild vorliegt oder nicht, ob das Kind nicht tatsächlich zwar etwas lebhafter ist als andere, aber immer noch altersgemäßes Verhalten zeigt, oder dass sich manche Familienschwierigkeiten eben durch das Verhalten des Kindes ausdrücken. Dass mittlerweile so genau hingeschaut wird, zeigt, dass AD/HS keine „Modeerkrankung" ist, sondern dass man glücklicherweise mehr und professioneller darauf achtet, dass man sensibler für dieses Erscheinungsbild geworden ist und es erst in Mode gekommen ist, darüber zu schreiben und zu berichten.

Vor einigen Jahren, als das Krankheitsbild AD/HS noch nicht so bekannt wie heute war, da war es keine Seltenheit, dass Kinder mit einer normalen Intelligenz aufgrund ihres Verhaltens und ihrer Lernstörungen in der Sonderschule landeten. Sie waren eben unaufmerksam, konnten dem Unterricht nicht wie gewünscht folgen, die Leistungen waren schlecht und die Schulkarriere hin.

Auch heute kommt es leider noch oft genug vor, dass – gerade, weil man entweder noch nicht genug über das Erscheinungsbild insbesondere in der Schule gehört hat oder gar falsch beraten wurde –, Kinder erst nach Jahren in der Praxis vorgestellt werden – wenn alles zu scheitern droht. Von daher ist es wichtig, in elterlicher und auch pädagogischer Verantwortung den neuen wissenschaftlichen Erkenntnissen aufgeschlossen gegenüberzustehen und mit professioneller Hilfe, d.h. zusammen mit spezialisierten Ärzten und Psychologen, herauszufinden, ob die Diagnose für das jeweilige Kind zutrifft und wenn ja, in welchem Ausmaß. Entsprechend gewissenhaft sollten Behandlungsschritte, wenn nötig auch medikamentöser Art, überlegt werden.

Was kann passieren, wenn man AD/HS nicht behandelt?

Verzögerte Lernfähigkeit	**Wenig Sozialkontakte**	**Aggressives Verhalten**
Komplexe Lernstörung	**Wenig Selbstwertgefühl**	**Häufige Unfälle**
Schul- verweis	**Extreme Selbstzweifel**	**Gestörtes Sozialverhalten**
Probleme am Arbeitsplatz	**Erhöhte Scheidungsrate**	**Drogen- missbrauch**

Barkley J Clin Psychiatry 2002; 63(Suppl.12):10-15. Weiss et al.; CMAJ 2003; 168 (6):715-722. Greenhill LL; J Clin Psychiatry 1998;59(Suppl 7):31-41.

Kann Methylphenidat meinem Kind schaden?

Die häufigste Angst von Eltern ist, dass ihre Kinder von den verabreichten Medikamenten abhängig werden könnten. Verstärkt wird diese Annahme dadurch, dass Methylphenidat dem Betäubungsmittelgesetz unterliegt Seine Verabreichung wird streng überwacht, weil in der Drogenszene manchmal Stimulanzien in hoher Dosierung und in Kombination mit anderen Stoffen missbraucht werden. Von daher sind registrierte und kontrollierbare Rezepte wichtig. Allein die Tatsache, dass Methylphenidat als mögliches Suchtmittel missbraucht werden kann, gibt demnach oft Anlass zu vielen, z.T. sehr einseitigen Kommentaren in Presse und Fernsehen und trägt immer wieder zu großer Verunsicherung bei. In über 50-jähriger weltweiter klinischer Forschung haben sich bis heute jedoch praktisch keinerlei Hinweise für eine Suchtgefährdung bei richtiger Diagnose gefunden. Stimulanzien können Kinder mit einem AD/HS nicht süchtig machen. Es kommt auch zu keiner Hochstimmung (Euphorie), wie sie bei einem Missbrauch durch **sehr hohe Dosierung** angestrebt wird. Umgekehrt ist allerdings zu bedenken, dass, wie in größeren Studien festgestellt wurde, offensichtlich eine frühzeitige medikamentöse Behandlung sogar die spätere Entwicklung einer krankheitsbedingten Neigung der Kinder mit AD/HS zur Drogenabhängigkeit verhindert. Trotzdem sind diesbezügliche Sorgen der Eltern nachvollziehbar und müssen ernst genommen werden. Uns ist jedoch kein Patient bekannt, der durch Methylphenidat süchtig geworden wäre. Bei Therapiepausen am Wochenende und in den Ferien können sich alle Eltern selber davon überzeugen, dass ihr Kind nicht ein übermäßiges Verlangen nach dem Medikament entwickelt hat.

Eine weitere große Sorge der Eltern ist, dass ihr Kind „ruhiggestellt" wird. Dies beruht auf einem Irrtum: Zum einen kann man mit einem anregenden Medikament nicht ruhigstellen, zum anderen werden die Kinder dadurch ruhig, dass ihr Hirnstoffwechsel durch die Zufuhr dieses Medikamentes erstmals normalisiert wird, sie wacher werden und dadurch endlich geordnet und ausgeglichen, quasi „ruhig" an ihre Sachen herangehen können. Hier sind vor allem solche Sachen gemeint, die Kinder nicht unbedingt brennend interessieren, wie z.B. die Erledigung der Hausaufgaben oder Zimmer aufräumen, denn Handlungen, die ihren Interessen entgegenkommen, wie z.B. Lego bauen oder Fernsehen, können sie auch ohne Medikament.

Es gibt eine große Anzahl von Untersuchungen zu kurzfristigen Effekten der Stimulanzienbehandlung, wohingegen zu Langzeitwirkungen tatsächlich vergleichsweise wenige empirische Untersuchungen existieren. Nachdem jedoch seit Mitte der 70er Jahre Methylphenidat in größerem Umfang verordnet wird, lässt sich aus den vorliegenden Studien ebenso wie aus jahrelanger ärztlicher Erfahrung ableiten, dass man keine Besorgnis über Spätschäden haben muss – insbesondere was das kürzlich vermutete spätere Zittern (Parkinson) der jetzt jungen Patienten angeht. Befürchtungen über Wachstumsstörungen insbesondere bei Einnahme des Medikaments über die Pubertät hinaus haben sich in aktuellen Studien nicht bestätigt. Belegt wurde zwar ein Unterschied in der Körpergröße zwischen Patienten mit AD/HS und Gesunden, aber dies war unabhängig davon, ob sie Medikamente nahmen oder nicht. Unsere, jetzt schon fast zwanzigjährige Erfahrung mit den relativ wenigen Patienten (etwa ein Drittel), bei denen eine medikamentöse Langzeitbehandlung (länger als drei Jahre) wirklich notwendig war, bestätigen, dass mit besorgniserregenden Nebenwirkungen nicht zu rechnen ist.

Nebenwirkungen

Zu den bekannten und in der Regel leichten allgemeinen Nebenwirkungen zählen Appetit- und Schlafstörungen, die ausgeglichen werden können, wenn diese Medikamente zu den Mahlzeiten bzw. nicht zu spät am Nachmittag eingenommen und Medikationspausen (z.B. an Wochenenden und in Schulferien) eingelegt werden, so dass langfristig keine Auswirkungen festzustellen sind. In unserer Patientengruppe sind etwa 5 bis 10% der Kinder von solchen vorübergehenden Komplikationen betroffen. Nur sehr selten muss das Medikament deshalb abgesetzt werden.

Gelegentliche Kopfschmerzen, Müdigkeit, Bauchweh sind weitere Nebenwirkungen, die gewöhnlich nach einigen Tagen wieder verschwinden. Wie bei allen Medikamenten kann es auch unter Methylphenidat zu allergischen Reaktionen kommen, wobei die Wahrscheinlichkeit dafür gering ist. Auf weitere extrem seltene Komplikationen wird im Medikamentenbeipackzettel hingewiesen.

Mögliche Nebenwirkungen von Methylphenidat

Häufig:	Verminderter Appetit
	Magen-Darm-Beschwerden (initial)
	Kopfschmerzen (initial)
	Einschlafstörungen
	Reizbarkeit
	Übelkeit
	Schwindel
	Erhöhte Herzfrequenz
(Sehr) selten:	Depressive Verstimmung
	Sozialer Rückzug
	Auslösung von Tics
	Erhöhter Blutdruck, Herzrhythmusstörungen
	Geringe Wachstumsverzögerung
	Verschwommen sehen
	Trockener Mund, trockene Augen
	Durchfall, Verstopfung

Unvollständige Aufzählung
genauere Informationen siehe auch entsprechende Beipackzettel

Trotz der oben aufgeführten Nebenwirkungen zeigt die Praxis immer wieder, dass methylphenidathaltige Medikamente schnell und gut wirksam sowie im Allgemeinen auch gut verträglich sind. Nur selten muss eine notwendige Behandlung aufgrund von Nebenwirkungen beendet werden.

Vorsicht ist geboten bei der gleichzeitigen Einnahme von anderen Medikamenten oder bei gleichzeitigem Auftreten anderer Erkrankungen. Im Zweifelsfall ist es besser, Methylphenidat für einige Tage abzusetzen und Rücksprache mit dem behandelnden Arzt zu nehmen.

Es wird auch vor dem gleichzeitigen Genuss von Alkohol bzw. Drogenmissbrauch gewarnt, da Methylphenidat und andere zentral wirksame Substanzen sich unvorhersehbar gegenseitig beeinflussen.

Zusammenfassend kann man sagen, dass, wie immer bei Medikamentengaben, die Nebenwirkungen gegen die Folgen abgewogen werden müssen, die in diesem Falle den AD/HS-Kindern drohen, wenn sie nicht optimal betreut werden. Andererseits darf ein Medikament aber nicht zu einer „Leistungspille für die Schule" oder zur „Ruhigstellung eines Störenfrieds" missbraucht werden.

Die Behandlung von Kleinkindern unter 6 Jahren ist generell nicht empfehlenswert. Präparate mit dem Wirkstoff Methylphenidat sind bisher nur für Patienten zwischen 6 und 18 Jahren zugelassen. Bei Kleinkindern spricht man bei einer MPH-Verordnung von einem „off-lable-use". Dies bedeutet einen individuellen Heilversuch, falls für einen bestimmten Patienten kein anderes zugelassenes geeignetes Medikament vorhanden ist. Solche Verordnungen sollten nur nach Abwägung aller zur Verfügung stehenden Behandlungsmöglichkeiten und nur durch einen erfahrenen Facharzt vorgenommen werden.

Die Entscheidung, ein Kind über eine längere Zeit medikamentös zu behandeln, darf letztendlich nur nach sorgfältiger Klärung der Lebensumstände und des Schweregrads seiner Erkrankung getroffen werden. Die AD/HS-Diagnose allein reicht dafür nicht aus. Der beste Weg, sich zu versichern, dass man als Eltern keine falschen oder voreiligen Entscheidungen trifft, ist, sich selbst möglichst genau über das Für und Wider zu informieren. Eine Vielzahl von seriösen Veröffentlichungen, Informationsmaterial der Elternverbände und Gespräche mit betroffenen Familien im Rahmen von Workshops oder Selbsthilfegruppen erleichtern die Urteilsbildung. Ebenso sorgfältig muss auch überlegt werden, ob bzw. wann Medikationspausen eingeführt werden können. Ist das Medikament vorwiegend gegen die Konzentrationsschwierigkeiten in der Schule gedacht oder ist die Förderung der sozialen Kontakte, der geordnete Umgang mit den anderen Kindern in der Freizeit genauso notwendig? Je nach Kind und Situation ist zu entscheiden, ob z.B. Medikamentenpausen an Wochenenden oder in den Ferien gemacht werden sollten.

Zudem sind neben der medikamentösen Therapie im Rahmen eines individuellen Betreuungskonzepts die für das Kind wichtigen Bezugspersonen wie Eltern, Geschwister, Erzieher, Lehrer gefordert, zusammen mit den zuständigen Ärzten und Therapeuten immer wieder die Behandlungsziele kritisch zu reflektieren. Das enge Umfeld hat eine große Bedeutung für das Kind, indem es ihm das Entwickeln von neuen Verhaltensweisen ermöglichen und sein bislang verunsichertes Selbstwertgefühl stärken soll. Oft ist es sinnvoll, ergänzende Behandlungen wie Ergotherapie, Heilpädagogik oder Psycho- bzw. Verhaltenstherapie anzustreben. Das Hauptziel ist es, dem Patienten mit allen zur Verfügung stehenden Mitteln zu helfen, seinen Lebensalltag langfristig zu meistern.

Abschließend sollte hier noch einmal erwähnt werden, dass es sich bei der AD/HS-Therapie immer um eine **symptomatische Therapie**, nicht um eine grundsätzlich heilende Therapie handelt.

1.7.5 Was passiert, wenn AD/HS nicht behandelt wird?

Mögliche Langzeitfolgen bei Nichtbehandlung – Langzeitstudien
(New York Study, Montreal-Study, Mannheim-Studie):
langfristig hohes Risiko sekundärer Fehlentwicklungen:

- Gefahr des schulischen Scheiterns
- Gefahr der sozialen Fehlentwicklung
- gesteigerte Unfallhäufigkeit
- erhöhtes Risiko, eine Abhängigkeit oder Sucht zu entwickeln

Trott G.-E., Forum der Kinder- u. Jugendpsychiatrie 2001; 3:3-11

Eine wirksame Therapie ist von größter Wichtigkeit, da sonst eine erhebliche Einschränkung der Lebensqualität droht.

Die **Risiken einer fehlenden Behandlung** zeigen Studien aus den Niederlanden und den USA, wonach 35-50% der Jugendlichen im Strafvollzug an einem unbehandelten AD(H)S litten (Folge des antisozialen, oppositionellen Verhaltens der Betroffenen).

Andere Studienergebnisse weisen darauf hin, dass mit Stimulanzien behandelte AD/HS-Patienten

- bessere Schulabschlüsse erreichen,
- seltener delinquent werden
- und seltener Arbeits- und Verkehrsunfälle haben.

1.8 Welche medikamentösen Alternativen gibt es zu Methylphenidat?

1.8.1 Antidepressiva

Medikamente zweiter Wahl bei der Behandlung des AD/HS sind die Antidepressiva. Sie erreichen erst nach etwa 2 bis 4 Wochen ihre volle Wirksamkeit. Hier sind vor allem die sogenannten trizyklischen Antidepressiva (Anafranil u.a.), die Serotonin-Wiederaufnahmehemmer (Fluctin, Zoloft u.a.) sowie Moclobemid (Aurorix) zu erwähnen.

Da jeder unterschiedlich auf bestimmte Medikamente ansprechen kann, müssen manchmal mehrere Substanzen ausprobiert werden, um das richtige und passende Medikament zu finden. Unter Umständen ist es auch notwendig – vor allem bei Vorliegen zusätzlicher psychiatrischer Erkrankungen bzw. Risiken –, Antidepressiva mit Methylphenidat zu kombinieren.

All diese Substanzen sind gegen die AD/HS-Kernsymptome bei weitem nicht so gut wirksam wie Methylphenidat und darüber hinaus oft noch wesentlich nebenwirkungsreicher.

1.8.2 Noradrenalin-Wiederaufnahmehemmer

Seit März 2005 ist in Deutschland ein neues Medikament zur Behandlung der AD/HS bei Kindern ab dem 6. Lebensjahr zugelassen (in USA seit November 2002). Die Zulassung bei der Behandlung der AD/HS im Erwachsenenalter beschränkt sich auf die Patienten, die bereits vor ihrem 18. Geburtstag erfolgreich mit dieser Substanz behandelt wurden. Es handelt sich bei dieser neuen Substanz um den hochselektiven Noradrenalin-Wiederaufnahmehemmer **Atomoxetin** mit dem Handelsnamen **Strattera®**. Diese Substanz gehört **nicht** zu den Psychostimulanzien wie Methylphenidat und Amphetamin und unterliegt deshalb nicht der besonderen Verschreibungspflicht auf einem Betäubungsmittelrezept.

Atomoxetin – Wirkungsweise

Der Wirkort des Atomoxetin liegt im zentralen Nervensystem im Spalt zwischen zwei Nervenzellen. Dort wird die Wiederaufnahme des Noradrenalin in die erregende Nervenzelle gehemmt.

Genau wie Methylphenidat wirkt Atomoxetin auf die drei Kernsymptome von AD/HS:

- Unaufmerksamkeit
- Hyperaktivität
- Impulsivität

Gegenüberstellung Methylphenidat und Atomoxetin

MPH	Atomoxetin
Dopamin-Wiederaufnahmehemmer	NA-Wiederaufnahmehemmer
Wirkung im präfrontalen Kortex und Striatum/N. accumbens	Wirkung im präfrontalen Kortex und hinteren Hirnanteilen
BTM-Pflicht	Keine BTM-Pflicht

Atomoxetin – Wirkdauer und Dosierung

Atomoxetin wird in der Leber abgebaut und hat eine relativ lange Halbwertszeit, so dass es nur einmal am Tag verabreicht werden muss und mit dieser einmaligen Gabe eine Wirkdauer von 24 Stunden aufweist. Die Dosierung richtet sich nach dem Körpergewicht.

Aufdosierung von Atomoxetin

Laut Fachinformation:

1. Woche – ca. 0,5 mg/kg KG
2. Woche – ca. 1,2 mg/kg KG

Aus praktischer Erfahrung, zur Minderung von Nebenwirkungen:

1. Woche – 10 mg/Tag
2. Woche – 18 mg/Tag
3. Woche – 25 mg/Tag
4. Woche – 40 mg/Tag
5. Woche – 60 mg/Tag, max. 1,2 mg/kg KG

Bei auftretenden Nebenwirkungen wird die Dosis zunächst nicht weiter erhöht, bei guter Verträglichkeit kann schneller aufdosiert werden.

Um Nebenwirkungen zu minimieren, sollte man die Dosis langsam steigern. Bis man so zu einer befriedigenden Wirksamkeit von Atomoxetin kommt, kann es unter Umständen mehrere Wochen dauern. Bis zu acht Wochen nach Therapiebeginn kann noch mit einer Wirkungssteigerung gerechnet werden.

Gegenüberstellung der Pharmakokinetik

__MPH__	__Atomoxetin__
schnelle Dosisfindung	Dosierung nach Körpergewicht
Wirkungseintritt < 1 h	Wirkung u. U. nach wenigen Tagen
Wirkungssteigerung möglich bis ca. zur 6.-8. Woche	
Halbwertszeit ca. 2,5 h	Halbwertszeit ca. 5 h
1- bis 3-mal tägliche Gabe	1-mal tägliche Gabe
Rebound-Effekt möglich	Kein Rebound-Effekt
Esterspaltung und Ausscheidung über die Niere	Hepatische Metabolisierung durch Cytochrom P450 2D6-Isoenzym
Seit 1954 auf dem Markt in D.	Seit März 2003 auf dem Markt in D.

Atomoxetin – Nebenwirkungen und Interaktionen

Zu den häufigen Nebenwirkungen gehören Müdigkeit (auch tagsüber), Bauchschmerzen, Übelkeit bis zum Erbrechen und Appetitminderung. Die Appetitminderung ist jedoch meist weniger stark ausgeprägt als unter Methylphenidat. Erfahrungsgemäß vermindern sich die Nebenwirkungen bei langsamer Dosissteigerung und mit der Dauer der Einnahme. Gelegentlich tritt eine Weitstellung der Pupillen auf. Andere seltene Nebenwirkungen sind dem aktuellen Beipackzettel zu entnehmen.

Aufgrund des Abbaus von Atomoxetin in der Leber sollte vor Verabreichung eines anderen Medikaments geklärt werden, ob der Abbau über das gleiche Isoenzym (Cytochrom P 450 2 D 6), d.h. über die gleichen Stoffwechselpfade läuft wie bei Atomoxetin und es dadurch zu Arzneimittelinteraktionen kommen kann.

Substrate und Inhibitoren von Cytochrom P450 2D6 – Beispiele:

Substrate: Amitryptilin, Codein, Codein, Desipramin, Fluphenazin, Fluvoxamin, Haloperidol, Methadon, Paroxetin, Risperidon, Tramadol, Venlafaxin,

Inhibitoren: Fluoxetin, Paroxetin, Thioridazin, Chinidin, Metoprolol, Propanolol

Internet-Link mit einer Auflistung von Substraten, Inhibitoren und Induktoren der CYP450-Enzyme: http://medicine.iupui.edu/flockhart/table.htm

Welche Patienten werden auf Atomoxetin eingestellt?

Zunächst einmal bleibt festzustellen, dass wir mit Methylphenidat (MPH) ein seit über 50 Jahren auf dem deutschen Markt zugelassenes, sehr gut wirksames AD/HS-Medikament zur Verfügung haben. Es gibt jedoch immer wieder „MPH-Therapieversager". Für mehr als die Hälfte dieser Patienten haben wir dann mit Strattera® ein weiteres gut wirksames Medikament an der Hand.

Ein Wechsel von Methylphenidat oder sogar die kombinierte Verabreichung von Atomoxetin und Methylphenidat empfiehlt sich bei den Patienten, bei denen es in der Familie, insbesondere am Morgen (bevor das MPH wirkt) oder am Abend zur Schlafengehenszeit, regelmäßig zu großen Schwierigkeiten kommt. Ebenso ist ein Wechsel oder sogar die zusätzliche Verabreichung bei den Kindern und Jugendlichen angeraten, die ein erhebliches „Rebound-Phänomen" zeigen; das bedeutet, dass nach Wirkende des MPH ein ausgeprägtes hyperaktives Verhalten auftritt, was den Familienfrieden übermäßig stören kann. Ein Rebound-Phänomen unter Atomoxetin gibt es nicht.

Bei AD/HS-Patienten mit und ohne MPH-Therapie sehen wir in zum Teil erheblichem Umfang Ein- und Durchschlafstörungen. Bei diesen Patienten konnten wir unter einer Atomoxetintherapie ein deutlich verbessertes Schlafverhalten beobachten.

Auch bei Patienten mit Begleiterkrankungen wie z.B. Ticstörungen, Ängstlichkeit, depressiven Verstimmungen, oppositionellem Trotzverhalten und hoher Impulsivität konnten wir mit Atomoxetin gute Erfahrungen sammeln.

Warum werden nicht alle Patienten auf den neuen Wirkstoff ein- bzw. umgestellt?

Wir können bezüglich Strattera® bisher lediglich auf einen Erfahrungszeitraum seit März 2005 zurückgreifen, gegenüber fast 50 Jahren Markterfahrung mit MPH.

Es lässt sich aber zusammenfassend schon jetzt sagen, dass es unter einer Therapie mit Atomoxetin insbesondere im ersten Behandlungsmonat häufiger zu Nebenwirkungen kommt als unter MPH. Demzufolge kam es bisher wegen unerwünschter Ereignisse öfter zu Therapieabbrüchen als unter einer MPH-Therapie.

Das Warten auf das Einsetzen der erwünschten Wirkung erfordert von Patient und Arzt einige Geduld. Mit einem schnellen Therapieerfolg wie unter MPH ist nicht zu rechnen. Therapiepausen, z.B. in den Ferien, sind deshalb bei Atomoxetin-Therapie absolut nicht empfehlenswert.

Nach unserem momentanen Erfahrungsstand ist die Wirkung des Atomoxetins auf das Kernsymptom „Unaufmerksamkeit" der Wirkung von MPH in diesem Bereich unterlegen. Bezüglich der Minderung einer überschießenden Impulsivität bietet Atomoxetin wegen seiner Wirkung über den gesamten Tag hier eine bessere Symptomkontrolle als MPH. Ist eine 24-Stunden-Wirkung aus sozialen oder familiären Gründen für einen Patienten mit schwerer Aufmerksamkeitsstörung erwünscht, so ist eine Kombinationstherapie sinnvoll und möglich; ebenso eine Einstellung auf Atomoxetin unter ausschleichender Behandlung von Methylphenidat.

1.8.3 Welche Untersuchungen sind vor Beginn bzw. während der Behandlung notwendig?

Voraussetzung für eine vernünftige Therapie – insbesondere bei einer geplanten Langzeitmedikation mit Methylphenidat, aber auch mit Atomoxetin – sind die in Kapitel 1.4 und Kapitel 1.5 beschriebenen Maßnahmen, um die Diagnose AD/HS annähernd zu sichern.

Neurologische Untersuchungen im Sinne einer **EEG-Kontrolluntersuchung** sollten vor und eventuell nach Beginn der medikamentösen Behandlung stattfinden. Bei auditiven Wahrnehmungsproblemen sollte eine **HNO-Abklärung** (pädaudiologische Untersuchung) erfolgen.

Während der Behandlung empfiehlt es sich, *ein- bis zweimal im Jahr* beim Hausarzt eine **Blutuntersuchung** (großes Blutbild, Blutzucker, Leber- und Nierenwerte, Schilddrüsenwerte) einschließlich **Gewichts- und Wachstumskontrollen** durchzuführen. Ebenso gehören **Blutdruck- und Pulsmessungen** sowie ein **EKG** dazu. Bei entsprechendem Verdacht sollte auch ein **Drogen-Screening** gemacht werden. In be-

sonderen Fällen empfiehlt sich ein Herzultraschall und EKG durch eine **kinderkar-
diologische Spezialdiagnostik**. Auch nach Diagnostik und Entwicklung eines geeigneten Behandlungskonzepts sowie der 4- bis 6-wöchigen Medikamenteneinstellungs-
phase sollten weiterhin regelmäßige **kinder- bzw. jugendpsychiatrische Kontrolluntersuchungen** (alle 3 bis 6 Monate) stattfinden. Die Symptome verändern sich
über die Zeit, manche Symptome verschwinden ganz, während andere Schwierigkeiten bestehen bleiben oder neu hinzukommen. Es ist wichtig, dass der Arzt oder Psychologe über Verlauf und Veränderungen informiert ist, um die Therapie den individuellen Erfordernissen anzupassen und eine optimale Förderung des AD/HS-Kindes
zu gewährleisten. Sinnvoll ist es, zu diesen Untersuchungsterminen weiterhin Kopien
von Schulzeugnissen und entsprechende Fragebögen mitzubringen, um den Verlauf
umfassender beurteilen zu können. Adressen kooperierender Ärzte kann man in aller
Regel vom behandelnden Arzt erhalten.

1.8.4 Mitnahme von Methylphenidat bei Auslandsreisen

Zu beachten ist, dass nach den Bestimmungen der Betäubungsmittelverordnung
(BtMVV) bei Auslandsreisen für Methylphenidat folgende Regelungen gelten:

Bei Reisen bis zu 30 Tagen in **Mitgliedsstaaten des Schengener Abkommens** (Bel-
gien, Dänemark, Deutschland, Finnland, Frankreich, Griechenland, Island, Italien,
Luxemburg, Niederlande, Norwegen, Österreich, Portugal, Schweden, Spanien) muss
eine vom behandelnden Arzt ausgefüllte und durch die Landesgesundheitsbehörde
beglaubigte Bescheinigung über das verordnete Medikament und seine Dosierung
mitgeführt werden.

Bei **Reisen in andere Länder** sollte der Patient ebenfalls eine vergleichbare ärztliche
Bescheinigung besitzen (am besten in englischer Sprache). Es ist darüber hinaus ratsam, die Rechtslage in dem entsprechenden Land vor Antritt der Reise zu klären und
sich eventuell erforderliche Genehmigungen von den zuständigen Behörden einzuholen. Auskünfte dazu erteilen die jeweiligen diplomatischen Vertretungen in Deutschland.

Für das Mitführen von Atomoxetin ist bei Auslandsreisen keine Zustimmung der
Behörden notwendig, da die Verordnung nicht unter das Betäubungsmittelgesetz fällt.

1.8.5 Dauer der Behandlung/Prognose

Medikamente können die Symptomatik nicht heilen. Hört das Medikament auf zu
wirken – in der Regel nach 3 bis 4 Stunden – ist das Kind genauso unkonzentriert wie
vorher. Nur so lange die Medikamente verabreicht werden, hält die positive Wirkung
an. Trotzdem ist die Dauer der Behandlung sehr unterschiedlich und in erster Linie
von der Entwicklung der Störung und von den Lebensumständen des Kindes abhän-

gig. Lerneffekte, eine gewisse psychische Stabilisierung, hormonelle Auswirkungen in der Pubertät, veränderte familiäre Konstellationen, günstige Schulbedingungen und die Erfolge der Begleittherapien führen unter Umständen zu einem deutlichen Nachlassen der Beschwerden. Ebenso geht man von einer gewissen Nachreifung bzw. Neuvernetzung im Hirnstoffwechsel aus, was auch möglicherweise erklärt, warum manche Kinder nach einem Absetzversuch keine Symptomatik mehr zeigen. Ein Absetzversuch ist gerechtfertigt, wenn die Situation des Kindes sich über einen längeren Zeitraum stabilisiert hat. Er sollte dann beispielsweise in den Ferienzeiten durchgeführt werden.

Bei etwa 20% aller Patienten kann die medikamentöse Behandlung nach etwa einem Jahr abgesetzt werden. Bei etwa zwei Drittel unserer Patienten erleben wir, dass die medikamentöse Behandlung nach 2 bis 3 Jahren als abgeschlossen gelten kann und es zu keinem Rückfall mehr kommt. Die meisten Kinder benötigen das Medikament nur bis zum 14./15. Lebensjahr. In jedem Fall muss aber individuell beraten und entschieden werden.

Die Prognose ist bei richtiger Behandlung in der Regel als günstig anzusehen. Wenn erst einmal die schulische und die familiäre Situation sich beruhigt haben und die Kinder ihre innere Veranlagung besser leben, ihren Begabungen ohne schulischen Druck folgen können, machen sie oft erstaunliche Entwicklungen.

Neueste Befunde der Hirnforschung sprechen dafür, dass das Gehirn zeitlebens in der Lage ist, seine synaptischen Verbindungen immer wieder neu auszurichten, um auf diese Weise den Organismus an sich ständig verändernde Umweltbedingungen anzupassen. Durch physiologische, biochemische und molekulare Techniken konnte darüber hinaus gezeigt werden, dass den Lern- und Gedächtnisprozessen nicht nur eine Veränderung bereits existierender, sondern auch die Bildung neuer Strukturen zu Grunde liegt. Dies erklärt erst, warum das Lernen bis ins hohe Alter überhaupt möglich ist, vorausgesetzt, es findet eine entsprechende Förderung statt. Die Möglichkeiten dafür offen zu halten ist das eigentliche Ziel der AD/HS-Therapie.

1.9 Welche anderen Möglichkeiten werden angeboten, AD/HS zu behandeln?

Leider gibt es keine wirklich zuverlässigen alternativen Mittel, keine Behandlungsmethoden, die in der Lage wären, AD/HS sofort auszuheilen. Wer so etwas verspricht, womöglich gegen viel Geld, verfolgt eher Eigeninteressen als das Wohl anderer. Es gibt aber durchaus Hilfen, die die Symptomatik bessern, vor allem dann, wenn sie in ein vernünftiges Gesamtkonzept eingebunden sind. Sie alle verlangen den persönlichen, oft mühsamen und konsequenten Einsatz an der Seite der Betroffenen. In einem erst kürzlich erschienenen Kompendium „Die Andere Medizin" hat die Stiftung Warentest mehr als 50 unkonventionelle Methoden unter die Lupe genommen, um mit wissenschaftlichen Methoden dem Patienten eine gewisse Orientierung zu geben. Hier sollen die gebräuchlichsten Verfahren kurz vorgestellt und unter dem AD/HS-Aspekt geprüft werden.

1.9.1 Homöopathie

Was ist das?

Der Gedanke, dass das, was den Menschen krank macht, ihn auch wieder zur Gesundung bringen könne, hat schon die alten Ärzte wie Hippokrates und Paracelsus beschäftigt. Der von 1755 bis 1843 lebende Begründer der Homöopathie (griechisch homoion pathos, ähnliche Krankheit), Dr. Samuel Hahnemann, griff diese Idee auf und prüfte an sich selbst verschiedene pflanzliche, mineralische und tierische Substanzen bei immer geringer werdender Dosierung, bis er das Verschwinden der durch diese Substanzen sonst hervorgerufenen Symptome beobachten konnte. 1796 taucht der Kernsatz der Homöopathie, die sog. Ähnlichkeitsregel (similia similibus curentur, Ähnliches wird durch Ähnliches geheilt), erstmals auf.

Wie findet man das geeignete Mittel?

Wie man das richtige homöopathische Mittel findet, lässt sich am besten an einem **Beispiel** darstellen:
Ein Patient klagt über migräneartige Kopfschmerzen. Von einem homöopathisch denkenden Arzt wird er nach dem genauen Sitz und nach der Art seiner Beschwerden gefragt, z.B. ob die Kopfschmerzen eher links oder rechts auftreten, ob sie nachts schlimmer sind, ob der Schlaf dadurch gestört wird, ob besonders feuchtes oder warmes Wetter die Beschwerden verschlimmert, ob zusätzlich irgendwelche Verdauungsstörungen oder Blähungen vorhanden sind, ob eine Neigung zu Hautausschlägen besteht etc. Hat sich der Arzt auf diese Weise ein genaues Bild von der Reaktionsweise des Patienten gemacht, die eben auch dem Vergiftungsbild einer bestimmten Substanz ähnelt, so kann er – dem Ähnlichkeitsprinzip folgend – nach dem Mittel suchen, das sich am besten mit dem Krankheitsbild des Patienten deckt. Dies bekommt der Patient dann in homöopathischer Form verordnet.

Vorteile und Schwierigkeiten der Homöopathie

Der Vorteil der homöopathischen Arzneimittelbehandlung liegt darin, dass bei richtiger Arzneimittelwahl eine Wirkung ohne Nebenwirkungen zustande kommt. Sollte das Arzneimittel falsch gewählt worden sein, so ist überhaupt keine Wirkung, d.h. auch keine Nebenwirkung feststellbar. Die Schwierigkeit der Homöopathie liegt in der richtigen Arzneimittelwahl. Da alle Patienten ihre eigenen sehr spezifischen Reaktionsmuster zeigen, ist es häufig recht schwierig, die wesentlichen Konstellationen zu erkennen. Aus dem gleichen Grund gibt es bei einem bestimmten Krankheitsbild nicht ein einziges, für alle gleich wirksames Präparat. Vielmehr erhält jeder Patient ein anderes Arzneimittel. Damit entfällt auch jede Vergleichbarkeit der Präparate.

Bei manchen Patienten besteht ein grundsätzliches Glaubwürdigkeitsproblem, denn die Homöopathie ist nicht mit dem unser Leben weitgehend bestimmenden, naturwissenschaftlichen, nach logischen und plausiblen Zusammenhängen bzw. Erklärungen suchenden Weltbild zu vereinbaren. Dies wird vor allem am Beispiel der Potenzierung sichtbar. Um ein homöopathisches Mittel herzustellen, nimmt man einen Teil der Ursubstanz, z.B. eine Flüssigkeit, vermischt diesen Teil mit neun Teilen eines wirkungsneutralen Lösungsmittels und verschüttelt diese Mischung kräftig. Man bezeichnet solch eine Verdünnung als D1 der Urtinktur. Setzt man diese Vorgehensweise fort, so gelangt man schließlich zu sehr hohen Potenzen, z.B. D100 oder gar D1000. Nun weiß man allerdings aus der Physik, dass bei einem Verdünnungsverhältnis von 10^{-23}, entsprechend D23, kein Molekül der Ursubstanz in einem Milliliter der Lösung mehr vorhanden ist – ein unauflösbarer Widerspruch. Trotzdem gibt es, ebenso wie bei vielen anderen sogenannten alternativen Heilmethoden, auch im Falle der Homöopathie Patienten, die über sehr gute Erfolge berichten.

Homöopathie und AD/HS

Selbst wenn man skeptisch bleibt, kann man bei AD/HS nicht von einem homöopathischen Behandlungsversuch abraten, vorausgesetzt, andere erprobte Behandlungsmaßnahmen werden dadurch nicht verzögert und den betroffenen Kindern entsteht in der Zwischenzeit kein Schaden. Gelegentlich berichten Eltern auch – und unsere eigenen Erfahrungen bestätigen es – über eine Besserung der Symptomatik unter homöopathischer Behandlung. Die beschriebenen Verbesserungen betreffen in der Regel nur die leichteren Fälle, die noch nicht durch psychosoziale Folgeerscheinungen kompliziert wurden.

Hilfreich ist die Homöopathie sehr häufig bei den Begleitproblemen der AD/HS, wie etwa Selbstwertproblemen, depressiven Verstimmungen u.a. Hier gibt es einige gut bewährte Substanzen, wie z.B. Lachesis, Ignatia und Acidum phosphoricum, die relativ erfolgreich in Kombination mit schulmedizinischen Maßnahmen zur Anwendung kommen.

Eine der wenigen wissenschaftlichen Maßstäben genügenden Studien zur Wirksamkeit der homöopathischen Behandlung bei AD/HS wurde von H. Frei et al. durchgeführt und im Juli 2005 im European Journal of Pediatrics veröffentlicht. Sie stellt ein wichtiges Argument für einen homöopathischen Behandlungsversuch dar.

1.9.2 Kinesiologie

Was ist das?

Der Name „Kinesiologie" setzt sich zusammen aus den altgriechischen Worten Kinesis (Bewegung) und Logos (Lehre), bedeutet also Bewegungslehre.

Die Kinesiologie ist eine ganzheitliche Methode. Sie nutzt westliche und östliche Philosophien ebenso wie wissenschaftliche Erkenntnisse. Ihr Ziel ist der „gesunde und glückliche Mensch", der im körperlichen, geistigen und seelischen Gleichgewicht (in der Balance) sein sollte.

Die Grundlagen der Kinesiologie wurden in den 60er Jahren von dem amerikanischen Chiropraktiker Dr. George Goodheart entwickelt. Er beobachtete, dass sich psychische und physische Vorgänge im Menschen auch im Funktionszustand der Muskeln widerspiegeln. Und umgekehrt: Das muskuläre Gleichgewicht ist nach seiner Ansicht eine wichtige Voraussetzung für die optimale Funktion aller Organe und des seelischen Apparats. Mit Hilfe eines **Muskeltests** wird ein sog. energetisches Ungleichgewicht (körperlicher, seelischer, geistiger Art) eines Menschen erkannt, ein möglicher Stress-Verursacher und das Ursachenalter ermittelt. Dabei fordert man die getestete Person auf, den zum Testen benutzten Körperteil gegen den Druck des Untersuchers an seinem Platz zu halten. Die Testergebnisse lassen Rückschlüsse auf eventuelle Energieblockaden und schädliche Einflüsse zu. Ein energetisch gut versorgter Muskel wird dem standhalten, ein energetisch blockierter Muskel gibt dem Druck nach. Durch ausgleichende Korrekturen kann dann der geschwächte Muskel gestärkt und die Balance wiederhergestellt werden. Die vielfältigen Techniken bzw. Übungen dazu wurden wie Puzzleteile aus den Bereichen der Chiropraktik, der Akupressur, der chinesischen Meridianlehre, der Ernährungswissenschaft, der Logopädie, der Erziehungswissenschaft, der Gehirn- und der Sprachforschung und der Psychologie integriert. Sie sollten gegebenenfalls auch zu Hause regelmäßig durchgeführt werden.

Grundannahmen und Arbeitsweise

Kinesiologie geht davon aus, bei all den Beschwerden helfen zu können, die durch Stress bzw. mangelhafte Stressbewältigung entstanden sind. Alle jemals von uns gemachten Erfahrungen sind in unserem zentralen Nervensystem und im Zellgedächtnis gespeichert. Bei Angstzuständen, Depressionen, Nervosität, Unsicherheiten (nach entsprechenden negativen Erfahrungen), bei physischen oder psychischen Schmerzzuständen ist der freie Energiestrom durch den Körper blockiert, d.h. die Energie wird an bestimmten Körperstellen angestaut und strömt dafür an anderen Stellen des Körpers schwächer, so dass ein energetisches Ungleichgewicht herrscht. In der Folge können gesundheitliche Probleme wie z.B. Müdigkeit, Konzentrationsschwierigkeiten oder psychosomatische Beschwerden auftreten.

Kinesiologisches Arbeiten möchte nun das seelische, körperliche und geistige Wohlbefinden (das Gleichgewicht) durch Abbau von bestehendem Stress fördern und den Aufbau des eigenen Energiepotenzials unterstützen. Mit dem **Muskeltest** wird der Körper zu einem bestimmten Thema über die Stress-Ursache „befragt", der Muskel „kommuniziert" mit der Körper-Seele-Geist-Ebene und „spürt die Blockaden – d.h. die negativen Erfahrungen – zu diesem Thema auf".

Es gibt verschiedene kinesiologische Verfahren, z.B. „Touch for health" oder „Brain-Gym". Das Ziel ist immer, die eigenen Selbstheilungskräfte so zu aktivieren und zu stärken, dass trotz der Belastungen des (Familien-/Schul-/Berufs-) Alltags der Mensch körperlich, geistig und seelisch in die Lage versetzt wird, den für ihn richtigen Lebensweg zu wählen. Voraussetzung zum erfolgreichen Stress-Abbau und dem daraus resultierenden Gewinn an neuen Energien ist der Wille zur Veränderung. Es sollte eine Bereitschaft da sein, sich die eigenen Verhaltensmuster bewusst zu machen, sie zu hinterfragen und gegebenenfalls kinesiologisch zu verändern.

Kinesiologie und AD/HS

Für die Kinesiologie gilt im Zusammenhang mit AD/HS das Gleiche, was man in Bezug auf die Homöopathie sagen kann: Es ist keine Methode, die durchgehend Erfolge verspricht. Genauso wie bei der Homöopathie gibt es allerdings viele Anhänger dieser Methode, die von guten Erfolgen berichten – manche sind aber auch enttäuscht. Hat man Zeit, besteht kein besonderer Leidensdruck und ist die Integration in Schule oder Beruf nicht gefährdet, so ist ein Behandlungsversuch durchaus ratsam. Andernfalls sollte man sich auf die bewährten Behandlungsmaßnahmen konzentrieren und die Kinesiologie allenfalls als eine zusätzliche Möglichkeit verstehen.

1.9.3 Diäten

Die Frage, ob die Symptomatik der AD/HS unter Umständen auch durch bestimmte Nahrungsmittel oder Stoffwechselstörungen hervorgerufen werden kann, wird in der Wissenschaft seit Jahrzehnten sehr kontrovers diskutiert. Selbst bei aufwendigen Untersuchungen konnten bis heute keine eindeutigen Belege dafür gefunden werden, dass spezielle Diäten – wie etwa das Weglassen von Farbstoffen, die in Lebensmitteln enthalten sind, oder der Verzicht auf Zucker – eine Wirkung zeigen. Andererseits führt die sogenannte oligoantigene Diät, bei der viele Nahrungsmittel und Zusatzstoffe, die häufig als Auslöser für Nahrungsmittelallergien/-unverträglichkeiten gelten, weggelassen werden, bei einem gewissen Prozentsatz der Betroffenen durchaus zu Erfolgen. Sie ist jedoch u.U. mit hohen Kosten und für die gesamte Familie mit erheblichem Aufwand verbunden, sozial einschneidend und bei ungenügender fachlicher Überwachung gefährlich, da eine Fehl- bzw. Mangelernährung daraus resultieren kann.

Bestimmte Spurenelemente bzw. Mineralstoffe wie z.B. Zink, Selen oder Magnesium, aber auch die vor allem im Fischöl enthaltenen Omega-3- und Omega-6-Fettsäuren scheinen durchaus zu einer Verbesserung des Verhaltens bzw. der Konzentration zu führen. Dies wurde durch mehrere wissenschaftliche Studien gerade in den letzten Jahren bestätigt. Deshalb halten wir einen zeitlich begrenzten Therapieversuch für sinnvoll, wenn kein gravierender Leidensdruck besteht und die Entwicklung des Kindes/Jugendlichen nicht unmittelbar gefährdet erscheint. Im Journal of Attention Disorders Vol.3, No.1, 1999, S.30-48 ist eine Zusammenstellung der Studien über die Alternativtherapien von L.E. Arnold erschienen. Im Internet finden sich entsprechende Hinweise bzw. Stellungnahmen unter:

www.turnertoys.com/ADHS/AlternativeTreatments.htm

1.9.4 Naturheilkundliche Therapie

Hier werden schwerpunktmäßig Bereiche berücksichtigt wie mikrobiologische Symbiontentherapie (Voraussetzung ist die Sanierung des biologischen, psychischen und sozialen Milieus), Darmsanierung, Stabilisierung des Blutzuckerspiegels, Regulierung des Elektrolythaushalts, Stimulierung des Immunsystems, Homöopathie und Ernährungsumstellung. Ergänzt wird dies durch Familien- und Psychotherapie.

Es gibt noch andere Methoden, die angeboten werden, Kindern mit AD/HS zu helfen. Dies sind z.B.
* Bachblütentherapie
* Magnetresonanztherapie
* Augendiagnostik
* Algenpräparate

Für alle diese Methoden gibt es in der Wissenschaft keine Nachweise, dass sie tatsächlich wirken. Vor manchen – z.B. vor der **Algentherapie** – wird sogar vielfach ausdrücklich gewarnt. Einige Eltern möchten diese Methoden ausprobieren. Es ist gut nachvollziehbar, wenn Eltern ihr Kind anders, d.h. nicht nach klassischer Schulmedizin behandeln lassen, denn unter Umständen schlägt die eine oder andere Methode (wie auch bei der Homöopathie) bei ihrem Kind an, ohne dass es dafür wissenschaftliche Belege gibt. So kann dies dann den geeigneten Weg für das Kind bedeuten, wenn Eltern und Schule sowie das Kind selbst eine Verbesserung bemerken.
Wir erleben häufig, dass es für Eltern oftmals wichtig ist, andere Wege beschritten oder andere Möglichkeiten ausprobiert zu haben, bevor sie ihrem Kind ohne schlechtes Gewissen ein Medikament geben. Denn ähnlich wie wir in der Praxis uns häufig mit den Vorurteilen bezüglich der Medikamente auseinander setzen müssen, so sind meist auch Eltern in der Situation, sich gegenüber Freunden, Lehrern usw. rechtfertigen zu müssen, wieso sie ihrem Kind „so was" geben. Für Eltern, die ja auch nur das

Beste für ihr Kind wollen, ist dies keine einfache Situation. Darum ist es von großer Bedeutung, dass die Entscheidung zu diesem Entschluss tatsächlich gereift ist und die Eltern dazu stehen können. Erst dann wird es auch für ihr Kind einfacher.

Nach unserer Erfahrung in der Praxis sollte man auf alle Fälle abwägen, wie schnell gehandelt werden muss, d.h. wie viel Zeit man noch verstreichen lassen kann und andere Methoden ausprobiert, bis man sich letztlich vielleicht doch für ein Medikament entscheidet. Ist der Leidensdruck des Kindes sehr deutlich, steht der Schulerfolg auf dem Spiel, droht ein Rausschmiss oder eine Entgleisung (siehe auch Kap. 6.9) oder der Zusammenbruch der Familie, sollte man möglichst schnell handeln. Andernfalls hat man Zeit, alternative Behandlungsmethoden auszuprobieren.

1.9.5 Neurobiofeedback – ein neuer Therapieansatz bei AD/HS

Was ist das?

Beim Neurobiofeedback handelt es sich um ein relativ neues, computergestütztes Verfahren, das es den Kindern ermöglichen soll, bestimmte Anteile ihrer hirnelektrischen Aktivität gezielt zu verändern. Damit werden die Betroffenen in die Lage versetzt, ihr Verhalten besser zu steuern und sich besser konzentrieren zu können. Das Verfahren wird gegenwärtig an mehreren Kliniken wissenschaftlich erforscht, erste hoffnungsvolle Ergebnisse liegen bereits vor, für eine breite Anwendung ist es aber noch zu früh.

Wie funktioniert das Neurofeedback?

Bei dem bei einer Vielzahl von psychischen Erkrankungen bereits seit längerer Zeit eingesetzten Biofeedback werden normalerweise unbewusst ablaufende Körperfunktionen, wie die Muskelspannung oder die Herzfrequenz mit geeigneten Geräten gemessen und dem Patienten dann akustisch oder visuell zurückgemeldet.

Beim Neurobiofeedback dreht sich alles um die hirnelektrische Aktivität (EEG). Diese wird zunächst über Kopfelektroden erfasst und dann in eine Animation auf dem Bildschirm oder eine Musiksequenz verwandelt. Bei AD/HS-Kindern scheint das Aufmerksamkeitsdefizit mit spezifischen Auffälligkeiten der hirnelektrischen Aktivität zusammenzuhängen. Langsame Wellen (Theta-Wellen) sind stärker, höherfrequente Wellen (Beta-Wellen) dagegen schwächer ausgeprägt.

Ziel und Durchführung des Neurofeedbacks

Generelles Ziel eines Neurofeedback-Trainings ist es, bestimmte auffällige Anteile der hirnelektrischen Aktivität gezielt zu modulieren bzw. zu normalisieren. Dies gelingt durch das Erreichen eines entspannten, jedoch aufmerksamen Zustands in der Therapiesitzung. Das dabei auftretende EEG-Muster wird den Kindern durch eine auf dem Bildschirm sichtbare Spielfigur vermittelt. Die Spielfigur fängt an, sich auf dem

Bildschirm zu bewegen, sobald sich das gewünschte EEG-Muster eingestellt hat. Sie bleibt stehen, wenn die Aufmerksamkeit nachlässt. Mit der Zeit entwickeln die Kinder ein Gefühl dafür, wie sie sich verhalten müssen, damit die gewünschte Bewegung der Spielfigur stattfinden und damit der Zustand einer „entspannten Aufmerksamkeit" hergestellt werden kann. Den Kindern gelingt es auf diese Weise, sich selbst besser zu beobachten und ihr Verhalten zu kontrollieren. Für einen erfolgreichen Durchgang gibt es Belohnungspunkte, die gesammelt und eingelöst werden können.

Das regelmäßige Üben am PC soll langfristig zu einer Normalisierung der pathologischen EEG-Muster führen. Darüber hinaus sollen die Kinder Strategien zur gezielten Steuerung der Aufmerksamkeit erlernen, was im Alltag bedeuten würde, dass das Verhalten in Abhängigkeit von den Anforderungen besser gelenkt werden kann.

Wie lange wird dies durchgeführt?

Nach Aussagen der Eltern bessern sich die Aufmerksamkeit, die Konzentration und die Impulsivität nach ca. 25 bis 40 Sitzungen Da die Kinder erleben, dass es ihnen im Laufe der Zeit besser gelingt, ihr Verhalten positiv zu beeinflussen, profitieren sie auch hinsichtlich des Selbstwertgefühls.

1.9.6 Ergänzende psychologische Behandlung, Verhaltenstherapie

Bei manchen Kindern mit AD/HS haben sich durch impulsive, unaufmerksame, hyperaktive Verhaltensweisen schon erhebliche problematische Umgangsmuster (Interaktionsmuster) zwischen dem Kind und seinen Eltern, Lehrern oder Gleichaltrigen entwickelt und verfestigt, zu deren Beseitigung zusätzlich zu einer medikamentösen Therapie auch psychologische Behandlungsansätze erforderlich sind. Döpfner, Schürmann und Frölich entwickelten ein Verhaltenstherapieprogramm für Kinder mit hyperkinetischem und oppositionellem Problemverhalten. Dieses bezieht sich auf Interventionen im Kindergarten bzw. in der Schule, vor allem aber auf die Eltern-Kind-Interaktionen. Zunächst werden diagnostische Maßnahmen beschrieben, durch die aufgedeckt werden kann, welche dieser familiären Lebensbereiche wodurch und in welchem Ausmaß beeinträchtigt sind. Nach Erarbeitung eines gemeinsamen Störungskonzeptes, einer Beschreibung der Verhaltensprobleme des Kindes und der Reaktionsweisen der Eltern, werden Behandlungsziele definiert und verschiedene Therapiebausteine durchgeführt.

Zum Beispiel werden die Eltern angeleitet:
- ihr Kind wieder von seiner positiven Seite sehen zu können
- ihrem Kind Aufmerksamkeit zu schenken, wenn es spielt oder wenn es mal nicht gestört hat

- wirkungsvolle Aufforderungen zu geben und das Kind zu loben, wenn es diese Aufforderungen befolgt
- natürliche Grenzen setzen und Konsequenzen ziehen zu können, wenn ihr Kind Aufforderungen und Regeln nicht befolgt
- effektiv bei heftigen Wutausbrüchen des Kindes reagieren zu können
- dem Kind zu helfen, Aufgaben Schritt für Schritt zu lösen
- Probleme bei den Hausaufgaben zu bewältigen
- problematischem Verhalten des Kindes in der Öffentlichkeit zu begegnen

Diese eben beschriebenen familienzentrierten Interventionen werden von kindzentrierten Interventionen begleitet. Hierbei wird das Kind vom Psychologen mittels Selbstinstruktions- und Selbstmanagementtechniken angeleitet, die genannten Problembereiche genauer zu betrachten, zu verstehen und andere geeignete Verhaltensweisen einzuüben. Eine ausführliche Beschreibung der Verhaltenstherapie finden Sie in Kap. 9.1.

Die relative Wirksamkeit medikamentöser bzw. verhaltenstherapeutischer Behandlung wurde im Rahmen einer sehr sorgfältig geplanten amerikanischen Längsschnitt-Studie (MTA-Studie) an insgesamt 579 Kindern mit AD/HS im Alter von 7 bis 9 Jahren durchgeführt. Es zeigte sich, dass sowohl medikamentöse Behandlung als auch die Verhaltenstherapie die Kernsymptomatik der AD/HS reduzieren können, wobei verhaltenstherapeutische Interventionen jedoch insgesamt, d.h. ohne Berücksichtigung von Einzelfällen, einer medikamentösen Therapie deutlich unterlegen waren. Allerdings konnten aggressives Verhalten, soziale Kompetenzen und Eltern-Kind-Beziehungen verhaltenstherapeutisch wie medikamentös etwa gleichermaßen gebessert werden. Die Kombinationsbehandlung wies leichte Vorteile auf, wobei Familien mit niedrigem sozioökonomischen Status davon offenbar besonders profitierten.

1.10 Stationäre Rehabilitation – eine nachhaltige, interdisziplinäre Hilfestellung bei AD/HS

Nicht selten benötigen Kinder, die von einer AD/HS betroffen sind, eine vorübergehende stationäre Behandlung. Diese muss nicht notwendigerweise in einer kinder- und jugendpsychiatrischen Klinik stattfinden. Stößt man in der ambulanten Betreuung an Grenzen und ist die AD/HS-Problematik wiederum nicht so gravierend, dass eine Einweisung in die nächste geeignete psychiatrische Einrichtung geboten erscheint, kann ein Reha-Aufenthalt helfen, optimal aufeinander abgestimmte Therapiestrategien in einem längerem Zeitraum kontrolliert umzusetzen.

Mittlerweile gibt es in Deutschland mehrere Rehabilitationskliniken, die auf diesen Bereich spezialisiert sind. Das Konzept ist nicht überall gleich, so dass man sich auf jeden Fall über die jeweils angewendeten Therapiestrategien informieren sollte.

Mögliche Konzepte und Ziele eines Reha-Aufenthaltes

In der Regel wird zu Beginn eines Reha-Aufenthalts evtl. zunächst nochmals die AD/HS-Diagnose gesichert. Die Betreuung der Kinder und der begleitenden Familienangehörigen erfolgt üblicherweise durch ein Team kompetenter Fachleute aus verschiedenen Berufsgruppen. Mit ihrer Hilfe können individuelle Lösungsstrategien erarbeitet und umgesetzt werden. Den Betroffenen wird geholfen, neu erlernte Verhaltensweisen einzutrainieren. Die medikamentöse Behandlung wird dabei, wenn nötig, optimiert.

Es erweist sich oft von Vorteil, die Behandlung fern vom Wohnort durchzuführen, um der gesamten Familie auf diese Weise eine gewisse Auszeit zu ermöglichen. In manchen Kliniken stehen verhaltenstherapeutische Ansätze im Vordergrund, andere beschäftigen sich vor allem mit schulischen Problemen und bieten z.B. besondere Hilfen im Bereich der Legasthenie und Dyskalkulie an. Die Therapiekonzepte umfassen häufig Eltern-Kind-zentrierte Interventionen mit dem Ziel, die Selbstkompetenz aller Beteiligten zu erhöhen. Für Kinder gibt es verschiedene Therapieangebote, um Defizite im sozio- und psychoemotionalen Verhalten, in der Fein- und Grobmotorik, aber auch in der kognitiven Leistungsfähigkeit auszugleichen. Die Kinder sollen lernen, ihren Alltag besser zu organisieren, die Hausaufgaben zügiger zu erledigen und insgesamt zur Zusammenarbeit herangeführt werden. Jugendliche können Techniken zur Regulation und Kontrolle von Emotionen und Impulsen erlernen, z.B. durch ein Aggressionskontrolltraining oder Stressmanagement. Entspannungstechniken helfen, Spannungen abzubauen und innerlich zur Ruhe zu kommen.

Begleitend nehmen die Kinder an verschiedenen Spiel-, Sport- und Bewegungsangeboten teil, was sie ebenfalls darin unterstützt, soziale Kompetenzen aufzubauen und sowohl die Konzentration als auch die Selbstwahrnehmung zu schulen.

Die Eltern, die ebenfalls in diesem Rahmen stationär aufgenommen werden, erhalten umfassende Beratungs-, Schulungs- und Therapieangebote. Sie lernen, die Erziehungsziele realistisch zu sehen, die Eltern-Kind-Interaktion positiv zu gestalten und Konfliktsituationen durch Regeln und Rituale zu minimieren. Bei gemeinsamen Unternehmungen mit den Kindern können sie das Gelernte, z.B. pädagogisch-therapeutische Interventionsstrategien, umsetzen. Im Rahmen der Elternberatungen ist es möglich, auch die eigenen Probleme anzusprechen.

Adressen finden Sie im Anhang, Kap. 12.5 und 13.12.

2. AD/HS im Erwachsenenalter

A. Alfred, S. Dörning, K. W. Heuschen,
A. Neuy-Bartmann, U. Rothfelder

Früher war man der Ansicht, dass sich eine AD/HS „auswächst". Diese Aussage ist nur teilweise richtig – die **motorische Unruhe** der hyperaktiven Kinder verbessert sich im Laufe der Pubertät bis hin zum 18. Lebensjahr deutlich oder verschwindet sogar ganz. Hier bleibt als Restsymptom dann eventuell noch eine innere Unruhe des Patienten bestehen. Nur selten sehen wir Erwachsene mit ausgeprägt hyperkinetischem Verhalten.

Die beiden anderen Hauptsymptome der AD/HS, die **Unaufmerksamkeit** und die **Impulsivität**, können jedoch noch bis ins Erwachsenenalter weiter bestehen.

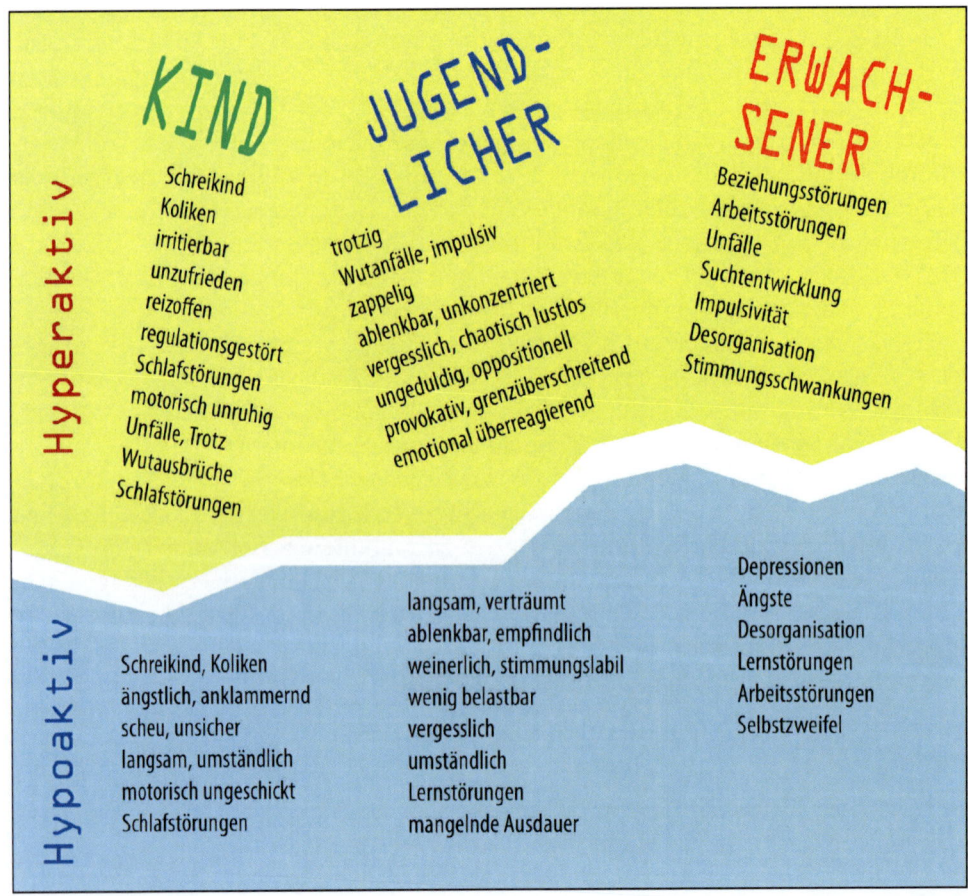

Etwa ein Drittel der Kinder mit AD/HS sind als Erwachsene beschwerdefrei, ein weiteres Drittel hat gelernt, mit seiner Störung zu leben, zeigt jedoch bei genauem Hinsehen weiterhin Zeichen von AD/HS, und das letzte Drittel hat auch im Erwachsenenalter mehr oder weniger deutliche Symptome der AD/HS mit teilweise erheblichem Leidensdruck. Diese Gruppe benötigt weiterhin eine adäquate Therapie. Leider ist selbst in Facharztkreisen bis heute wenig bekannt, dass das Symptombild eines Erwachsenen mit AD/HS eine deutliche Akzentverschiebung erfährt und dass beispielsweise Chaos zu Hause und am Arbeitsplatz, ständige Stimmungsschwankungen, Jähzorn, Beziehungsunfähigkeit und auch Suchterkrankungen Erscheinungsbilder der AD/HS sein können, die sich wie ein roter Faden durch das gesamte Leben ziehen. Schätzungsweise sind in Deutschland zwei Millionen Menschen von AD/HS betroffen, ohne die geringste Ahnung davon zu haben. Das Tragische dabei ist, dass das Störungsbild mit großem Erfolg behandelt werden könnte, wenn es denn diagnostiziert würde.

2.1 Was führt einen Erwachsenen mit AD/HS zum Arzt?

Bereits bei Kindern mit AD/HS können wir häufig Begleiterkrankungen beobachten, wie z.B. Teilleistungsstörungen (Lese-, Rechtschreib- oder Rechenstörungen), Wahrnehmungsstörungen, Ängste, Depressionen, Ticstörungen, Störung des Sozialverhaltens u.v.m. Häufig führen erst diese Begleiterkrankungen (= Komorbiditäten) der AD/HS den Patienten im Erwachsenenalter zum Arzt. Allen voran sind es Patienten mit Depressionen, generalisierten Angststörungen oder einfach nur Überängstlichkeit, ausgeprägten Stimmungsschwankungen, Zwangsstörungen oder Süchten. Zu den neuen Erkenntnissen gehört auch, dass ca. 25% der Erwachsenen, die an einem „Restless leg"-Syndrom leiden, auch von AD/HS betroffen sind. Wird in solchen Fällen nur die Begleiterkrankung behandelt, so wird dem Patienten nicht wirklich dauerhaft geholfen.

Häufige psychiatrische Begleiterkrankungen bei AD/HS im Erwachsenenalter:
* Depressionen, Ängste und psychosomatische Symptome: bis zu 40% der Erwachsenen mit AD/HS leiden unter Ängsten und Depressionen, die mitbehandelt werden müssen. Die psychosomatischen Erscheinungen (z.B. Kopfschmerzen, Beklemmungsgefühle, Herzstechen etc.) sind oft Ausdruck der depressiven Verstimmung. Sie müssen allerdings sorgfältig organisch abgeklärt werden, um eine körperliche Erkrankung nicht zu übersehen. Im Übrigen können auch rein körperliche Erkrankungen wie Bluthochdruck und Diabetes entgleisen, wenn sich Wutanfälle häufen und die Stimmungen ständig schwanken.

- Schlafstörungen, „Restless leg"-Syndrom: Es fällt den Betroffenen schwer, abzuschalten, Ruhe zu finden und sich zu erholen. Sie bleiben angespannt, nervös, gereizt und explosiv.
- Zwangsstörungen: Hier wird die AD/HS häufig übersehen, weil die Betroffenen äußest genau und pedantisch wirken. Dies könnte als eine kompensatorische Antwort auf die leidvolle Erfahrung mit ihrer Vergesslichkeit und ihren Flüchtigkeitsfehlern interpretiert werden.
- Manisch-depressive Störungen
- Suchtentwicklung (Alkohol, Nikotin, Medikamente oder illegale Drogen, Spielsucht, Kleptomanie, Esssucht): 30-40% aller Suchtpatienten haben eine unerkannte AD/HS und betreiben ihren Suchtmittelmissbrauch als zum Scheitern verurteilte Selbstbehandlung. Nikotin greift am Dopamintransporter an und ist dadurch in der Lage, das ursächliche Dopamindefizit teilweise zu korrigieren.
- Teilleistungsstörungen
- Persönlichkeitsstörungen/-akzentuierungen: Möglicherweise aus den Erfahrungen der Kindheit resultierend, weisen vor allem die emotional-instabile Persönlichkeitsstörung (Borderline-Störung) sowie die antisoziale Persönlichkeitsstörung eine enge Verwandschaft mit AD/HS auf.
- Suizidalität (5% der Betroffenen suizidieren sich) sowie Unfallträchtigkeit aufgrund erhöhter Impulsivität. Nicht alle AD/HS-Patienten sind vorher depressiv – es kann auch wegen der starken Impulsivität und den Gefühlsschwankungen in Krisensituationen zu Suizidversuchen kommen.Die Suche nach ultimativem Kick treibt manche Betroffenen auch dazu, riskant Auto zu fahren oder riskante Sportarten zu betreiben. Es sind die Menschen, die mit 200 km/h auf die Stoßstange des Vordermanns auffahren, weil dieser nicht rechtzeitig Platz macht.

2.2 Schwierigkeiten am Arbeitsplatz, in der Schule und in den zwischenmenschlichen Beziehungen

Bei all den oben aufgeführten Komplikationen ist es verständlich, dass es zu vielfältigen Problemen in den unterschiedlichsten Bereichen kommen kann. Oft fühlen sich die Betroffenen gemobbt, weil sie mit ihrer Impulsivität und ihren Stimmungsschwankungen anecken. Oft sind es ihre inkonstanten Leistungen, die zu erheblichen Schwierigkeiten am Arbeitsplatz bzw. zum Arbeitsplatzverlust führen. Schuldenberge türmen sich auf, wenn der Überblick über die Finanzen verloren geht. Nicht selten erkranken auch die Partner und Angehörigen an Depressionen und psychosomatischen Erkrankungen, weil es sehr belastend ist, mit den täglichen Stimmungsschwankungen und dem Chaos umzugehen. Es zeigt sich eine Vervierfachung der Scheidungsrate, wenn ein Familienmitglied von AD/HS betroffen ist, eine weitere Potenzierung findet statt, wenn eventuell beide Eltern darunter leiden. In solchen „AD/HS-

Chaos-Familien" kann es in Stresssituationen auch zu körperlichen Auseinandersetzungen kommen. Alleinerziehende gelangen sehr schnell an ihre Belastungsgrenze. So kommt es nicht selten zu Kindesmisshandlungen, vor allem dann, wenn auch die Kinder von AD/HS betroffen sind und ihre Schreianfälle und Schlafschwierigkeiten eine nicht mehr mit den üblichen Erziehungsmaßnahmen beherrschbare Situation heraufbeschwören.

2.3 Symptomwandel der AD/HS vom Kindes- zum Erwachsenenalter

Viele Eltern kommen über die Diagnose von AD/HS bei ihrem Kind auf die Idee, dass sie selber als Kind an dieser Störung litten: „Genau wie er/sie war ich als Kind auch."

Die erste Voraussetzung einer Diagnose von AD/HS im Erwachsenenalter ist der frühe Beginn der Symptomatik, in der Regel – jedoch nicht immer – noch vor dem 7. Lebensjahr. Das bedeutet für Sie und Ihren Arzt, dass eine genaue Analyse der Entwicklung im Kindes- und Jugendalter vorgenommen werden muss. Die Befragung von nahen Angehörigen (Eltern, Geschwistern, nahen Verwandten) kann hier sehr hilfreich sein, denn die eigenen Erinnerungen und Einschätzungen sind oft unvollständig oder gar unzutreffend. Auch die Durchsicht der Schulzeugnisse kann wertvolle Hinweise liefern.

Mit steigendem Lebensalter wandeln sich jedoch die Symptome. Aus dem **Zappelphilip** kann z.B. der Extremsportler werden. Ein **unangepasstes Verhalten** beim Erwachsenen kann sich u.a. als Unfähigkeit zur Pünktlichkeit mit ständigen ungewollten Verspätungen oder häufiges Fehlen sowie Verweigerung der Mitarbeit zeigen.

Die **Unfähigkeit, Konzentration willentlich zu steuern**, führt einerseits z.B. zum Verpassen wichtiger Informationen oder zur Unfähigkeit, länger zuzuhören, andererseits beobachtet man häufig die Neigung, sich in eine Sache so zu verbeißen, dass alles andere vergessen wird. Man spricht hier von „Hyperfokussieren", was durchaus auch sehr gute und wichtige Seiten haben kann. Meistens aber bestehen deutliche Schwierigkeiten, Aufgaben zu beginnen oder fertigzustellen. Bei mangelhafter Handlungsplanung und schlechtem Zeitmanagement verzettelt sich der Patient und vergisst oder verliert wichtige Dinge. So kommt es häufig zu Problemen am Arbeitsplatz.

Eine **Impulskontrollstörung** kann u.U. zu verbalen oder körperlichen Angriffen führen oder zu anderen Kurzschlussreaktionen mit hoher Affektentladung und nicht selten zu einem erhöhten Maß an Straffälligkeit oder Suizidalität. Studien, z.B. aus dem Saarland, zeigen, dass ein Viertel aller Straffälligen AD/HS-Patienten sind.

Symptome des Aufmerksamkeitsdefizits im Kindes- und Jugendalter nach DSM IV	Symptomwandel im Erwachsenenalter
Beachtet häufig Einzelheiten nicht oder macht Flüchtigkeitsfehler bei den Schularbeiten, bei der Arbeit oder bei anderen Tätigkeiten.	Mangelnde Konzentration beim Durchlesen schriftlich fixierter Aufgaben und Arbeitsanweisungen; bei mündlicher Auftragserteilung Unfähigkeit, solange konzentriert zu bleiben, bis die Handlungsanweisung verinnerlicht ist.
Hat oft Schwierigkeiten, längere Zeit die Aufmerksamkeit bei Aufgaben oder beim Spielen aufrechtzuerhalten.	Subjektiv langweilige Aufgaben wie Routinearbeiten am Arbeitsplatz, regelmäßige Arbeitsabläufe oder uninteressant erscheinende Aufträge lösen eine erhöhte Ablenkbarkeit aus und führen damit zum Wechsel der Tätigkeit; wichtige und unwichtige Dinge sind gleichrangig.
Scheint häufig nicht zuzuhören, wenn andere ihn/sie ansprechen.	Erwachsene sind häufig mit eigenen Gedanken beschäftigt, oft noch von Vorkommnissen beeindruckt, bei denen scheinbar etwas schlecht gelungen ist, und haben deshalb kein Ohr für die Umgebung.
Führt häufig Anweisungen anderer nicht vollständig durch und kann Schularbeiten, andere Arbeiten oder Pflichten am Arbeitsplatz nicht zu Ende bringen.	Erwachsene erfassen die Aufgabenstellung nur unvollständig und fühlen sich schnell von zu erledigender Arbeit überfordert; weil keine Gliederung der Arbeit vorgenommen werden kann, wechseln sie deshalb zu anderer, „interessant" erscheinender Tätigkeit.
Hat häufig Schwierigkeiten, Aufgaben und Aktivitäten zu organisieren.	Mangelhafter Überblick bei der Organisation von Arbeiten, wichtig und unwichtig werden bei der Planung von Arbeitsabläufen nicht beachtet.
Vermeidet häufig, hat eine Abneigung gegen oder beschäftigt sich häufig nur widerwillig mit Aufgaben, die länger andauernde geistige Anstrengungen erfordern.	Mangelnde Fähigkeit zur Gliederung von Arbeitsabläufen führt zu schnell eintretenden Überforderungsgefühlen, häufiger Stimmungswechsel verhindert konstante Arbeitsleistung. Dies bedingt eine oft zu beobachtende Selbstentwertung.

Verliert häufig Gegenstände, die er/sie für Aufgaben oder Aktivitäten benötigt.	Unfähigkeit, sich an Handlungen zurückzuerinnern (z.B.: Wo habe ich meinen Schlüssel abgelegt?), bei starker Reizoffenheit; Verlust der Fähigkeit, geplant vorzugehen; keine Erinnerung an Ausgangssituationen, damit verbunden der Eindruck, sich ständig in einer unvorhergesehenen Situation zu befinden.
Lässt sich öfter leicht durch äußere Reize ablenken.	Hohe Ablenkbarkeit bei großer Reizoffenheit durch schlecht steuerbare Konzentration und Fokussierung auf die Gesprächs- oder Arbeitssituation.
Ist bei Alltagstätigkeiten häufig vergesslich.	Häufig vorhandenes Gefühl, an vorzeitigem „Alzheimer" zu leiden, weil der Tagesablauf als eine Aneinanderreihung von unvorhersehbaren Ereignissen wahrgenommen wird und damit die eigentlich geplanten Vorhaben in Vergessenheit geraten.

Symptome der Hyperaktivität und Impulsivität im Kindes- und Jugendalter nach DSM IV	Symptomwandel im Erwachsenenalter
Zappelt häufig mit Händen oder Füßen oder rutscht auf dem Stuhl herum.	Erwachsene wippen mit den Füßen, lassen häufig das ganze Bein zittern, trommeln mit den Fingern auf Tischplatten oder Armlehnen von Stühlen, gelegentlich verknoten sie ihre Beine oder schlingen sie um Stuhlbeine, um die motorische Unruhe zu kontrollieren, sie schlagen beim Sitzen ein Bein unter und haben oft Probleme mit Nägelkauen.
Steht in der Klasse oder in anderen Situationen, in denen Sitzenbleiben erwartet wird, häufig auf.	Erwachsene vermeiden Langstreckenflüge, weil sie die erzwungene körperliche Ruhe nicht ertragen; Restaurant-, Theater- und Kinobesuche führen zu großer innerer Anspannung, weil wenig Gelegenheit zur Bewegung existiert.

Läuft häufig herum oder klettert exzessiv in Situationen, in denen dies unpassend ist (bei Jugendlichen oder Erwachsenen kann dies auf ein subjektives Unruhegefühl beschränkt bleiben).	Erwachsene lieben Berufe mit der Möglichkeit, sich zu bewegen; sie sind häufig in Außendienstpositionen mit wechselnden Gesprächspartnern oder Orten zu finden, sie verzichten ungern auf ihr Handy, sie brauchen viele Reizquellen, sie möchten sich durch Außenreize stimulieren.
Hat häufig Schwierigkeiten, ruhig zu spielen oder sich mit Freizeitaktivitäten ruhig zu beschäftigen.	Erwachsene treiben gerne Sportarten, die mit Risiko verbunden sind, wie Drachenfliegen, Bungee-Jumping oder Motorradfahren; die extreme Reizsituation führt zu einer intensiven Konzentrationsleistung, was von den Betroffenen als angenehm erlebt wird.
Ist häufig „auf Achse" oder handelt oftmals, als wäre er/sie „getrieben".	Hektisches Rennen vermittelt ein Gefühl von Lebendigkeit, deshalb auch der Versuch, ständig mehrere Arbeiten gleichzeitig zu bewältigen; das Hasten von Arbeit zu Arbeit entlastet von starker innerer Unruhe.
Redet häufig übermäßig viel.	Die Sprechweise ist oft schnell und undeutlich, wird von der Umgebung häufiger als aggressiv erlebt, Gesprächspartner kommen kaum zu Wort, da der Betroffene schnell auf ein Thema hyperfokussiert ist, „Smalltalk" wird als langweilig empfunden.
Platzt häufig mit den Antworten heraus, bevor die Frage zu Ende gestellt ist.	Die überbordenden Ideen müssen schnell formuliert werden, bevor sie vergessen sind; es fehlt wie bei Kindern das „Stop-Listen-Go".
Kann nur schwer warten, bis er/sie an der Reihe ist.	Die andauernde innere Spannung äußert sich in Ungeduld gegenüber der Langsamkeit anderer, betroffene Mütter leiden unter der langsamen Auffassungsgabe ihrer Kinder bei den Hausaufgaben; Schlange stehen oder Stau beim Autofahren führen zu aggressiven Verhaltensweisen.

| Unterbricht oder stört andere häufig (platzt z.B. in Gespräche oder in Spiele anderer hinein). | Mischt sich ungefragt in Gespräche ein. Wenn ein Betroffener nicht selbst handeln soll, kommt in ihm schnell eine innere Unruhe auf, die dazu verleitet, die Arbeit selbst zu übernehmen. Beispiel: die tüchtige Mutter, deren Tochter keine Chance erhält, eigene Fertigkeiten zu entwickeln. |

aus: ADHS im Erwachsenenalter, J. Krause, K.-H. Krause, Schattauer Verlag, 2005

In der psychologisch-psychiatrischen Diagnostik von AD/HS im Erwachsenenalter verwendet man verschiedene Fragebögen, die diesen Symptomwandel berücksichtigen, z.B.:

- WURS – Wender Utah Rating Scale
- Brown ADD Scale
- CAARS – Conners' Adult ADHD Rating Scale
- ASRS – Fragebogen der Weltgesundheitsorganisation (WHO)

2.4 Symptome der AD/HS im Erwachsenenalter und Symptomwandel an einigen Beispielen

Julia, 23 Jahre: *„Für die anderen entspricht der Alltag ihrem Naturell, für mich ist er eher mit Anpassung und Überwindungen verbunden. Zum Beispiel komme ich total durcheinander, wenn sich unvorhergesehen meine Terminplanung ändert. Ich habe Tage, an denen ich Freunden abgesagt habe, weil ich so viel machen muss. Im Endeffekt habe ich dann alles falsch eingeschätzt, hätte doch Zeit gehabt und sitze dann abends alleine vor dem Fernseher. Oder ich gehe vor Prüfungen nicht mehr weg, weil es früher so ausgeartet ist. Zwei Wochen vor dem Termin werde ich dann zunehmend unzufriedener, kann nicht mehr richtig lernen, weil ich zu wenig Abwechslung hatte. Wieder mal falsch eingeschätzt."*

Diana, 18 Jahre: *„Ich sitze in der Schule und versuche mich krampfhaft auf den Unterricht zu konzentrieren. Doch aus irgendeinem Grund verstehe ich nicht, was der Lehrer sagt. Ich bin immer sehr erleichtert, wenn ich eine Freundin habe, die den Ablauf des Stundenplans kennt."*

Julia: *„Ich habe meine Schule abgebrochen und in einem Hotel gearbeitet. Ein Jahr, nachdem ich mit Medikinet angefangen habe, bin ich wieder zur Schule gegangen und konnte mein Abitur nachmachen. Inzwischen habe ich begonnen, Mathematik zu studieren."*

Diana: *„Ich gehe ungern durch große Menschenmengen, da ich auf alles reagiere, was um mich passiert. Es fällt mir sehr schwer, mich auf mein Gegenüber zu konzentrieren ... Meine schulische Ausbildung musste ich auf Umwegen erarbeiten, habe jetzt in der FOS (Fachoberschule) massive Probleme, mich zu konzentrieren. Mir wurde schon angekündigt, von der Schule gehen zu müssen. Glücklicherweise wurde ich jetzt auf LRS (Lese-Rechtschreib-Störung) getestet und bekomme einen Nachteilsausgleich. "*

Was Diana und Julia eindrucksvoll beschreiben, belegen auch mehrere Studien an Kindern und Erwachsenen mit AD/HS. So führen Aufmerksamkeitsstörungen häufiger als bei Kindern/Jugendlichen ohne AD/HS zu unangemessen schlechten Schulleistungen. Hyperaktivität/Impulsivität mögen einerseits Anpassungsversuche sein, andererseits bedingen sie an sich oftmals die mangelnde Entwicklung sozialer Kompetenzen. Hierzu zählen angemessener Ausdruck von und Umgang mit Aggressionen, Ausdruck von Zuneigung oder die Wahrung sozialer Grenzen und Regeln. In Folge können Menschen mit AD/HS sehr schnell ausgegrenzt werden. Sehr häufig führen entsprechende Erlebnisse zu einem geminderten Selbstwertgefühl, was wiederum, wie in einem „Teufelskreis", die unangemessenen Verhaltensweisen und ineffektives Lernverhalten verstärkt.

Betrachtet man AD/HS als eine chronische, also über viele Jahre, teilweise auch lebenslang verlaufende Störung, so überrascht es nicht, dass sich diese Erfahrungen auch im Erwachsenenalter auswirken. Enge Beziehungen in Partnerschaft, Familie oder am Arbeitsplatz werden geprägt von Unaufmerksamkeit und Impulsivität, meist in abgeschwächter Form. Deutlicher nimmt die Hyperaktivität ab, weicht einer inneren Unruhe oder einem starken Drang nach ausgiebiger sportlicher Betätigung, zeigt sich dann vor allem noch in Konzentrations- und Anspannungsphasen als verstärktes Zupfen des Fingernagelbettes oder ein Kauen an den Fingernägeln. Im DSM IV (s.o.) wird in diesem Fall von *AD/HS in partieller Remission* (teilweise gebesserter Form) gesprochen. Aufgrund vielfältiger Verwechslungsmöglichkeiten mit anderen psychiatrischen Krankheitsbildern ist eine genaue Diagnostik durch den behandelnden Arzt umso wichtiger.

Junge Erwachsene können manchmal sehr genau beschreiben, welche Aufgaben ihnen liegen, wo sie leichter lernen als andere und in welcher Hinsicht immer noch „das Chaos" herrscht. Man geht davon aus, dass Menschen mit AD/HS dann besonders belastbar sind, wenn das Anforderungsprofil sie anregt, d.h. die notwendige Intensität und somit einen ausreichend hohen Anreiz beinhaltet. Das trifft im Allgemeinen auf kreative, künstlerische Tätigkeiten zu. Genauso aber auch auf Berufe, die ein hohes Maß an Selbstbestimmtheit aufweisen. Es verwundert nicht, dass sich in einer Studie ein deutlich größerer Prozentsatz (18%) an Menschen mit AD/HS fand, der in Einzelunternehmungen selbstständig tätig wurde (der Durchschnitt lag bei 5%). In mehreren

Studien wurden zudem Zusammenhänge belegt, die Schulabschluss, Berufsausbildung sowie zusätzliche psychische und Suchterkrankungen betreffen.

2.5 Was kann passieren, wenn man nichts unternimmt?

Julia: *„Ich ging los, um Freunde zu besuchen oder zum Sport und fand mich dann im Einkaufscenter wieder – voll bepackt mit Tüten. Kaufsucht und zu allem Übel auch noch Depressionen. Ich habe extrem viel gegessen, war 10 kg schwerer als heute. Aber immer noch besser als aufgedunsen wie vom vielen Alkohol. Diese Phase hatte ich mit 17/18 Jahren. Habe dann ein Jahr gebraucht, das unter Kontrolle zu bringen. Das Rauchen begann ich mit 18, hab' dann ein Jahr vergebens versucht aufzuhören und es dann einfach akzeptiert. Mit 19 kam der Kaffee dazu, den ich eigentlich gar nicht mochte. Aber die Wirkung auf meine Leistungsfähigkeit war toll. Hab' ich wegen Sodbrennen und Magenschmerzen aufgegeben, zwei Liter Kaffee pro Tag waren einfach zu viel. Spätestens da habe ich beschlossen, nie Drogen auszuprobieren. Aber der Kaffee wurde halt vom Einkaufen abgelöst, wo ich manchmal einen ganzen Monatslohn an einem Tag in Klamotten investierte."*

Aus den Studien, die zum Thema AD/HS im Erwachsenenalter durchgeführt wurden, lassen sich einige bemerkenswerte Punkte entnehmen:
Bei Bestehen von AD/HS-Symptomen bis ins Erwachsenenalter hinein erhöht sich die Wahrscheinlichkeit, eine Alkohol- oder Drogensuchterkrankung (vor allem Cannabis und Kokain) zu entwickeln, um das Zehnfache im Vergleich zur gesunden Bevölkerung. Kommen noch durchgängig ausgeprägte Impulsivität und Hyperaktivität hinzu, so nimmt auch die Gefährdung zu, bleibende störende Persönlichkeitsanteile auszubilden. Diese führen nicht selten zu Konflikten im zwischenmenschlichen Bereich oder gar mit dem Gesetz. Die Eigenschaft, anderen ins Wort zu fallen, Themen und Arbeitsabläufe zu dominieren und nicht zuhören zu können, macht die Betroffenen in Gruppen zu Außenseitern, Sie fühlen sich von ihrem Umfeld oft unverstanden und ziehen sich zurück. Daran zerbrechen Freundschaften und Beziehungen.
Es fällt auf, dass relativ viele Jugendliche mit AD/HS ein niedrigeres Bildungsniveau erreichen, sei es aufgrund schlechterer Leistungen im Zusammenhang mit Aufmerksamkeitsstörungen und Hyperaktivität oder wegen Abbruchs der schulischen Ausbildung. Ähnliche Feststellungen lassen sich für die Berufsausbildung treffen. Fehlende Ausdauer und das Unvermögen, begonnene Arbeiten zu Ende zu bringen, führen zu beruflichen Konflikten und einem Gefühl ständiger Überforderung. Die Neigung, sich zu verzetteln und sich mit Nebensächlichkeiten zu beschäftigen, verstärkt den Eindruck mangelnder Strukturiertheit, ebenso wie Vergesslichkeit und versäumte Terminabsprachen. Scheinbar sind die frühen schulischen Erfahrungen so abschreckend, dass deutlich weniger junge Erwachsene mit AD/HS eine universitäre oder vergleich-

bare Ausbildung beenden. In der späteren Beschäftigungsrate zeigen sich allerdings keine gravierenden Unterschiede mehr, allenfalls fällt ein häufigerer Arbeitsplatzwechsel auf.

Hinsichtlich einer erhöhten Zahl an Erkrankungen aus den Bereichen Angst oder Depression bei Menschen mit AD/HS ergeben sich in Studien widersprüchliche Aussagen. Das zuvor schon thematisierte geminderte Selbstwertgefühl scheint jedoch zumindest eine Gefährdung darzustellen, in Problemsituationen unangemessen zu reagieren und entsprechende ineffektive Bewältigungsstrategien zu entwickeln.

Zusammenfassend kann man sagen, dass es sehr wichtig ist, AD/HS zu erkennen und sowohl AD/HS als auch die Begleiterkrankungen zu behandeln. Gerade die Symptome der AD/HS erfordern eine fundierte Kenntnis des Krankheitsbildes, Behandlungserfahrung und auch ein Wissen über das Auftreten der Begleitstörungen. Es ist notwendig, eine störungsspezifische Behandlung der AD/HS durchzuführen, die auf die besondere Problematik des AD/HS abgestimmt ist. Der Erfolg oder Misserfolg bei der Behandlung des Krankheitsbildes hängt von der richtigen Diagnosestellung und einer leitliniengerechten Behandlung ab. Dies gilt sowohl für die medikamentöse wie auch die psychotherapeutische Behandlung. So wissen wir heute, dass auch die AD/HS-Symptome des Erwachsenen mit dem Medikament Methylphenidat sehr gut zu behandeln sind und dass auch eine Psychotherapie einer besonderen Berücksichtigung der AD/HS-Symptome bedarf. Hier gibt es bereits einige Erfolg versprechende Ansätze, wie z.B. das Modell von B. Hesslinger von der Universität Freiburg. Nicht selten müssen sowohl die Komorbiditäten als auch die AD/HS gesondert behandelt werden.

Häufig haben Patienten auch schon eine Odyssee von Behandlungen hinter sich. Weder Antidepressiva noch Neuroleptika haben ihnen wirklich gegen Depressionen, quälende Unruhe, Chaos und Konzentrationsstörungen helfen können. Vielleicht haben sie das Krankheitsbild sogar verschlimmert, weil der Patient noch ein paar „Baustellen" mehr hat, aber immer noch keinen Überblick und keine Struktur im Leben. Notwendig ist ein Therapiekonzept, das auf die Problematik bei AD/HS abgestimmt ist. Es geht um die Vermittlung von konkreten Problemlösestrategien. Es ist meist für die Patienten schon eine ungeheure Entlastung, dass ihre Symptome einen Namen haben und sie sich auch mit anderen Betroffenen über die spezielle Problematik auseinandersetzen können. Sie erleben sich oft als gescheiterte, ungeliebte Menschen, und nicht selten verachten sie sich selbst, weil all ihre guten Vorsätze so schnell wieder vergessen sind. Die Selbsthilfegruppen haben hier einen besonderen Stellenwert. Einzelcoaching, z.B. durch einen Trainer, der in Zeitmanagement und Selbstorganisationstechniken unterweist oder auch konkret vor Ort dem Menschen mit AD/HS hilft, sein Chaos zu sortieren und sich einen Überblick über sein Leben zu verschaffen, kann hilfreich sein.

Weiterhin gibt es spezielle Trainingskurse für AD/HS-Patienten, die sich mit dem ganzen Spektrum der AD/HS-Problematik befassen. Man lernt hier, wie sich eine Gefühlskontrolle auch in Stresssituationen schaffen lässt, wie man sich sozialverträglicher verhalten kann und sich selbst nicht immer wieder das Leben schwer macht.

2.6 Woher weiß ich, was die richtige Behandlung ist?

Julia: *„Meine Mutter gab mir eine Kurzbeschreibung zu AD/HS und ich las die Worte: Depression, Sucht nach Alkohol, Kaffee, Stimmungsschwankungen, Unfälle, schlechte Orientierung, schlechte Schrift, redet viel usw.; da war mir klar, ich habe AD/HS. Der Psychiater verschrieb mir Medikinet, anfangs war die Dosis zu hoch. Unter der richtigen Dosis hatte ich dann diese Anfangseuphorie: Ich konnte mir drei Dinge auf einmal merken, habe mit mehr Leuten geredet, mein Zimmer war ordentlicher. Die Euphorie dauerte zwei Monate, dann musste ich mich mit dem Tagtäglichen auseinandersetzen. Immer wieder wird mir meine Labilität bewusst. Es gibt inzwischen folgende Dinge, die mich stützen: Medikinet, mein Psychiater für kurze therapeutische Gespräche, mein geregelter Tages- und Wochenablauf, klare Prioritäten und natürlich Freunde und Familie. Wackelt nur eine dieser Stützen, komme ich schnell durcheinander.“*

Bei der Entscheidung für das eine oder andere Therapieverfahren spielen mehrere Faktoren eine Rolle:

* der Leidensdruck
* eventuelle Begleiterkrankungen körperlicher/seelischer Art
* die Offenheit einer Medikation gegenüber
* das Alter und die schulischen/beruflichen Planungen
* Empfehlungen in der Literatur bezüglich verschiedener Vorgehensweisen und Erfolgsaussichten

Ihr behandelnder Arzt wird im Gespräch alle Bereiche erfragen und mit Ihrer Zustimmung die sinnvollste Behandlungsmöglichkeit einleiten.

Im Vorfeld solcher Überlegungen bietet sich an, ein wenig über die angebotenen Verfahren zu erfahren. Man geht bei AD/HS von einer komplexen Entstehungsbedingung aus. So werden einerseits biochemische Prozesse im Gehirn als Ursache beschrieben. Andererseits lassen sich vielfältige Lernerfahrungen, soziale Interaktionen und inadäquate Anpassungsversuche verantwortlich machen. Dementsprechend sollte eine Behandlung auch bei Erwachsenen möglichst breit ausgerichtet sein und die gesamte Familie einbeziehen (multimodales Vorgehen).

Wie oben für das Kindesalter ausgeführt, kann auch bei Erwachsenen eine medikamentöse Therapie mit Stimulanzien (Methylphenidat oder DL-Amphetamin) oder Atomoxetin notwendig oder sinnvoll sein. Die Entscheidung richtet sich nach mehreren Faktoren, z.B. dem AD/HS-Typ, der Bereitschaft, regelmäßig und über Jahre Medikamente einzunehmen. Im Erwachsenenalter ist neben der Methylphenidat-/Atomoxetintherapie manchmal auch eine alleinige oder Kombinationsbehandlung mit bestimmten Antidepressiva angemessen.

Nach den vorliegenden Langzeitstudien kann man davon ausgehen, dass eine zweigleisige Behandlung mit Stimulanzien und Verhaltenstherapie langfristig die besten Erfolgsaussichten verspricht. Methylphenidat hat bislang allerdings lediglich eine Zulassung bis zum 18. Lebensjahr, so dass eine Behandlung mit Stimulanzien im Erwachsenenalter jeweils als Einzelfallentscheidung durch den Arzt zu begründen ist. In absehbarer Zeit werden einzelne Methylphenidatmittel für Erwachsene zugelassen werden. Falls bereits vor der Vollendung des 18. Lebensjahres mit einer Atomoxetin-Behandlung begonnen wurde, so darf diese zu Lasten der Krankenkasse auch danach weitergeführt werden.

2.7 Welche Wirkungen und Nebenwirkungen hat eine Stimulanzien-/Atomoxetintherapie?

Methylphenidat, Atomoxetin oder DL-Amphetamin werden auch von Erwachsenen im Allgemeinen sehr gut vertragen und können, bei regelmäßigen Laborkontrollen, über Jahre verabreicht werden. Je nach Verlauf kann bei manchen Jugendlichen in der Pubertät auf eine weitere medikamentöse Behandlung verzichtet werden, wenn zuvor ausreichende Strategien zur Strukturierung und sozialen Integration erworben wurden. Obwohl es nicht zu Gewöhnungseffekten kommt, ist eine regelmäßige ärztliche Kontrolle sinnvoll, um die dem Alter und den Belastungen angemessene Dosis (Erhöhung oder Reduktion) zu finden. Da die meisten Präparate eine personenabhängig unterschiedliche Wirkdauer von 2 bis 6 (meist 3 bis 4) Stunden aufweisen, ist eine mehrmalige Einnahme über den Tag verteilt notwendig. Dadurch werden Wirkpausen vermieden, in denen unangebrachte Verhaltensweisen und Aufmerksamkeitseinbrüche den Therapieerfolg gefährden. Neue Depotpräparate müssen nur noch einmal täglich eingenommen werden (z.B. Concerta®). Im Erwachsenenalter ist in Absprache mit dem behandelnden Arzt auch eine aufgabenabhängige Einnahme möglich, das heißt, an Tagen, an denen spontanes, kreatives Vorgehen besonders gewünscht wird und Strukturverlust in Kauf genommen werden kann, kann auf eine Einnahme verzichtet werden. Eine Suchtentwicklung findet nicht statt. In Studien konnte sogar belegt werden, dass bei frühzeitiger Stimulanzientherapie eine spätere Suchtgefährdung (im Sinne der oben erwähnten „Selbstmedikation") geringer gegeben ist. Atomoxetin hat nach einer ca. sechswöchigen Anlaufphase eine Wirkung über 24 Stunden. Hier sollten in der Regel während der Therapie keine Behandlungspausen eingelegt werden.

In der Einstellungsphase aller drei Medikamententypen kann es zu unspezifischen Beschwerden im Magen-Darm-Trakt (Übelkeit, Durchfall, Verstopfung), zu Kopfschmerzen und Herzrasen oder Blutdruckschwankungen kommen. Gerade zum Ende der Wirkdauer einer Tablette wird gelegentlich über Unruhe und Weinerlichkeit berichtet. Die Medikation mindert häufig den Appetit, Gewichtsabnahmen im kritischen Bereich wurden jedoch nicht beschrieben. Eine optimale Dosisfindung ist sehr wichtig und unter Einbeziehung von Selbst- und Fremdbeobachtung (Partner, Eltern, Lehrer, Kollegen) gut möglich. So kann das manchmal beklagte „Abgeschaltetsein" als Folge einer zu hohen Dosis vermieden werden. Im Vorfeld der Einstellung sind die wesentlichen Gesundheitsrisiken durch Voruntersuchungen (psychiatrisch-neurologischer und internistischer Status, EKG, EEG und Blutuntersuchungen) auszuschließen. Dadurch kann im Verlauf eine sichere und hilfreiche Anwendung von Stimulanzien gewährleistet werden.

2.8   Wird eine Behandlung alle meine Probleme lösen?

Diana: *„Aufräumen läuft bei mir folgendermaßen ab: Ich räume den Wohnzimmertisch auf. Zwischendurch bemerke ich eine Tasse, die ich in die Küche bringe. Dort ist das Geschirr in der Spüle schmutzig, und ich fange an abzuspülen. Gerade als ich das Wasser einlasse, bemerke ich die Butter auf der Theke. Ich lege sie in den Kühlschrank und stelle fest, dass er dreckig ist. Und so fange ich an, diesen zu reinigen...".*

Julia: *„Oft habe ich Vorlesungen, in denen ich nichts verstehe. Ich verspüre die meiste Zeit eine innere Panik und Angst, dass ich mein Studium nicht schaffen werde. Verliere ich den Überblick in Klausuren, fühl' ich mich wie gelähmt, verliere das Zeitgefühl und falle durch. Andererseits bestehe ich auch oft Klausuren, die andere als richtig schwierig empfinden. Wahrscheinlich, weil sie mich anspornen und reizen."*

Die in den vorangegangenen Kapiteln beschriebenen Therapiemöglichkeiten haben sicherlich eine günstige Auswirkung auf viele problematische Bereiche. Treffend beschreiben aber Diana und Julia die täglich wiederkehrenden kleineren und größeren Probleme, die auch durch eine optimale Behandlung nicht gelöst werden können. Von vielen Betroffenen wird daher die wohlwollende Grundhaltung sich selbst gegenüber als günstig eingeschätzt. Seine Schwächen zu kennen heißt, sie zu beherrschen und nicht von ihnen beherrscht zu werden. Wenn Sie sich dann trotzdem an manchen Tagen über sich ärgern, so sollten Sie bereits im Vorfeld einen entsprechenden „Hilfeplan" entworfen haben. Dieser kann so wichtige Details enthalten wie: „Mit wem spreche ich, um mir sagen zu lassen, was meine Stärken sind?" oder: „Was sollte ich mir jetzt umgehend Gutes tun?"

Dadurch können Sie eine wiederholte Selbstwertminderung vermeiden und innerhalb kürzester Zeit wieder strukturierter und produktiver werden.

2.9 Wie gehe ich damit um, wenn mein Kind vermutlich betroffen ist?

Da es sich bei AD/HS um eine komplexe Symptomatik mit vielen Erscheinungsbildern handelt, ist eine genaue ärztliche Diagnostik sehr wichtig. Je mehr Sie selber über AD/HS wissen, umso eher kann der Arzt eine zutreffende Diagnose stellen, da er auf Berichte von Ihnen, Lehrern oder Erziehern angewiesen ist. Sie sollten sich daher intensiv mit dem Thema AD/HS auseinandersetzen, indem Sie sich z.B. eines der im Anhang erwähnten Bücher durchlesen (E = für Erwachsene gedacht). Gerade dann, wenn Sie Kinder haben, die an AD/HS leiden, sollten Sie der Frage nachgehen, ob Sie nicht auch selbst davon betroffen sind. Gegebenenfalls sollten Sie den Rat eines erfahrenen Arztes oder Psychologen suchen. Junge Erwachsene können bis zum 18. Lebensjahr noch einen Kinder- und Jugendpsychiater konsultieren. Älteren raten wir dazu, einen Nervenarzt zu suchen, der sich mit dem Thema AD/HS beschäftigt. Auf der Suche nach einem geeigneten Arzt/Therapeuten sind die lokalen AD/HS-Netzwerke von großer Hilfe, die man über die Internetadresse **www.adhs-netz.de** finden kann.

Falls dann Ihre Vermutung von ärztlicher oder psychologischer Seite bestätigt wird, bietet sich die Teilnahme an einem gezielten Elterntraining (z.B. in manchen Kinder- und Jugendpsychiatrischen Praxen) an. Dort werden Sie Austausch mit anderen betroffenen Eltern und Empfehlungen finden, wie ein sinnvoller, entlastender Umgang mit Ihrem Kind möglich ist.

Als sehr hilfreich und wichtig wird von Eltern häufig die Teilnahme an einer örtlichen Selbsthilfegruppe empfunden. Neben weiteren Austausch- und Informationsmöglichkeiten bieten diese privaten Einrichtungen (Selbsthilfevereine/-gruppen) einen Überblick über neueste Entwicklungen auf dem medikamentösen oder therapeutischen Sektor. Zudem können Sie von den Erfahrungen anderer Eltern mit den verschiedenen Verfahren profitieren. Viele Eltern von AD/HS- Kindern haben einen langen und frustrierenden Weg erlebt, sind gleichgültig oder ungeduldig abgewiesen worden, wo sie sich Hilfe erhofft hatten, haben viele Jahre schwierigen Familienlebens, eventuell auch eine Scheidung durchgemacht. Erwachsene werden in ihrer Betroffenheit nicht erkannt, da das Krankheitsbild im Erwachsenenalter noch zu wenig bekannt ist. Sie alle brauchen vorurteilsfreie Zuhörer, suchen Lebens- und Lernhilfen, brauchen Hinweise auf einschlägige Veröffentlichungen oder Veranstaltungen. Andere möchten vielleicht ihre leidvoll erlebten Erfahrungen und ihre Kenntnisse an andere Betroffene weitergeben oder an die Öffentlichkeit gehen.

In unserer Praxis erleben wir immer wieder, dass die Problematik von den beiden Elternteilen unterschiedlich bewertet wird. Damit einhergehend besteht manchmal auch ein variierender Leidensdruck. Wir halten jedoch speziell bei AD/HS klare Strukturen, die wiederum auf elterlichen Absprachen beruhen, für eine wichtige Bedingung, um Ihrem Kind das Erwachsenwerden zu erleichtern. Daher möchten wir Sie anregen, sich auf jeden Fall beide an der Therapie oder an einer Selbsthilfegruppe zu beteiligen. Dies trifft vor allem auf getrennt lebende Eltern zu, bei denen unterschiedliche Erziehungsstile zu Irritationen des Kindes führen können.

Sind Sie selber als Mutter/Vater von AD/HS betroffen, so werden Sie einige der Probleme, die Ihr Kind erwarten, kennen. Sie sollten also versuchen, Ihrem Kind einerseits das nötige Verständnis entgegenzubringen, andererseits kann Ihr Kind auch an Ihnen als Modell wichtige Strategien lernen, was wiederum voraussetzt, dass Sie sich Ihrer Stärken und Schwächen bewusst sind.

2.10 AD/HS: Führerschein und Medikamente, Wehrdienst

AD/HS und Fahrerlaubnis

Durch die typischen AD/HS-Symptome Unaufmerksamkeit und Impulsivität können im Straßenverkehr für die Betroffenen ebenso wie für andere Verkehrsteilnehmer besondere Gefahren entstehen. Mehrere internationale Untersuchungen konnten den Nachweis führen, dass AD/HS einen erheblichen Anteil bei der Verursachung von Verkehrsunfällen hat. Da die Symptomatik durchaus bis ins Erwachsenenalter bestehen bleiben kann, ist eine entsprechende Behandlung bzw. Beratung von großer Bedeutung (Prof. J.M. Fegert; Nervenheilkunde 2003;22, 376-8).

Die Fahrererlaubnisverordnung (FeV) regelt die Grundlagen zur Feststellung und Prüfung (durch medizinische Gutachter) einer bedingten oder einer nicht vorhandenen Eignung zum Führen von Kraftfahrzeugen. Die darin aufgeführten Erkrankungen mit einem möglichen Einfluss auf die Führerscheintauglichkeit reichen von Sinnes- über Bewegungsbehinderungen, Herz- und Kreislauferkrankungen, Diabetes bis zu den Krankheiten des Nervensystems und psychischen/geistigen Störungen. Aufmerksamkeitsdefizitsyndrome werden allerdings nicht genannt. Daher kann derzeit davon ausgegangen werden, dass AD/HS nicht automatisch zu einer ärztlichen bzw. neuropsychologischen Begutachtung führen muss. Gegebenenfalls würde eine ärztliche Stellungnahme bei einem durch positive Weiterentwicklung bzw. erfolgreiche Behandlung stabilisierten Krankheitsbild die Fahrtauglichkeit bejahen. Allerdings stellt sich in diesem Zusammenhang ein weiteres Problem, nämlich eine mögliche Beeinflussung der Fahrtauglichkeit durch Medikamente, die AD/HS-Patienten verordnet werden.

Medikamente und Fahrtüchtigkeit

Die meisten Psychopharmaka enthalten in den Beipackzetteln Informationen bezüglich der Fahrtüchtigkeit. Stellvertretend für alle Methylphenidat (MPH) enthaltenden Medikamente seien hier die Warnhinweise für Methylphenidat Ritalin® zitiert: *„Ritalin kann auch bei bestimmungsgemäßem Gebrauch das Reaktionsvermögen verändern. Sie können dann auf unerwartete und plötzliche Ereignisse nicht mehr schnell und gezielt genug reagieren. Fahren Sie nicht selbst Auto oder andere Fahrzeuge! Bedienen Sie keine elektrischen Werkzeuge und Maschinen! Arbeiten Sie nicht ohne sicheren Halt! Beachten Sie besonders, dass Alkohol Ihre Verkehrstüchtigkeit noch weiter verschlechtert. "*

Das retardierte Methylphenidat Concerta® enthält folgende Information: *„Concerta kann auch bei bestimmungsgemäßem Gebrauch das Reaktionsvermögen so weit verändern, dass z.B. die Fähigkeit zur aktiven Teilnahme am Straßenverkehr oder zum Bedienen von Maschinen beeinträchtigt wird. Dies gilt in verstärktem Maße in Zusammenwirken mit Alkohol. "*

Bei dem relativ neuen, mit dem MPH nicht verwandten Strattera® (Atomoxetin) wird darauf hingewiesen, dass das Medikament zu Müdigkeit bzw. Schläfrigkeit führen kann. Daher sollte man bei der Teilnahme am Straßenverkehr oder beim Bedienen von Maschinen vorsichtig sein, solange man nicht weiß, wie man auf Strattera reagiert. Da das Medikament erst seit kurzer Zeit auf dem Markt ist, gibt es noch keine fundierten Untersuchungen zu diesem Thema, so dass der Hinweis ernst genommen werden muss.

Generell muss man sich die Frage stellen, ob die Zulassungsbehörde vor allem bei Methylphenidat nicht genau das Falsche nahe legt, indem sie aus „Vorsichtsgründen" den Betroffenen suggeriert, sie würden sicherer handeln, wenn sie die Medikation, die nachweislich ihre neuropsychologischen Leistungen verbessert, nicht einnehmen würden. In Wirklichkeit zeigt nämlich die tägliche Erfahrung mit AD/HS-Patienten, dass ihre Unaufmerksamkeit bzw. Impulsivität unter der medikamentösen Behandlung deutlich nachlässt, die Konzentrationsfähigkeit und Ausdauer zunehmen und dadurch die Unfallgefahr minimiert wird. Gestützt wird diese Erfahrung durch wissenschaftliche Studien, die ebenfalls sehr eindrucksvoll belegen, dass die regelmäßige Einnahme von Methylphenidat das Unfallrisiko eher vermindert und die Fahrleistung eher besser wird (Cox DJ et al.: Effect of stimulant medication on driving performance of young adults with attention-deficit hyperactivity disorder; J of Nervous and Mental Disease, 2000, 188 (4), 230-4).

Unabhängig von diesen Erkenntnissen sollten die behandelnden Ärzte und Therapeuten mit impulsiven und aufmerksamkeitsgestörten Jugendlichen die erhöhten Risiken und die Frage der Verantwortung im Straßenverkehr ausführlich diskutieren. Dies beginnt nicht erst im Zusammenhang mit dem Führerscheinerwerb, sondern schon mit dem Problem des Helmtragens beim Fahrradfahren.

AD/HS und Wehrdienst

Nachdem in den vergangenen Jahren bereits einige Anfragen zur AD/HS-Problematik beim Bundesministerium für Verteidigung eingegangen sind, wurden dort Empfehlungen zur Begutachtung Betroffener erarbeitet. Diese Vorgaben finden ihren Niederschlag in den Tauglichkeitsrichtlinien (enthalten in der Zentralen Dienstvorschrift ZDv46/1), die die bundesweite und einheitliche Grundlage für alle Stellungnahmen im Rahmen der Musterung darstellen. Dabei gilt, dass in jedem einzelnen Fall die Vorlage eines ausführlichen Facharztbefundes des behandelnden Psychiaters erfolgen muss. Dieser sollte Angaben über Anamnese, Verlauf und Notwendigkeit der Medikamenteneinnahme enthalten. Beim Vollbild einer AD/HS und/oder einer medikamentösen Behandlungsbedürftigkeit besteht nach Ansicht des Ministeriums in der Regel Wehrdienstuntauglichkeit, und es kommt zu einer Ausmusterung. Patienten, die medikamentös behandelt werden, können grundsätzlich keinen Dienst an der Waffe leisten. Aufgrund der Medikamenteneinnahme sowie der oft verschlechterten Selbstkontrolle unter Belastung müssten alle Tätigkeiten mit hoher Sicherheitsrelevanz ausgeschlossen werden. Dies kann aber im Wehrdienstalltag nicht vollkommen sichergestellt werden. Ebenfalls kann nicht immer in notwendigem Umfang für die regelmäßige Medikamenteneinnahme gesorgt werden.

3. Was können wir als Eltern tun?

Stefanie Eiden

Diese Frage wird uns in der Praxis sehr häufig gestellt. Ihr Kind hat die Diagnose einer AD/HS bekommen oder es wurde der Verdacht auf AD/HS geäußert, und Sie fragen sich natürlich, was Sie denn anders machen können, um ihrem Kind zu helfen bzw. den Alltag etwas zu erleichtern.

Diese Frage lässt sich wie so vieles leider nicht mit einem Satz oder einem Ratschlag beantworten. Vielleicht sogar glücklicherweise, denn so birgt es auch die Chance, mal wieder auf Entdeckungsreise zu gehen und sich gezwungenermaßen die Zeit zu nehmen, so manche Routine genauer unter die Lupe zu nehmen und von einer anderen Seite zu betrachten. Nicht selten kommen dabei überraschend positive Dinge zum Vorschein, die längst im allzu bewegten Alltag mit einem AD/HS-Kind untergegangen sind. Dieses Kapitel bezieht sich im ersten Teil überwiegend auf den Aspekt der Verhaltensprobleme, Verhaltensauffälligkeiten und deren mögliche Veränderung. Im zweiten Teil werden die wichtigsten Punkte im Umgang mit den hypoaktiven Kindern angesprochen.

Alle Kinder unterscheiden sich voneinander. Jedes ist anders in seinem Charakter, seinem Temperament, seinen Schwächen und Stärken. Alle Kinder durchlaufen altersspezifische Entwicklungsphasen mit all ihren „Tücken" – unabhängig davon, ob sie nun eine AD/HS haben oder nicht. Jede AD/HS wiederum ist auch anders. Sie werden sicherlich festgestellt haben, dass Ihr Kind nur teilweise das Verhalten besitzt, das in der Literatur beschrieben steht, und sonst ganz anders ist. Oder dass Sie zwar viel bei Ihrem Kind wiedererkennen, aber diese Symptome nicht besonders stark ausgeprägt sind. Bei den einen steht mehr die Unaufmerksamkeit mit Hyperaktivität im Vordergrund, bei den anderen mehr die Unaufmerksamkeit ohne Hyperaktivität, d.h. die Träumerchen mit ihrem langsamen Arbeitstempo, bei manchen kommt die mangelnde Impulskontrolle hinzu usw. Es gibt viele Möglichkeiten. Hinzu kommt, dass jede Familiensituation eine andere ist: gibt es z.B. Geschwisterkinder, ist die Mutter überwiegend für die Erziehung verantwortlich, wie präsent ist der Vater, ist ein Elternteil alleinerziehend, wie belastet fühlt man sich selbst von seiner Situation, wie viele Reserven hat man derzeit und vieles andere mehr. Entsprechend unterschiedlich werden die Verhaltensmuster und die Art der Brennpunkte zu Hause sein.

Daraus lässt sich zunächst einmal schließen, dass die Frage, was Sie tun können, auf mehreren Ebenen betrachtet werden muss:

1. Was können Sie mit Ihrem Kind speziell tun? (Verhaltensauffälligkeiten stehen im Vordergrund; negatives Selbstwertgefühl, Fehlentwicklungen stehen im Vordergrund)
2. Was können Sie mit Ihrem Kind innerhalb der Familie tun?
3. Was können Sie als Eltern für sich tun?

3.1 Was können Sie mit Ihrem Kind tun?

3.1.1 Verhaltensauffälligkeiten

Damit Sie nachvollziehen können, was Sie mit Ihren Kindern tun könnten und vor allem warum, ist es nötig, Ihnen ein paar grundlegende theoretische Annahmen zu vermitteln. Wir orientieren uns dabei teilweise an dem von Döpfner et al. (2002) entwickelten Therapieprogramm sowie dem von Barkley (2002) entwickelten Handbuch für Eltern (s. Kap. 11). Viele unserer Erfahrungen resultieren aus der seit fünf Jahren turnusmäßig in der Praxis stattfindenden Elterngruppe. Das Konzept dafür wird ständig weiterentwickelt, und deren Wirksamkeit wurde 2005 in einer Studie untersucht.

Wie entsteht überhaupt eine Verhaltensauffälligkeit?

„Mein Kind verhält sich anders, sein Verhalten ist lobenswert, das Verhalten gegenüber den Mitschülern war nicht immer konfliktfrei, warum verhält sie sich nur so" usw. – der Begriff „Verhalten" wird ganz selbstverständlich und häufig benutzt. Doch was steckt dahinter? Wir beschäftigen uns nun mit der Frage, wie überhaupt ein Verhalten entsteht, denn so wird es vielleicht möglich sein, falsch Gelerntes *umzulernen* oder noch nicht Gelerntes *neu zu lernen*.

Es gibt je nach therapeutischer Ausrichtung verschiedene Erklärungsmodelle dafür, warum ein Mensch möglicherweise ein bestimmtes Verhalten zeigt. Während beispielsweise der psychoanalytische Ansatz die Erklärung in verborgenen unbewussten Konflikten sieht, legt die systemische Familientherapie ihr Hauptaugenmerk auf die im Familiensystem verborgene Dynamik. Diese lässt sich durchaus über mehrere Generationen hinweg beobachten, und es wird der Frage nachgegangen, warum ein Familienmitglied eine bestimmte Rolle quasi übernommen hat oder ihm diese zugeschrieben wurde (wie etwa der Kranke zu sein, der Sündenbock usw.). Wird das Muster klar, so wird häufig auch manches Verhalten erklärbar.

Da in aller Regel bei Eltern mit AD/HS-Kindern je nach Ausprägungsgrad mehr oder weniger schnell Handlungsbedarf besteht, orientieren wir uns im Folgenden an den verhaltenstherapeutischen Erklärungsmodellen. Das sich daraus ableitende Erziehungsverhalten ist im Alltag für Eltern unserer Erfahrung nach gut nachvollziehbar und vor allen Dingen umsetzbar. Für die Kinder wiederum bedeutet dies ebenso Klarheit und Konsequenz. Natürlich wäre es wünschenswert, wenn die angesprochenen Bereiche, wie unbewusste Konflikte und Familiendynamik, ebenfalls im Blickfeld bleiben würden und mit Hilfe therapeutischer Unterstützung aufgearbeitet und integriert werden könnten.

3.1.2 Entstehen oder Verändern von Verhalten durch Belohnung und Bestrafung

Jeder von Ihnen setzt zu Hause sicherlich Belohnungen ein, indem Sie zum Beispiel etwas versprechen („wenn du deine Hausaufgaben zügig machst, bekommst du nachher unterwegs ein Eis"). Oder Sie setzen eine Bestrafung ein („wenn du nicht bald fertig bist, darfst du eben nicht mehr raus zum Spielen"). Beides tun Sie, um ein bestimmtes Verhalten, das erwünscht ist, zu erreichen bzw. weil Sie möchten, dass es unterlassen wird („wenn du nicht sofort damit aufhörst, dann ...").
Das werden wir uns im Folgenden näher anschauen.

Belohnung

Eine Belohnung (Verstärkung eines Verhaltens) findet immer dann statt, wenn Sie ihrem Kind etwas Angenehmes zukommen lassen (z.B. ein dickes Lob, Süßigkeiten, Münzverstärker, eine gemeinsame Unternehmung, Punkte, lachende Gesichter oder Smilies, die eingetauscht werden können u.a.).
Eine Belohnung setzt man dann ein, wenn einem ein Verhalten gut gefällt bzw. man möchte, dass es auch weiterhin gezeigt wird. Dazu ist es notwendig, bewusst zu beobachten, welche Verhaltensweisen Ihnen an Ihrem Kind gut gefallen und was auch so bleiben sollte. Versuchen Sie Ihr Kind dafür zu loben, auch wenn Ihnen das Verhalten selbstverständlich erscheint. Sagen Sie ihm, was es gut gemacht hat, damit es das Lob zuordnen kann. Wichtig ist, dass Sie ein *reines* Lob geben – ohne Wenn und Aber. Sprechen Sie mit ihm über schöne Ereignisse des Tages. AD/HS-Kinder sind orientierungsloser als andere. Daher sind sie auf häufigere Rückmeldungen angewiesen.
Diese Formen der Belohnung sind bekannt und werden bewusst eingesetzt. Doch es gibt auch Formen der Belohnung, die dafür sorgen, dass nicht gewünschtes Verhalten aufrechterhalten bleibt.
Denn: Belohnung findet auch statt, wenn Sie ihrem Kind etwas Unangenehmes ersparen. Diese Form der Belohnung läuft natürlich ungewollt und nicht wissentlich ab. Aber sie funktioniert sehr gut, so dass man sich manchmal fragt, warum man bei bestimmten Verhaltensweisen machtlos bleibt.

Beispiel:
Sie fordern ihr Kind mehrmals auf, endlich sein Zimmer aufzuräumen. Für jedes Kind eine unangenehme Sache, für Kinder mit einer Aufmerksamkeitsstörung besonders unangenehm, weil es von jeder Kleinigkeit wieder abgelenkt wird und es tatsächlich sehr mühsam sein kann. Ihr Kind reagiert sehr wütend und ungehalten. Damit es nicht gleich wieder zum Streit kommt, sprechen Sie zunächst noch ruhig und freundlich mit Ihrem Kind, wenden sich ihm zu (das Kind erfährt etwas Angenehmes = Belohnung). Es nutzt bloß nichts, denn Ihr Kind möchte einfach nicht aufräumen und lieber weiterspielen oder anderes tun und tobt weiter. Sie wiederum haben dieses Theater satt,

lassen es zu guter Letzt in Ruhe und verzichten auf die Aufforderung, das Zimmer aufzuräumen (dem Kind wird etwas Unangenehmes erspart = Belohnung). Das Kind hat im Grunde genommen für sein Verhalten zwei Belohnungen erfahren (freundlicher Ton, Zuwendung, muss nicht aufräumen und kann weiterspielen).

Dieses Beispiel stellt eine ganz alltägliche Situation mit ganz verständlichen Verhaltensmustern dar. Bei genauerem Hinsehen erkennt man jedoch die Fallen, in die man tritt und die häufig dafür verantwortlich sind, wenn was nicht so funktioniert, wie man es sich vorstellt. Es wird uns immer wieder berichtet: „Wir haben schon alles versucht: Belohnung, Punktesystem, Bestrafung, mal klappt es, mal nicht; oder es funktioniert nur eine Zeit lang" und vieles andere mehr. Es lohnt sich, den Blick verstärkt auf die eigenen Reaktions- und Verhaltensmuster zu richten, um so manche „Falle" zu umgehen. Das Erkennen der Situationen (in der Fachsprache „Verhaltensanalyse oder Problemanalyse" genannt) ist der Schlüssel dafür, die Bedingungen oder die Reaktionen zu verändern (verdeckte Verstärkerprozesse), die häufig ein bestimmtes Verhalten aufrechterhalten.

Die Bedeutung von kurzfristigen und langfristigen Zielen

Betrachtet man das eben beschriebene Beispiel, so ist die kurzfristige Konsequenz in der Situation für das Kind, dass es einmal den Tisch nicht abräumen muss, beim anderen Mal das Zimmer nicht aufräumen muss und weiterspielen kann. Also tritt jeweils wieder ein angenehmer Zustand ein. Das Kind lernt, dass ein Wutanfall ein effektives Mittel ist, unangenehme Aufgaben zu umgehen. Für Sie als Eltern bedeutet dies zunächst ebenso kurzfristige Entspannung, da Sie einmal das Kind aus der Situation schicken, beim anderen Mal verzichten Sie. Auf alle Fälle eskalieren die Situationen nicht weiter, das Gemüt kann sich wieder beruhigen.

Langfristig bedeutet dies jedoch:
1. Das Kind lernt nicht, Dinge in Ordnung zu halten, entwickelt diese Fähigkeit nicht oder nur unzureichend, die allerdings von Kindergarten, Schule, Berufswelt und anderen Stellen von ihm erwartet wird. Es muss immer wieder mit Kritik oder abwertenden Rückmeldungen rechnen.
2. Die Situation hat sich zwar entspannt, jedoch entwickelt sich elterlicherseits zusehends eine Enttäuschung darüber, dass es immer wieder denselben Ärger gibt. Enttäuschung führt dazu, dass man nicht mehr die Wärme und Herzlichkeit aufbringt wie sonst. Das Verhältnis zum Kind kühlt etwas ab. So wie Zuwendung und Wärme eine Form von Belohnung darstellen, bedeutet umgekehrt ein weniger warmes oder gar im schlimmsten Falle abgekühltes Verhältnis eine Form der Bestrafung.

Die Rolle, die man in seiner elterlichen Verantwortung hat, ist nicht gerade leicht. Man möchte das Beste für sein Kind, es für seinen Lebensweg ausstatten, doch allzu häufig muss man die Rechnung ohne den Wirt machen. Denn die Kinder sehen das nicht unbedingt so, und anstatt einzusehen, dass man es gut mit ihnen meint, testen sie allzu gerne doch die Grenzen aus. Je nach Alters- und Entwicklungsstufe sieht das entsprechend anders aus. Dies gilt für alle Kinder. Diejenigen, die außerdem noch eine Aufmerksamkeitsstörung haben oder Anzeichen davon, stellen Sie im Besonderen auf die Probe und die Eltern vor eine Herausforderung. Die wütende Reaktion und Verweigerung einer Aufgabe ist jedoch nicht speziell nur bei AD/HS-Kindern zu erleben. Oppositionelles Verhalten findet man auch bei anderen; es ist durch die Anwendung eines Belohnungssystems gut zu beeinflussen.

Um die Konsequenzen besser durchhalten zu können, ist es ratsam, sich zu überlegen, was man seinem Kind für die Zukunft mitgeben möchte. Was soll es lernen, damit es Ihres Erachtens auf seinem Lebensweg zurechtkommt, und welche Fähigkeiten braucht es dazu? Jede Familie hat andere Ziele und Gesetzmäßigkeiten, andere Vorstellungen und Schwerpunkte (Pünktlichkeit, Selbstständigkeit im Aufstehen, Waschen, Kochen, Kontakte aufbauen, Hobbys pflegen, Verantwortung übernehmen können usw.). Hat man dies für sich und seine Familie klar, so fällt es leichter, mit einem einigermaßen guten Gefühl standhaft und konsequent zu sein.

Im Übrigen lassen sich solche Ziele bei älteren Kindern, insbesondere Jugendlichen, gut zusammen erarbeiten (zu empfehlen ist, dies schriftlich festzuhalten). Können die Kinder ihre eigenen Bedürfnisse bereits formulieren, Zukunftswünsche äußern, so nimmt man sie zum einen mit in die Verantwortung, zum anderen bietet man ihnen die Unterstützung, wie dies zu verwirklichen ist. In regelmäßigen Abständen sollte das „Arbeitspapier" und die Umsetzung gemeinsam angeschaut und aktualisiert werden.

Bestrafung oder negative Konsequenzen

Eine Bestrafung findet statt, indem für das Kind etwas Unangenehmes eintritt. Dies kann Kritik sein, Ausgrenzung, Isolation, Auszeiten und Ähnliches.

Ebenfalls eine Form von Bestrafung ist es, wenn dem Kind etwas Angenehmes entzogen wird (Gameboy wird weggesperrt, Ausgang gestrichen, Fernsehverbot erteilt u.a.). Diese Maßnahmen werden ganz bewusst und willentlich eingesetzt. Es gibt immer wieder Situationen, die solche Maßnahmen nötig machen, da beispielsweise eine Belohnung nicht mehr wirkt oder es sich aus der Gesamtsituation als logische Konsequenz ergibt (z.B. Auszeit bei aggressivem Verhalten). Manches kann den Kindern auch anderweitig widerfahren (wie Ausgrenzung durch andere). So unangenehm es sein kann, wird es kaum gelingen, ohne Bestrafung auszukommen. Die gute Absicht, Strafe zu vermeiden, kann zu anderen unbeabsichtigten Folgen führen.

Denn: Bestrafung findet auch statt, wenn die Atmosphäre aufgrund unausgesprochenen Ärgers oder dem Gefühl der Resignation oder Enttäuschung abkühlt und dies zur Folge hat, dass die Beziehung zwischen Ihnen und Ihrem Kind in eine ungesunde Schräglage gerät. Möglicherweise bröckeln das Vertrauen und das positive Gefühl füreinander. Und gerade das brauchen Eltern und Kinder in besonderem Maße, um so manche Durststrecke zu überwinden.

Wenn Sie ein Verhalten Ihres Kindes nicht für gut halten, überlegen Sie sich bitte genau, was Sie stattdessen sehen möchten. Häufig senden wir jede Menge Nicht-Botschaften, vergessen aber, weil es für uns selbstverständlich erscheint, dazu zu sagen, was eigentlich erfolgen soll. Eine Aufforderung wie z.B. „Renn nicht auf die Straße" könnte auch lauten: „Bleib auf dem Gehweg". Das Kind weiß genau, was es zu tun hat, und kann es sich somit einprägen. „Du sollst nicht ständig mit deinem Stuhl rumkippeln" könnte auch lauten: „Setz dich bitte an den Tisch ran, lass deine Füße auf dem Boden stehen" oder Ähnliches. Kinder wissen oftmals wirklich nicht automatisch, wie sie sich anders verhalten sollten.

Ein Grund für oppositionelles, verweigerndes Verhalten bei AD/HS-Kindern ist z.B. folgender: Die Kinder werden an so vielen Stellen dafür gerügt, dass sie kein Durchhaltevermögen besitzen (Barkley). Daher werden zusehends die Aufgaben vermieden, bei denen sie befürchten müssen, dass es bald wieder Ärger geben wird. Häufige Kritik kann eben dazu führen, dass insbesondere diese Kinder sich letztlich eher verweigern, als dass sie versagen. Die Verweigerung könnte also in gewisser Weise als Schutz vor dem Nicht-Können angesehen werden. Daher sollten insgesamt mehr die Belohnungen im Vordergrund stehen.

Unterstützt man diese Verweigerung unabsichtlich, so wie oben beschrieben (etwas Unangenehmes fällt weg), lernt das Kind auch nicht, seine Angst vor dem Versagen abzubauen und Zutrauen zu finden.

Wichtig ist zudem, dass Sie als Elternteile dieselbe Strategie anwenden, damit das Kind sich besser zurechtfindet. Sie sollten eine Strategie mindestens zwei Wochen versuchen, bevor Sie entscheiden, dass sie nicht wirkt.

Damit Belohnungen oder Bestrafungen effektiv sind, sollten sie direkt erfolgen. Das Kind muss sich auf Sie unbedingt verlassen können. Es muss sich sicher sein können: Wenn meine Eltern mir was sagen, halten sie das auch. Wenn Sie eine Belohnung versprechen, so tun Sie das, wird eine Bestrafung angekündigt, so ziehen Sie diese durch. Geschieht dies nicht, so entsteht im einen Falle Enttäuschung, im anderen u.U. Respektlosigkeit. Zudem erscheinen Sie unglaubwürdig, wenn Sie Vereinbarungen nicht einhalten.

Überlegen Sie sich am besten vor Ankündigung der entsprechenden Maßnahme, ob sie tatsächlich auch durchzuführen ist. Führen Sie eine negative Konsequenz durch, so beachten Sie, dass Sie Ihrem Kind die Regelverletzung benennen, damit es auch aus der Situation lernen kann („du darfst andere Kinder nicht schlagen"); Ihr Kind sollte sich äußern können, ohne dass Sie jedoch weiter darauf einsteigen und Grundsatzdiskussionen führen. In diesem Falle kann kein Grund zum Schlagen berechtigen. Die Konsequenz sollte sofort durchgeführt werden (z.B. entschuldigen und für 10 Minuten ins Zimmer verschwinden).

Zusammenfassend:
- Versuchen Sie sich auf die positiven Seiten Ihres Kindes zu konzentrieren.
- Loben Sie Ihr Kind.
- Versuchen Sie, konsequent und verlässlich zu sein.
- Sortieren Sie wichtige und weniger wichtige Verhaltensweisen.
- Belohnen Sie mehr als bestrafen.
- Bleiben Sie nicht bei der Kritik stehen, sondern sagen Sie ihrem Kind, wie es sich verhalten soll.

3.1.3 Verhaltensänderung durch Verstärkersystem (z.B. Punktepläne)

Wenn Lob nicht ausreicht, so wird in der Fachliteratur immer wieder ein Verstärkersystem empfohlen. Ziel dabei ist, dass durch Einsatz eines Verstärker- und Belohnungssystems ein bestimmtes Verhalten erreicht werden soll (z.B. selbstständig und unaufgefordert abends die Zähne zu putzen).

Diese Punktepläne lohnen sich insbesondere bei Routinedingen, die ansonsten täglich kräftezehrende Diskussionen bedeuten. Man erstellt eine Liste von Routineaufgaben übersichtlich auf Papier. Für jede gut erledigte Routineaufgabe gibt es einen Punkt. Am Ende des Tages werden die Punkte zusammengezählt und bei einer bestimmten erreichten Punktzahl erfolgt eine Belohnung. Die Art der Belohnung wird natürlich vorher mit dem Kind festgelegt, sowie auch die Anzahl der Punkte, die es erreichen muss. Der Zettel mit dem Punkteplan sollte an einem zentralen Ort aufgehängt werden, so dass er jederzeit für das Kind zugänglich und gut sichtbar ist. Auf diese Weise kann es selber kontrollieren, wie viele Punkte es bis zum Mittag oder Abend erreicht hat, wie viel ihm noch zur Belohnung fehlen usw.

Natürlich braucht man eine Art Übungsphase am Anfang. Das Kind sollte in den ersten Tagen immer wieder freundlich daran erinnert werden. Es ist jedoch erforderlich, dass Sie sich ab dem ersten Tag konsequent an die Abmachung halten, damit sich das Kind (und Sie natürlich auch) an das System gewöhnen und sich orientieren kann. Wichtig ist in der Übungsphase, dass Sie nicht mit dem heißesten Konflikt beginnen, sondern sich eine Aufgabe heraussuchen, von der Sie denken, das Ihr Kind sie gut schaffen kann. Erst wenn Sie etwas erfahrener mit dem System sind, setzen Sie mehr auf die Liste. Denn bedenken Sie, dass das Verhalten über viele Jahre erlernt wurde und sich nicht plötzlich innerhalb zwei Wochen umlernen lässt. Auch Rückfälle seien gestattet.

Der Zeitpunkt, an dem die Belohnung erfolgen sollte, richtet sich nach Alter und Reife der Kinder: Bei kleineren Kindern sollte die Belohnung unmittelbar auf ein erwünschtes Verhalten erfolgen. Bei ihnen funktioniert der Belohungsaufschub noch nicht so gut, d.h., sie können zum einen noch nicht so lange warten, bis die Belohnung erfolgt, zum anderen begreifen sie nicht den Zusammenhang, wenn die Belohnung und das positive Verhalten zeitlich zu weit auseinanderliegen. D.h., wenn bei einmaliger Aufforderung das Kind abends mit ins Bad geht und sich die Zähne putzt, wird im Anschluss eine Gute-Nacht-Geschichte gelesen. Dasselbe gilt für eine Bestrafung. Ein kleineres Kind wird nicht begreifen, warum es abends als Strafe keine Geschichte mehr vorgelesen bekommt, weil es morgens rumgetrödelt hatte.

Bei älteren Kindern ist es schon möglich, den Zusammenhang herzustellen. Sie erhalten ihre Belohnung am Ende des Tages und können so bereits über einen größeren Zeitraum hinweg mitbestimmen und entsprechend handeln. Manche sehen es sogar u.U. als Ansporn an, sich unter der Woche eine größere Sache zu verdienen, die dann am Wochenende erfolgt (z.B. eine gemeinsame Unternehmung wie Schwimmen gehen). Dabei werden die Punkte täglich gesammelt. Indem Sie gemeinsam ein „Sparkonto für gutes Verhalten" anlegen, werden die Kinder gleichzeitig mit in die Verantwortung genommen und erlernen eine Kompetenz, die sie fürs Erwachsenwerden benötigen. Jugendliche, denen man beispielsweise etwas Größeres in Aussicht stellt (z.B. die schon lange gewünschten Turnschuhe), schaffen es sogar, sich an ein mehrwöchiges Punktesammelsystem zu halten, um sich ihren Herzenswunsch zu verdienen. Übrigens ein guter Weg, den Punkteplan allmählich zu beenden, indem das Kind länger spart. Die Belohnung wird nicht mehr so häufig gegeben und steht nicht mehr täglich im Vordergrund. Das Lob sollte dafür jedoch unbedingt beibehalten werden, damit sich nicht die alten Verhaltensmuster wieder einschleichen.

Voraussetzung dafür, dass die Kinder sich auch anstrengen, ihre Punkte zu erreichen, ist natürlich, dass die in Aussicht gestellte Belohnung attraktiv genug ist. Ist der Anreiz nicht groß genug, haben Sie mit einem Punkte- oder Verstärkersystem wenig Chance. Der Anreiz für das Kind muss keinesfalls groß im Sinne von teuer sein – ganz und gar nicht. Sie müssen etwas finden oder mit ihrem Kind zusammen etwas finden, woran es Spaß hat und wofür sich seine Mühe auch lohnt. Dann hat die Sache Aussicht auf Erfolg.

Viele Eltern stellen sich die Frage, ob sie denn ihr Kind für alles belohnen sollen, was doch eigentlich selbstverständlich sein soll. Manche haben auch Sorge, dass ihre Kinder auf diese Art und Weise lernen, nur etwas zu tun, wenn sie etwas dafür bekommen. Die Erfahrung zeigt, dass es solange sinnvoll ist, Belohnungen einzusetzen, bis das Kind Entsprechendes gelernt hat. Wird es für das Kind zusehends selbstverständlich, morgens z.B. pünktlich aufzustehen oder sich selbstständig die Zähne zu putzen, so kann die Belohnung auch mal ausbleiben. Häufig schleicht sich das von selbst aus, es wird zusehends vergessen und ist kein Thema mehr.

Jedoch: Damit das Gelernte auch beibehalten wird, ist es wichtig, dass Sie Ihr Kind weiterhin dafür loben bzw. in gewissen Abständen die Belohnung einsetzen. Bis das Verhalten wirklich automatisch abläuft, bedarf es bei einem AD/HS-Kind vieler Wiederholungen. Haben Sie als Eltern genügend Geduld, beenden Sie den Punkteplan nicht zu schnell; frühestens zwei Monate, nachdem Veränderung stattgefunden hat.

Mit diesem Verfahren helfen Sie Ihrem Kind etwas auf die Sprünge, bestimmte Dinge, die es braucht, zu erlernen. Gehen Sie davon aus, dass Ihr Kind durchaus Stolz und Genugtuung erfährt, wenn es irgendwann bestimmte Dinge beherrscht und dies zu seiner Selbstwertsteigerung beiträgt. Von daher werden Belohnungen von ihrem Kind sicherlich nicht lebenslang eingefordert werden.

Zusammenfassend:

- Finden Sie die passenden Anreize für Ihr Kind.
- Haben Sie Geduld mit sich, verzeihen Sie sich Fehler.
- Haben Sie Geduld mit Ihrem Kind.
- Übersehen Sie großzügig Dinge, die nicht ganz so wichtig sind.
- Freuen Sie sich mit ihm über die Dinge, die es bereits geschafft hat.

3.1.4 Wirkungsvolle Aufforderungen

In den vorangegangenen Punkten ging es darum, wie Sie das Verhalten des Kindes möglicherweise durch Ihre Reaktionen und Maßnahmen beeinflussen können.

Ein Gesichtspunkt ist dabei noch näher zu betrachten, und zwar, wie überhaupt Aufforderungen an das Kind gestellt werden.

Häufiger kommt es vor, dass man den Kindern jede Menge Aufforderungen gibt („Häng mal bitte deine Jacke auf, stelle deine Schuhe ins Regal, und dein Schulranzen gehört nicht dahin, sondern an deinen Schreibtisch. Wenn du in dein Zimmer gehst, bring doch gerade eben das leere Glas mit, was du noch nicht aufgeräumt hast"). Bei dieser Menge wird nicht mehr nachkontrolliert, ob auch alles ausgeführt wird, und schnell wird es von den Kindern nicht mehr ernst genommen.

Das heißt also, Sie sollten nur das einfordern, was Sie bereit sind, mit den entsprechenden Konsequenzen durchzusetzen. Bleiben Sie in der Nähe Ihres Kindes, um zu sehen, ob es Ihrer Aufforderung auch nachkommt.

Die Menge der Aufforderungen sollte für Ihr Kind überschaubar sein. In aller Regel reicht eine Aufforderung für Ihr Kind aus, damit es sie auch ausführen kann. Größere Aufträge zerlegen Sie am besten in kleinere, überschaubare Schritte.

Bleiben Sie ruhig und sachlich. Zusätzliche Kommentare wie etwa „jeden Tag dasselbe, ich habe auch keine Lust mehr jeden Tag, wenn ich von der Arbeit komme...", sind zwar nachvollziehbar, aber lenken Ihr Kind nur vom Thema, von seinem Auftrag ab. Dies bedeutet, es vergisst wieder das Eigentliche, was es tun soll, und im schlimmsten Fall fängt es an zu diskutieren: „stimmt doch gar nicht, gestern habe ich meine Jacke sofort aufgehängt" usw. Formulieren Sie kurze, klare Aufforderungen. Geben Sie keinen Aufhänger für Diskussionen.

Aufforderungen werden sehr oft ganz allgemein gehalten, wie z.B. „räume bitte dein Zimmer auf". Ihr Kind versteht u.U. lediglich etwas ganz anderes darunter als Sie und bekommt anschließend geschimpft. Oder es weiß in seinem inneren Chaos wirklich nicht, wo es anfangen soll, und schafft es nicht, sich die Struktur zu geben. Um Unklarheiten zu vermeiden und Ihrem Kind Hilfestellung zu bieten, formulieren Sie ganz klar, was Sie unter Aufräumen verstehen, wie z.B.: der Boden soll freigeräumt sein, die Autos in ihre Kiste, die Bücher ins Regal, die Schmutzwäsche in den Wäschekorb usw. Schreiben Sie mit Ihrem Kind die wichtigen Punkte auf, so dass es ganz eigenständig und strukturiert seinen Auftrag erledigen kann.

Vergewissern Sie sich, dass Ihr Kind aufmerksam ist, wenn Sie ihre Aufforderung stellen. Rufen Sie ihm dies nicht aus der Ferne zu, sondern gehen Sie zu ihm hin, gehen Sie auf Augenhöhe mit Ihrem Kind, suchen Sie den Blickkontakt, fassen Sie es kurz an, damit es sich Ihnen widmet und Ihnen zuhört. Wenn Sie nicht sicher sind, dass Sie gehört oder verstanden wurden, lassen Sie sich besser die Sache noch mal wiederholen. So kann man sich unnötige Diskussionen im Nachhinein ersparen.

Wenn Sie eine Aufforderung stellen, sollten Sie sich keine erschwerten Bedingungen schaffen wie etwa einen laufenden Fernseher, Radio oder CD-Player. Dies lenkt zusätzlich ab. Außerdem sollte es für Ihr Kind möglich sein, seine Tätigkeit gut zu unterbrechen, damit zusätzlicher Ärger nicht vorprogrammiert ist. Musik kann man ausschalten, einen interessanten Film jedoch schwerlich unterbrechen, ohne das Gefühl zu haben, etwas zu versäumen.

Formulieren Sie keine Bitte, denn dies lässt die Möglichkeit offen, abzulehnen, sondern machen Sie eine klare Ansage, was Sie möchten.

Vergessen Sie nicht zu loben, wenn das Kind Ihrer Aufforderung nachkommt (ein Dankeschön, ein liebevoller Körperkontakt, ein Lob, was Ihrem Kind gefällt).

Zusammenfassend:
- Stellen Sie nur eine Aufforderung.
- Seien Sie eindeutig und klar in Ihren Anweisungen.
- Vergewissern Sie sich, dass Ihr Kind Sie hört und versteht, wenn Sie Aufforderungen an es richten.
- Vermeiden Sie ablenkende Situationen.
- Loben Sie Ihr Kind, wenn es Ihrer Aufforderung nachkommt.

3.1.5 Negatives Selbstbild, Lern- und Leistungsstörungen

Im Folgenden beziehen wir uns neben unseren eigenen praktischen Erfahrungen weitestgehend auf die von Simchen entwickelten „Hilfen für das hypoaktive Kind" (2004). Wie wir in der Praxis immer wieder feststellen, steht bei den hypoaktiven Kindern nicht die Verhaltensstörung im Vordergrund. Die Eltern kommen zur Diagnostik mit ihren Kindern, weil sie den Eindruck haben, irgendetwas stimmt da nicht. Nach außen hin wirken die hypoaktiven Kinder eher ruhig, lieb und angepasst. Die Auffälligkeiten kamen nach Angaben der Eltern mit Schuleintritt erst richtig zu Tage; gemeint sind Dinge wie „Ewigkeiten für die Hausaufgaben brauchen, auch in der Schule nicht fertig werden; zu Hause Gelerntes kann in der Schulaufgabe nicht mehr wiedergegeben werden; sie sind total vergesslich, klagen letzten Endes über Kopf- und Bauchschmerzen etc." Das heißt, bei diesen Kindern stehen die Lern- und Leistungsstörungen im Vordergrund, was zu einem extrem schlechten Selbstbild führt und worunter sie sehr leiden. Sie erleben ständig, dass sie eigentlich fleißig sind, sich anstrengen und doch nicht das Entsprechende dabei rauskommt. Sie denken und arbeiten langsam. Vielleicht bekommen sie sogar noch die Rückmeldung in der Schule, dass sie sich mehr anstrengen und sich besser konzentrieren sollen und es eigentlich besser könnten.

Dass sie die nötige Intelligenz für gute Leistungen haben, stimmt, dass sie es jedoch besser könnten, wenn sie nur wollten, stimmt nicht. In diesem Punkt tut man ihnen oft unrecht, denn ohne richtige Behandlung fehlen diesen Kindern tatsächlich ein paar wichtige Voraussetzungen, um entsprechendes Lernen zu ermöglichen. Nicht selten führt dies zur Verzweiflung, Resignation, was dann so aussehen kann, dass sie einfach nicht mehr mitmachen, erst gar nicht an bestimmte Dinge rangehen, sei es in der Schule oder auch im Kontakt zu anderen Kindern. Da sie sich meist unverstanden fühlen, an ihnen kritisiert wird, sie sich selbst als unfähig erleben, entwickelt sich naturgemäß ein katastrophales Selbstbild, was für eine gesunde Persönlichkeitsentwicklung äußerst ungut ist. Aus dieser ungesunden Selbsteinschätzung entstehen sogenannte Fehlentwicklungen wie körperliche Beschwerden (Kopfschmerzen, Bauchschmerzen, Einnässen, Einkoten), Rückzug (Babysprache, immer gleich weinen), depressive Reaktion (mich mag sowieso keiner), erlernte Hilflosigkeit („das kann ich nicht"), starke Erregungszustände (Motzen, Panikattacken, Blackouts), sich selbst schlagen, grimassieren und Ähnliches.

Aus diesen Erfahrungen resultiert, dass diese Kinder im häuslichen Umfeld, das wissen Sie als Eltern am besten, natürlich nicht nur lieb und geduldig sind. Die instabile Gefühlswelt in Form von Wutausbrüchen, schneller Erregbarkeit und Empfindlichkeit kommt dort durchaus zu Tage, was im Kindergarten oder gar in der Schule nicht so offensichtlich wird. Ebenso haben sie ihre Schwierigkeiten im Ordnung halten, im Beenden von Tätigkeiten, hören scheinbar nicht zu, und dies macht den Alltag mit ihnen häufig sehr anstrengend. Auf einige dieser Verhaltensweisen kann auch wie in den vorangegangenen Übungen besprochen reagiert werden. Hierbei können Sie als Eltern am ehesten einschätzen, wo sie was einsetzen müssen. Dennoch gilt es, bei den hypoaktiven Kindern nochmals einige Besonderheiten zu beachten.

Eltern als Trainer für ihre Kinder

Neben der negativen Selbstwertentwicklung werden zwei Kernprobleme des ADS beschrieben: zum einen eine gestörte Daueraufmerksamkeit und zum anderen eine Filterschwäche. Durch die gestörte Daueraufmerksamkeit fällt es den hypoaktiven Kindern sehr, sehr schwer, ihre Motivation, etwas zu verändern, aufrechtzuerhalten. Dies bedeutet, dass sie ganz leicht in alte Verhaltensmuster verfallen wie etwa Träumen, erlernte Hilflosigkeit und sich selber leid zu tun.

Hier sind Sie als Eltern in besonderem Maße gefragt. Sie sind eine Art Trainer oder Hilfs-Ich für Ihr Kind. Ihr Kind braucht die ständige Motivation von außen, solange bis seine alten Verhaltensmuster überwunden sind und es die Fähigkeit besitzt, sich selbst zu motivieren.

Da Sie als Eltern, als Familie diejenigen sind, die die meiste Zeit und die meisten Jahre mit Ihrem Kind verbringen werden, bieten Sie das beste Übungsfeld, und zwar ein geschütztes Umfeld, in dem Ihr Kind die Fähigkeiten lernen kann, die es zum Bestehen in der Welt braucht und die Sie ihm als Ausstattung mitgeben wollen.

Ein großes Ziel wäre dabei z.B. der Aufbau eines guten Selbstwertgefühls mit einer inneren Stärke, mit der sich das Kind nach außen hin durchsetzen kann, seine Meinung vertreten kann. Dazu gehört, dass es um seine negativen, aber insbesondere auch um seine positiven Seiten weiß, seine Fähigkeiten zeigen und Stolz auf sich entwickeln kann.

Gehen Sie davon aus, dass Ihr Kind noch nicht in der Lage ist, sich selbst positiv anzunehmen, und das es seine Mängel sehr wohl spürt. Von daher ist es um so wichtiger, dass es weiß, dass seine Eltern und seine wichtigsten Bezugspersonen es annehmen, so wie es ist, und ihm helfen, auf Entdeckungsreise zu gehen und zu seinen positiven Eigenschaften zu finden. Dies bedeutet, dass es ein Umfeld erfährt, in dem ihm aus den Mängeln, die es selbst belasten, nicht noch zusätzlich Vorwürfe gemacht werden. Dies ist nicht zu verwechseln damit, dass man dem Kind alles durchgehen lässt, es verwöhnt und alles abnimmt. Nein, es geht um eine liebevolle Atmosphäre, in der das Kind Unterstützung erfährt, an diesen Schwächen zu arbeiten. Es geht darum, ihm Mut zu machen, sich besser kennen zu lernen in seinen Schwächen und Grenzen, aber im Besonderen in seinen Fähigkeiten. Dazu benötigt es außerordentlich viel Lob und vor allem Anerkennung. Dies bedeutet natürlich für Sie als Eltern eine große Portion an Ruhe und Toleranz, die Sie aufbringen müssen, und ebenso Bewusstsein darüber, welche Stärken man selbst an seinem Kind sieht.

Tagesplan und Tagesbewertung

Da die Eigenmotivation für diese Kinder sich als sehr schwierig herausstellt, sollten Sie als direkte Bezugspersonen für eine feste Strukturierung, sanften Druck und Kontrolle mit der nötigen Konsequenz sorgen.

Eine gute Struktur fängt mit einer Tagesstruktur an. Diese sollte mit dem Kind zusammen erarbeitet, schriftlich festgehalten und sichtbar gemacht werden. Das Kind hat die Möglichkeit, zu bestimmen, was es heute erreichen möchte, d.h., was sein Tagesziel sein wird. Wie im ersten Teil des Kapitels beschrieben, können hier die Belohnungspläne zum Einsatz kommen.

Am Ende des Tages muss unbedingt kontrolliert werden und die entsprechende Konsequenz erfolgen.

Vorteil eines Tagesplans: Das Kind übt, sein Verhalten selbst zu beobachten und sich selbst einzuschätzen (Wie zufrieden war ich heute mit mir? Wie zufrieden war Mama oder Papa, mein Lehrer; was war heute nicht so gut, was habe ich besonders gut gemacht, warum hat was nicht geklappt, was hat mir nicht gefallen usw.). Auf diese Art und Weise lernt es sich selber besser kennen und ein Gefühl für seine Fähigkeiten und Grenzen zu bekommen.

Ein wichtiger Bestandteil dabei ist, dass am Ende des Tages eine Art **Tagesbewertung** stattfindet. Dies bedeutet, dass Sie mit dem Kind Bilanz ziehen und seine Leistung beurteilen. Wichtig dabei ist, dass das Kind lernt, auf was es achten soll, wenn es sich selbst beurteilt. Z.B. sind ein Bemühen und eine Anstrengungsbereitschaft durchaus wert, gelobt zu werden. Denn dies ist schließlich nicht selbstverständlich, sondern eher eine große Hürde. Durch Ihre Art der Beurteilung lernt auch das Kind zu differenzieren und nicht so voreilig den Schluss zu ziehen, dass es eh nichts kann. Dies bedeutet, dass es allmählich lernt, auf positive Dinge zu achten, und dass Sie es immer wieder darauf aufmerksam machen.

Dass Sie Ihr Kind loben und es dies auch annehmen kann ist eine Sache, genauso wichtig ist jedoch auch, dass sich das Kind selbst loben kann. Dies fällt den Kindern alles andere als leicht, doch auch hier können Sie eine gute Erinnerungsstütze sein, indem Sie z.B. auffordern: „Und was kannst du jetzt zu dir sagen?" Dieses „das habe ich gut gemacht" wird den Kindern sicher nicht leicht über die Lippen gehen, aber mit etwas Übung und Gewohnheit wird es immer besser.

Erfahrungsgemäß werden dem Kind erst im Verlauf der Therapiemaßnahme und Ihrer „Arbeit" zu Hause seine positiven Eigenschaften bewusst. In der Literatur wird ein **Verhaltenstagebuch** empfohlen, in welchem die Erfolge und Ziele im Überblick von Anfang an festgehalten werden. So besteht die Möglichkeit, auch im Rückblick die positive Entwicklung zu verfolgen, damit auch für alle klar bleibt: Nichts ist selbstverständlich so, wie es jetzt ist, sondern es ist mit Mühe erarbeitet worden. Eine Sache, auf die das Kind schwarz auf weiß stolz sein kann.

Umgang mit Lob und mit Fehlern

Für die Entwicklung des Kindes und seines Selbstwerts ist es bedeutend, dass es sich gemeinsam mit Ihnen über Fortschritte und Erfolge freuen kann; für manche Eltern ist es oftmals gar nicht so leicht, ein kräftiges Lob auszudrücken, sich wirklich für einen Erfolg zu begeistern, ohne dass eine innere Bremse gezogen ist durch den Gedanken, dass dies doch selbstverständlich sei. Viele Menschen haben es selbst nicht besonders gut gelernt, sich zu loben. Versuchen Sie es dennoch gegenüber Ihrem Kind, sehen Sie es als Übung für sich an und denken Sie daran: nichts ist selbstverständlich, und Ihr Kind lernt an Ihnen, sich selbst anzunehmen; dies braucht es als Handwerkszeug, um in der großen Welt klarzukommen.

Kinder lernen u.a. am Modell. Das heißt, Sie als Eltern oder wichtige Bezugspersonen haben die große Chance, Ihren Kindern zu vermitteln, wie sie mit Fehlern umgehen sollen. Kinder sollen im Umgang mit anderen Menschen Fähigkeiten lernen wie etwa Fehler eingestehen, sich entschuldigen, nachfragen, was sie anders machen könnten, usw. Dazu gehört auch, Kritik zu vertragen, ohne gleich gekränkt zu werden, da die Eigenschaft des Gekränktseins einem sonst sehr im Wege stehen kann. Fehler darf man machen; das Wichtigste dabei ist, dass man sie erkennt und dann korrigieren kann. Das gilt sowohl im Umgang miteinander als auch für die Hausaufgaben, Schulaufgaben usw. Die direktesten Lehrmeister, um einen guten Umgang damit zu lernen, können Sie in der täglichen Auseinandersetzung mit den eigenen Familienmitgliedern sein. Als Eltern muss man sich dabei vielleicht zunächst etwas umstellen, da man meist in der Chefposition ist und dabei die eigenen Fehler in den Hintergrund rücken. Fehler eingestehen und sich entschuldigen können drückt ja bekanntermaßen eine Form von Stärke aus und gefährdet sicher nicht das respektvolle Verhältnis zwischen Eltern und Kindern – das Gegenteil ist eher der Fall. Machen Sie sich dies einfach nochmal bewusst und gehen Sie offensiv damit um.

Verbesserung der Daueraufmerksamkeit und Konzentration

Wie anfangs erwähnt, haben die hypoaktiven Kinder Schwierigkeiten in der Daueraufmerksamkeit und im Filtern von Informationen. Sie sind im Denken umstellungserschwert, daher funktioniert dies etwas langsamer und sie können sich nicht so schnell anpassen. Für den Schulalltag bedeutet dies, dass sie nur die Hälfte des Stoffes mitbekommen. Zudem tun sie am ehesten das, was ständig eingefordert wird – Motivation muss immer wieder von außen kommen.

Eine hilfreiche und bewährte Methode, die übrigens auch im Marburger Konzentrationstraining zu finden ist, besteht im **Erlernen des inneren Sprechens** zur Verbesserung der Konzentration und Daueraufmerksamkeit. Das Kind lernt dadurch, sich selbst zu steuern, sich immer erneut zu sagen: „Ich muss mich konzentrieren, hier muss ich dranbleiben, ich muss aufpassen." Durch dieses innere Sprechen, die eigenen Befehle, können die ablenkenden Außenreize ausgeblendet werden. Dieses innere Sprechen oder leise Sprechen (dies fällt anfangs leichter) lässt sich hervorragend auf das Lösen von Problemen übertragen. Lautes oder leises bzw. inneres Sprechen ermöglicht ein strukturiertes Vorgehen (z.B. zuerst lese ich mir eine Aufgabe genau durch, dann wiederhole ich mit meinen Worten, überprüfe, ob ich es auch verstanden habe, gehe Schritt für Schritt vor und kontrolliere am Ende, ob ich nichts vergessen habe). Diese Methode können die Kinder ganz prima auch zusätzlich durch das Vorbild der Eltern lernen. Versuchen Sie mal bewusst ihre Gedanken beim Lösen von Problemen im Beisein des Kindes auszusprechen. Dies lässt sich leicht im Alltag einbauen. Denken Sie an Tätigkeiten wie Tisch decken, Kuchenbacken, Kochen, ein Bild aufhängen – Sie gehen selbstverständlich strukturiert vor – genau das müssen Ihre Kinder lernen.

Förderung von Meinung, Entscheidung und Verantwortung

Die hypoaktiven Kinder müssen im Besonderen Fertigkeiten lernen, um zu anderen Kindern, Jugendlichen, Erwachsenen in positiven Kontakt zu treten. Dies bedeutet, dass sie ihre genaue Beobachtungsgabe, die sie als starke Eigenschaft ja besitzen, bewusst und gezielt einsetzen. Im Alltag heißt das z.B., dass sie sensibel dafür werden, wenn ein Kind Blickkontakt zu ihnen aufnimmt, um dies entsprechend positiv zu bewerten und zu reagieren. Sonst ziehen sie sich wieder gekränkt zurück, weil sie denken, es wolle eh keiner mit ihnen spielen. Dieses Reagieren bedeutet allerdings auch, dass sie lernen, sich angemessen einzubringen, ihre Meinung zu äußern und, wenn nötig, ihre altersangemessenen Interessen und Bedürfnisse sowohl in der Freizeit, in der Schule als auch in der Familie durchzusetzen. Kein leichter Schritt für diese Kinder. Sie sind es eher gewohnt, rumzumotzen, zu quengeln oder letzten Endes aufzugeben. Nun sollen sie da womöglich rauskommen und in eine aktive Rolle schlüpfen, in der sie sich genau überlegen sollen, was sie eigentlich möchten, und dies auch noch deutlich äußern.

Gibt es ein besseres Übungsfeld als in der Familie? Wenn man gewohnt ist, eher ein angepasstes, zwar manchmal trotziges, aber doch eher empfindsames und weinerliches Kind vor sich zu haben, so kann es zunächst für beide Seiten eine Umstellung sein, sich vorzunehmen, das ängstliche Kind aktiv zur Meinungsbildung zu bewegen bzw. dazu, seine Interessen zu vertreten und sie durchzusetzen. Eine Möglichkeit wäre durchaus, das Erlernen dieser Fähigkeit in ein Belohnungssystem einzubauen.

Dazu gehört, dass das Kind sich in der Familie als wichtiges Mitglied betrachten kann. Natürlich ist für Sie als Eltern klar, dass Ihr Kind Ihnen wichtig ist, doch was Kinderherzen empfinden, das steht oftmals auf einem anderen Blatt, ohne dass Sie es persönlich nehmen dürfen. Eine Möglichkeit, ihm seine Wichtigkeit, seinen Platz in der Familie offiziell deutlich zu machen, kann beispielsweise sein, indem es Verantwortung in einem eigenem Tätigkeitsbereich übernehmen darf. Es bekommt Aufgaben, die man ihm zutraut, die es selbstständig erledigen kann, ohne ermahnt werden zu müssen. Wir empfehlen in der Praxis, insbesondere im Elterntraining, für solche Dinge einen Familienrat einzuberufen. Eine Methode, die sich bislang gut bewährt hat, denn alle Mitglieder müssen sich an die vereinbarten Regeln halten, alle werden wichtig und haben das Gefühl, ernst genommen zu werden. Dem betroffenen Kind helfen klare Anweisungen und klare Entscheidungen.

Umgang mit Ängstlichkeit und Unsicherheit

Oftmals ist das hypoaktive Kind ängstlich und unsicher, was es den Eltern nicht gerade leicht macht, adäquat zu reagieren. Leicht tendieren sie zum Verwöhnen. Die hypoaktiven Kinder wiederum lernen, ihre Angst einzusetzen, damit die Eltern entsprechend handeln. Doch auch in diesem Falle ist es nützlich, sich die langfristigen Ziele vor Augen zu halten, was man mit seinem Kind erreichen möchte. Ist der Punkt Selbstständigkeit dabei, so können Ihre kurzfristigen Konsequenzen entsprechend verlaufen, d.h. Sie lernen, sich nicht in aller Regel schützend vor ihr Kind zu stellen, wenn es z.B. gegenüber anderen keine Antwort geben möchte, oder lassen es nicht sofort oben in der Wohnung, wenn es nicht runter in den Hof gehen möchte zu den anderen Kindern und zu weinen anfängt. Solches Vermeidungsverhalten ist nicht zu unterstützen. Es gilt eher durch ein Belohnungssystem und systematische Begleitung des Kindes im Kontaktaufnehmen die Sache in Angriff zu nehmen und unter Berücksichtigung der bisher erwähnten Besonderheiten allmählich dieses Verhalten abzubauen.

Verbesserung der Wahrnehmung

Bei einem hypoaktiven Kind besteht eine aufgrund der besonderen Neurobiologie veränderte Wahrnehmung; sie verarbeiten das Aufgenommene anders, sind empfindlich, fügen ihr schlechtes Selbstwertgefühl hinzu, kombiniert mit Fantasie, so dass sie misstrauisch werden, unsicher und letztlich Ängste entstehen.

Nach Simchen (2004) könnte ein Wahrnehmungstraining mit täglichen Vorsätzen für das Kind zum Üben folgendermaßen aussehen:
- Ich sehe genau hin und überprüfe, ob die anderen das auch so sehen; ich höre genau hin, ob die anderen das auch so gehört haben.
- Ich merke mir das, was wichtig ist, ganz genau.
- Ich erzähle genau, wie alles war.
- Wenn mir etwas nicht passt, werde ich nicht gleich wütend.
- Ich überprüfe das, was ich gerade gesagt habe.
- Ich überdenke meine Reaktion, ich handle nicht spontan.
- Es gibt nicht nur gut und böse, daher falle ich nicht von einem Extrem ins andere.

- Warum habe ich schlechte Laune, was ist der Grund dafür?
- Welche Ängste stören mich?

Auswirkungen der Ängste

Eine Anmerkung sei zu den Ängsten gemacht, um diese besser nachvollziehen zu können. Das Kind ist, wie erwähnt, einer ständigen Reizüberflutung ausgesetzt, was sehr anstrengend ist. Kommt dazu eine innere Verunsicherung, so führen diese Ängste zwangsläufig zu einer noch größeren Verunsicherung hinsichtlich dessen, was die Kinder wahrnehmen, und demzufolge zu Ängsten. Sie wissen nämlich schlichtweg nicht mehr genau, auf was sie sich eigentlich verlassen sollen, was jetzt richtig ist. Dauern diese Ängste an, so kann dies zur psychischen Dekompensation führen. Das bedeutet, das Fass wird quasi zum Überlaufen gebracht und es entstehen Verhaltensreaktionen wie: sich schlagen, Kopf an die Wand stoßen, Ritzen mit Desorientierung und Erregung bis hin zur Panik.

Die Kombination eines geringen Selbstwertgefühls, großer Unsicherheit und veränderter Wahrnehmung sowie die vielen Ängste schaffen für die Kinder unwillkürlich eine gewisse Abhängigkeit von ihren Eltern; sie haben das Gefühl, ohne sie völlig hilflos und orientierungslos zu sein. Daher kommt es häufiger mal zu Trennungsängsten und der quälenden Angst, dass den Eltern etwas zustößt. Dies kann bis hin zu dem Wunsch gehen, dass sie lieber vor den Eltern sterben möchten und Ähnliches.

Sinn von Fantasie und Wegträumen

Ein klassisches Merkmal der hypoaktiven Kinder ist das Träumen; sie begeben sich in eine Fantasiewelt, in der sie regelrecht versinken und von rundherum nicht mehr viel mitbekommen, sei es vom Schulstoff, von Gesprächen in der Freizeit oder zu Hause. Dieses Ausklinken hat für die Kinder einen besonderen Effekt. Sie verarbeiten auf diese Art und Weise ihre Erlebnisse, und im Besonderen bekommt das Negative in irgendeiner Form einen erträglichen Sinn. Das heißt, es findet eine Art der Verarbeitung statt, eine Abwehr von noch immer nachhängenden schlimmen, unangenehmen Erlebnissen. Auf diese Weise wird das Erleben der Welt für das Kind erträglich und aushaltbar gemacht.

3.1.6 Spielzeiten

Die meisten Maßnahmen lassen sich besser umsetzen, wenn eine gute Grundstimmung herrscht. Kinder lassen sich besser etwas sagen, wenn sie sich angenommen und nicht kritisiert fühlen, Eltern können etwas sachlicher vermitteln, wenn sie nicht ständig angenervt sind. Als Erwachsener haben Sie sicher schon mal die Erfahrung gemacht, dass bei Konflikten mit anderen Erwachsenen manche klärende Aussprache weiterhilft, doch andererseits die Luft erst wieder dann so ganz gereinigt ist, wenn man etwas Positives miteinander macht und sich wieder anders erlebt. Bei Kindern nun gilt dies besonders. Daher ist zu empfehlen, eine Form zu finden, bei der wieder positive Gefühle Platz haben können, Eltern und Kind sich anders erleben können und die Situation nicht von vorneherein belastet ist.

Es bietet sich an, eine tägliche Spielzeit einzurichten von etwa 20 Minuten. Es soll eine heilige Zeit sein, die nur Ihnen und Ihrem Kind gehört. Kein Telefon sollte stören, keine Erledigungen noch schnell zwischendurch stattfinden. Auch Geschwisterkinder sollten in der Anfangsphase „verstaut" werden. Diese Minuten sollen sowohl für Sie als auch Ihr Kind eine entspannende Zeit sein. Das Kind darf auswählen, was es tun möchte. Es hat die Regie; lassen Sie es gewähren, übernehmen Sie nicht die Führung. Beobachten Sie zunächst nur und versuchen Sie vorsichtig mitzuspielen. Stellen Sie keine Fragen, machen Sie keine klugen Vorschläge. Beschreiben Sie lediglich laut, was es tut. Vergessen Sie nicht, Ihr Kind zwischendurch zu loben, ihm etwas Schönes zu sagen. Zeigen Sie nonverbal, einfach so Ihre Zuneigung, indem Sie es umarmen, ihm über den Kopf streichen. Diese gemeinsame Zeit soll Ihnen beiden die Möglichkeit geben, gemeinsam zu entspannen, gemeinsam Spaß zu haben, ohne Reibereien, ohne Konflikte. Nur so kann die Eltern-Kind-Beziehung sich verbessern. Vielleicht möchte Ihr Kind auch nur kuscheln, Ihnen dabei irgendwas erzählen. Hören Sie einfach nur zu, fragen Sie höchstens vorsichtig nach. Ein AD/HS-Kind hat viele Sorgen, was im turbulenten Alltag leider oftmals vergessen wird.

3.1.7 Weitere Tipps im Umgang mit einem AD/HS-Kind

Diese Tipps können mit kleineren Abstrichen, die Sie am besten einschätzen können, bei Kindern mit Hyperaktivität und ohne angewendet werden. Im Folgenden wird weiterhin von AD/HS gesprochen.

AD/HS-Kinder haben kein gutes Zeitgefühl. Zeit sollte man für sie sichtbar machen oder sie sollte genau beschrieben werden. Wenn Ihr Kind ruft, dass Sie ganz dringend kommen müssen, um sich was anzuschauen, nutzt es wenig, wenn Sie antworten: „Ich komme gleich." Manchmal kann dies der Anfang einer Streitspirale sein, weil sich das Kind nicht viel unter „gleich" vorstellen kann, schnell ungeduldig wird und nach zwei Sekunden beleidigt reagiert, dass Sie sich nie für seine Sachen interessieren. Definieren Sie beim nächsten Mal, was „gleich" für Sie bedeutet, wie etwa: „Ich bügele noch das Hemd fertig, dann komme ich."

Zeit kann man sichtbar machen mit Hilfe einer Küchenuhr, einer Sanduhr, je nachdem, was verdeutlicht werden soll. Somit können vorhersehbare Streitpunkte ausgeschaltet werden. Zum Beispiel: „Du darfst noch 10 Minuten Kassette hören, d.h., wenn der Zeiger da und da steht, dann komme ich, schalte aus, und dann wird geschlafen." Das Kind kann sich darauf einstellen und ist nicht überrascht, wenn Sie kommen und den Rekorder ausmachen. Sie ersparen sich u.U. ein Protestgeschrei.

Mit dem fehlenden Zeitgefühl ist auch die Schwierigkeit verbunden, sich auf Veränderungen einzustellen. Ein Leben im Hier und Jetzt bei AD/HS-Kindern bedeutet, dass es schwierig für sie ist, mit der Zukunft zu planen, sich auf Veränderungen einzustellen. Daher ist es z.T. schwierig, sich an einen gewissen Tagesplan zu halten, sich von einer Aktivität auf die andere umzustellen. Um so wichtiger ist es, für einen geregelten Tagesablauf zu sorgen und klare Strukturen zu geben. So wissen Ihre Kinder stets, was auf sie zukommt. Sie können eine Vorstellung entwickeln und lernen, sich auf neue Situationen einzustellen, dass z.B. nach dem Mittagessen eine Spielpause erfolgt und dann die Hausaufgaben dran sind. Mit einem kleinen zeitlichen Vorlauf lässt sich dies vorbereiten, wie etwa: „In 10 Minuten komme ich, dann geht's an die Hausaufgaben." Die 10 Minuten können, wenn notwendig, wieder sichtbar gemacht werden.

Geben Sie kurze, klare Anweisungen und texten Sie Ihre Kinder nicht zu. Die ersten Sätze werden gehört, der Rest verliert sich erfahrungsgemäß. Von daher ersparen Sie sich endlose Erklärungen, handeln Sie, sonst laufen Sie Gefahr, dass endlose Diskussionen folgen. Kinder diskutieren leidenschaftlich gerne über den Sinn oder Unsinn einer Aufgabe, die sie nicht erledigen wollen. Sie sind der Erwachsene, handeln in elterlicher Verantwortung und geben die Richtung an. Ihr Kind hat eine Aufmerksamkeitsstörung, für die es nichts kann. Bleiben Sie auf Ihrer Ebene und versuchen Sie in kritischen Situationen die Perspektive zu wechseln, sich in ihr Kind hineinzuversetzen und es nicht persönlich zu nehmen. Lassen Sie sich emotional nicht so weit hineinziehen, dass dieser Perspektivenwechsel nicht mehr gelingt. Sie sind der Erwachsene und sollten den Überblick behalten, nicht das Kind.

Es macht keinen Sinn, nach Zank, Stress und Müdigkeit sowie nach Misserfolgen oder vor größeren Ereignissen wichtige Dinge zu bereden. Warten Sie Momente ab, die tatsächlich ruhig sind, wenn Sie Zeit haben zuzuhören, Sie ihre Arbeit unterbrechen und Ihrem Kind signalisieren, dass Sie es ernst nehmen.

Sie können Dinge vorhersehen. Sie wissen als Eltern am besten, welche Situationen kritisch sind und wann es sicherlich Theater gibt, z.B. im Supermarkt, spätestens an der Kasse. Machen Sie Ihrem Kind kurz vorher die wichtigsten Regeln noch mal kurz und knapp klar, wie etwa: „Bleib an meiner Seite, fass nichts an und lass alles in den Regalen stehen, es wird nur gekauft, was auf dem Zettel steht." Werden die Regeln eingehalten, so gibt es auf dem Rückweg ein Eis oder noch eine Runde auf dem Spielplatz. Oder Sie wissen bereits im Vorfeld, dass sich Ihr Kind wieder hinter Ihnen verstecken wird oder von Ihrem Schoß nicht runtergeht. Überlegen Sie vorher, was Sie akzeptieren, was Sie möchten, treffen Sie vorher mit Ihrem Kind Vereinbarungen mit entsprechenden Konsequenzen.

Es macht Sinn, sich manchmal Ruhe zu verordnen. So sollen das auch die Kinder für sich lernen. Machen Sie sich und Ihre Kinder durchaus mal mit Entspannungsverfahren vertraut. Nicht nur passives Entspannen durch Kassette hören, sondern auch Verfahren wie muskuläre Entspannung nach Jakobson oder autogenes Training. Trauen

Sie dies Ihren Kindern zu. Nach anfänglichen Gewöhnungsschwierigkeiten schaffen die das erfahrungsgemäß sehr gut. Auch hypoaktive Kinder kennen das Gefühl der inneren Unruhe und brauchen Entspannung.

Sollten Sie feststellen, dass Ihr Kind zu Ihrem Entsetzen Lügen gebraucht, so gehen Sie zunächst davon aus, dass es sich um Notlügen handelt. Dies ergibt sich aus folgender Konstruktion: Ihr Kind ist voll von Selbstzweifeln und Unsicherheit; dazu kommen Merkschwäche und Vergesslichkeit. Daraus ergibt sich gezwungenermaßen, dass das Kind zu einer Notlüge greifen muss. Daher sehen Sie von der „Lüge" ab und geben Sie ihm die Chance, sich richtig zu erinnern.

Denken Sie daran, dass AD/HS-Kinder viel Bewegung brauchen. Bauen Sie in Ihre Familienunternehmungen immer wieder ausgedehnte Spaziergänge, Wanderungen oder Möglichkeiten zum Austoben mit ein.

Hypoaktive Kinder, die eher antriebsschwach sind, können durch regelmäßigen Sport an Schnelligkeit, Geschicklichkeit und Reaktionsvermögen dazugewinnen, insbesondere Ballspiele eignen sich sehr.

3.2 Was können Sie innerhalb der Familie tun?

Uns begegnet häufiger die Frage, wie man denn innerhalb der Familie mit all den Besonderheiten wie z.B. dem Belohnungssystem umgehen soll, insbesondere, wenn es noch Geschwisterkinder gibt.

Zum einen ist es möglich, den Kindern zu erklären, dass das eine Geschwister in gewissen Dingen unterstützt werden muss, da es ihm sonst schwer fällt, diese Dinge zu lernen. Daher sei es nötig, z.B. einen Plan zu machen, mit dem Punkte gesammelt werden können, usw.

Zum anderen werden Sie feststellen, dass es innerhalb der Familie Regeln gibt, die nicht nur für das AD/HS-Kind gelten, sondern dass Belohnungen oder negative Konsequenzen bei allen anderen auch einsetzbar sind. Bilden Sie einen Familienrat, stellen Sie die für Sie wichtigen Regeln auf und besprechen Sie, welche für alle gelten, welche speziell für den einen oder den anderen angesagt sind. So bleibt für alle Familienmitglieder durchschaubar, was Sache ist, und es entsteht kein Missmut. Außerdem hat jeder auf seine Weise seine Besonderheiten und das AD/HS-Kind gerät nicht in eine Sonderrolle. Die Tatsache, dass bei Nichteinhaltung der Regeln Konsequenzen folgen, kann für alle gleichermaßen gelten. Dies sind keine AD/HS-spezifischen Maßnahmen, sondern letzten Endes auf alle übertragbar. Jedes Kind muss gewisse Dinge erlernen, nur mit dem Unterschied, dass Sie als Eltern bei einem Kind mit einer Aufmerksamkeitsstörung ein paar Feinheiten mehr berücksichtigen müssen.

Für jedes Kind ist es wichtig, dass es seine besonderen Zeiten mit seinen Eltern oder einem Elternteil hat. Von daher sorgen Sie dafür, dass Sie immer wieder Ihre Einzelunternehmungen mit Ihren Kindern haben, sodass die positive Grundstimmung zu Ihnen sowie eine Vertrauensbasis erhalten bleibt; oder, falls sie in Schräglage geraten ist, sich wieder zurechtrücken kann. So wird auch die Familienatmosphäre im Gesamten besser bleiben. Sie selbst können sich in der Einzelsituation mit Ihrem Kind in einer stressfreien Situation, einer Freizeitaktivität anders erleben. Spaß steht im Vordergrund und nicht Druck oder nervige Alltagsbewältigung.

3.3 Was können Sie für sich tun?

Besser noch sollte es heißen: Was sollten Sie für sich tun?
Vergegenwärtigen Sie sich immer wieder, dass Sie ein anstrengendes Kind, eine große Aufgabe zu bewältigen haben. Alle Kinder sind in bestimmten Entwicklungsphasen mal mehr oder weniger anstrengend. Kinder mit einer Aufmerksamkeitsstörung fordern ihre Eltern in besonderem Maße. Seien Sie nachsichtig mit sich, geben Sie sich keine Schuld, wenn Sie nicht perfekt sind. Außerdem, auch wenn Sie es vielleicht nicht gerne wahrhaben wollen: Sie haben nur bedingt die Dinge in der Hand. Die Kinder mit ihrem Wesen, ihrem Charakter, ihrer Veranlagung bestimmen selbst ihren Teil. Das macht Erziehung eben so schwierig. Immer wenn man denkt, jetzt hat man seinen Weg gefunden, kommen die Kinder in die nächste Entwicklungsphase, und Sie können sich wieder auf die Suche nach neuen Wegen machen. AD/HS-Kinder stellen eine ständige Herausforderung dar und können einen an den Rand der Verzweiflung bringen. Logischerweise macht man da öfter Fehler. Aber verzeihen Sie sich selbst. Es gibt keinen Grund, sich schuldig zu fühlen, denn schließlich sind Sie doch immer wieder bereit, sich am nächsten Tag wieder aufs Neue auseinanderzusetzen und Ihre Unterstützung anzubieten.
Sorgen Sie dafür, dass Sie Ihre Akkus regelmäßig wieder aufladen. Nehmen Sie sich die Zeit, denn nur dann, wenn Sie selbst etwas vom Leben haben, können Sie Ihrem Kind etwas geben. Urlaub vom Kind tut jedem gut. Für manche im ersten Moment vielleicht ein ungewohnter Gedanke, denn in erster Linie kreist alles um die Kinder und wie das Leben einigermaßen zu bewältigen ist. Zudem sind die Gewohnheiten häufig so eingefahren, dass die Idee, sich egoistisch etwas Gutes zu tun, gar nicht aufkommt.
Wenn Sie sich mit Ihrem Partner, soweit vorhanden, absprechen, wird das Organisieren von Freiräumen eher leichter sein. Damit keiner von Ihnen das Gefühl hat, zu kurz zu kommen, gibt es z.B. die Möglichkeit folgender Vereinbarung: Jedem von Ihnen stehen im Jahr eine bestimmte Anzahl Urlaubstage von der Familie zur Verfügung. Was man damit macht und wie man sie nimmt, sei einem selbst überlassen, eine Woche alleine wegfahren oder einzelne Tage zum Wandern, Baden oder Sonstigem nutzen.
Genauso wichtig ist es, mit seinem Partner gemeinsam etwas zu unternehmen. Kinder sind häufig eine Probe für eine Beziehung – schwierige Kinder in besonderem Maße. Es ist umso wichtiger, sich nicht aus den Augen zu verlieren, sich gemeinsame Auszeiten zu gönnen und sich nicht als genervte Eltern, sondern als Paar zu erleben. Im

ersten Moment scheint es für viele oft aussichtslos, sich Freiräume zu schaffen, und es gibt viele gute Gründe, dass es nicht gelingen kann. Doch erfahrungsgemäß tun sich im zweiten Anlauf doch Möglichkeiten auf. Seien es Freunde, die mal für einen Kinoabend zur Betreuung der Kinder zur Verfügung stehen, Großeltern, denen man sein Kind in den Ferien doch mal für ein paar Tage zumuten kann, Nachbarn, die man fragen könnte, und und und.

Erkennen Sie die Wichtigkeit und erfahren Sie nochmal, wie gut Ihnen eine gemeinsame Unternehmung tut, so gelingt es Ihnen auch, dies zu organisieren.

Eine weitere Möglichkeit, sich Entlastung zu verschaffen, sind **Selbsthilfegruppen** (Adressen in Kap. 13.20) oder **Elterntrainings** (s. Kap. 10.1). Hier kann man auf Gleichgesinnte treffen, man kann sich mit anderen Eltern austauschen, die wissen, „wie es mit einem AD/HS-Kind ist". Viele Fragen lassen sich beantworten, man hört die Erfahrungen der anderen, bekommt den ein oder anderen Tipp, Unsicherheiten können geklärt und Möglichkeiten für vieles eröffnet werden.

4. Mit AD/HS häufig verbundene Teilleistungs-schwächen bzw. umschriebene Entwicklungs-störungen

Markus Fellner, Christian Schaipp, Klaus Werner Heuschen

Immerhin 25% der Kinder, die unter einer Aufmerksamkeitsschwäche leiden, entwickeln zusätzlich eine Lese-/Rechtschreibstörung (Legasthenie) oder eine Rechenstörung (Dyskalkulie). Diese Störungen zählen zu den sogenannten umschriebenen Entwicklungsstörungen. Umgekehrt finden wir aber auch bei den Kindern, die uns in erster Linie zur Abklärung einer Legasthenie bzw. Dyskalkulie vorgestellt werden, sehr häufig ein AD/HS. Die genauen Zusammenhänge zwischen AD/HS und den umschriebenen Entwicklungsstörungen sind leider noch viel zu wenig bekannt. Ihr gemeinsames Auftreten erschwert aber die Behandlung. Im Folgenden werden die beiden Teilleistungsschwächen beschrieben, die uns in der Praxis am häufigsten begegnen. Bei manchen Kindern verbirgt sich zudem eine zentrale auditive Verarbeitungs- und Wahrnehmungsstörung (ZAWS). Insbesondere bei einem Legasthenieverdacht sollte eine entsprechende Abklärung erfolgen. Um ein besseres Bild davon zu bekommen, wird im Anschluss näher darauf eingegangen.

4.1 Legasthenie

4.1.1 Was ist das und woran kann man sie erkennen?

Unter Legasthenie versteht man eine spezifische Störung in der Lese- bzw. Rechtschreibfertigkeit, die bereits gegen Ende des 19. Jahrhunderts wissenschaftlich als sogenannte „Wortblindheit" (Morgan, 1895) beschrieben wurde. Da die Legasthenie unabhängig von der Intelligenz ist, fällt sie in den Bereich der sogenannten Teilleistungsstörungen. Zudem sollte Legasthenie nicht als eine Krankheit, sondern als eine spezifische und im Prinzip nur geringfügige Funktionsstörung des Gehirns begriffen werden. Neuesten Forschungsergebnissen zufolge sind 7 bis 9% der Bevölkerung von einer Legasthenie bzw. Lese-Rechtschreibstörung betroffen. Die Schwäche kann im Lesen und Schreiben gleichermaßen auftauchen, aber auch nur auf Lesen oder Schreiben beschränkt sein. Typische Kennzeichen der Legasthenie sind:

- Vertauschen, Weglassen, Hinzufügen, Verwechseln oder Umstellen von Buchstaben beim Schreiben, übermäßig viele Rechtschreibfehler vor allem im Diktat und Aufsatz – weniger in der Nachschrift
- Verlangsamtes, abgehacktes Lesen
- Lesen, ohne zu verstehen, was man gelesen hat
- Schwierigkeiten, Silben oder kurze Wörter als Ganzes zu erfassen

4.1.2 Wie kommt es zu dieser Teilleistungsschwäche – was ist die Ursache?

Als Ursache einer Legasthenie gilt eine vermutlich genetisch bedingte neuropsychische Funktionsstörung vorwiegend in den Sprachzentren der linken Hirnhälfte. Während man früher annahm, dass die Störung in erster Linie in den Netzwerken visueller Informationsverarbeitung festgelegt ist, zeigen neuere Forschungsbefunde, dass sie doch eher im Bereich der Verarbeitung von gehörten (auditiven), einzelheitlichen, rasch aufeinanderfolgenden (seriellen) Informationen liegt. Die kurzen oder schnellen Laute wie b, t, d, g, p, die sog. Stoppkonsonanten, sind hiervon am häufigsten betroffen. Das Kind erhält unscharfe Klangbilder und kann ähnliche klingende Buchstaben nicht unterscheiden. Pathologische Befunde betreffen darüber hinaus die Fähigkeit zur Lautanalyse, -synthese und das Lautgedächtnis. In manchen Fällen lässt sich aber doch auch eine Störung der visuellen Wahrnehmungsfähigkeit nachweisen. Problematisch ist hier ganz ähnlich die Registrierung serieller, nicht besonders kontrastreicher Seheindrücke, vor allem eben der Buchstaben. Auch Blickbewegungen der Augen beeinflussen das Aufnehmen von Informationen. Erfolgen sie nicht geordnet, werden Buchstaben nicht schnell genug erkannt und in ihrer Reihenfolge vertauscht. Die funktionelle Störung im Bereich der auditiven bzw. visuellen Informationsverarbeitung ist eine sogenannte **Teilleistungsstörung**. Das heißt, dass bei der Legasthenie keine Minderbegabung der allgemeinen Intelligenz vorliegt, sondern dass „nur" ein bestimmter Teilbereich der Informationsverarbeitung schwach entwickelt ist – oft sind dafür aber andere Teilbereiche wie das räumliche Denken gut ausgebildet.

Probleme im Bereich der auditiven/visuellen Informationsverarbeitung bewirken im Falle der Legasthenie v.a. eine Störung der Codierung von Gehörtem (auditiv) zu Geschriebenem (visuell) sowie umgekehrt. Die Schnittstelle zwischen auditivem und visuellem Informationsverarbeitungssystem arbeitet sozusagen fehlerhaft, so dass die Automatisierung in diesem Bereich nicht ausreichend zustande kommt. Das heißt, Legastheniker haben Schwierigkeiten, Gehörtem bzw. auditiven Konzepten die richtigen Buchstaben, Silben oder Wortteile zuzuordnen. Darüber hinaus kommen meist Probleme im auditiven Kurzzeitgedächtnis und der auditiven Unterscheidungsfähigkeit hinzu. Meist haben Legastheniker auch Schwierigkeiten mit der Sequenzierung (Reihung) von Buchstaben und Wörtern. Wenn Legastheniker gleichzeitig zum Lesen oder Schreiben sich noch auf etwas anderes (z.B. den Inhalt beim Aufsatz) konzentrieren müssen oder durch andere Reize abgelenkt werden (z.B. Prüfungsangst, dem Wunsch, jetzt lieber zu spielen, oder durch das Verhalten anderer Kinder), wird es für sie noch schwieriger zu lesen oder zu schreiben. Umgangssprachlich kann man sagen, dass Legasthenikern das selbstverständliche „Sprachgefühl" für die richtigen Schreibweisen fehlt. Hier ist allerdings zu beachten, dass Legasthenie nicht das Gefühl für Sprache im Hinblick auf Ausdruck, Bedeutung, Inhalt oder literarische Kreativität beeinträchtigt. Die Störung bei einer Legasthenie liegt im Bereich des auditiven

Systems und nicht im Bereich des semantischen Gedächtnisses (vgl. Klicpera & Schabmann & Gasteiger-Klicpera 2007; Warnke et al. 2002).

4.1.3 Wie kann man eine Legasthenie feststellen (Diagnose)?

Den Kern der Legasthenie-Diagnostik bilden der Vergleich zwischen den Lese-Rechtschreib-Leistungen und dem allgemeinen Intelligenzniveau sowie die Untersuchung der emotionalen Befindlichkeit, d.h. wie geht es dem Kind mit dieser (bislang meist noch nicht diagnostizierten) Störung, welchen Leidensdruck hat es, wie geht es damit um usw.

Zur Legasthenie-Diagnostik gehört daher immer ein Intelligenztest. Die Rechtschreibleistung wird mit dafür vorgegebenen Tests (je nach Alter oder Schulklasse) abgeprüft. Die qualitative Fehleranalyse ist dabei sehr wichtig für die Therapieplanung, weil Legastheniker ihre Schwierigkeiten in ganz unterschiedlichen Teilbereichen haben. D.h., es werden nicht nur die gemachten Fehler gezählt, sondern es wird auch berücksichtigt, welche Fehler gemacht werden.

Die Überprüfung der Leseleistung erfolgt ähnlich. Vorgegebene Wortreihen und Texte werden sowohl bezüglich Lesezeit als auch der Art des Lesens untersucht. Eine Legasthenie wird dann vermutet, wenn ein signifikanter, d.h. erheblicher Unterschied zwischen den Ergebnissen der Intelligenzleistung und den Leistungen im Lesen und/oder Schreiben besteht. Das bedeutet, dass nach diesen Kriterien Kinder mit schwacher Intelligenz nicht als Legastheniker diagnostiziert werden können, obwohl bei allgemeiner Minderbegabung auch Lese-Rechtschreibstörungen vorkommen können und eine spezielle Therapie durchaus sinnvoll wäre.

Es ist zu beachten, dass sich die Teilleistungsstörung negativ auf das allgemeine Ergebnis der Intelligenzmessung auswirken kann und damit den Intelligenzwert oft in nicht unerheblichem Maße verzerrt. Von daher ist es gelegentlich nötig, als Intelligenzwert das Ergebnis auf der sprachfreien (nonverbalen) Skala oder der Skala des „ganzheitlichen Denkens" zu verwenden. Zudem findet sich häufig ein signifikanter Unterschied zwischen den Leistungen im einzelheitlichen (seriellen) und im ganzheitlichen (räumlichen) Denken.

Bei einer umfassenden Legasthenie-Diagnostik sind zum einen die Testergebnisse hinsichtlich der erreichten Werte zu berücksichtigen, zum anderen gibt es darüber hinaus auch noch weitere Punkte zu beachten:

- Sinnesstörungen im Bereich der Seh- und Hörfähigkeit sollten durch medizinische Untersuchungen ausgeschlossen werden.
- Bei einem Verdacht auf Probleme im Bereich der visuellen Wahrnehmung muss eine spezielle Abklärung erfolgen.
- Eine Untersuchung der akustischen Differenzierungs- und Merkfähigkeit sollte routinemäßig durchgeführt werden.

- Die Konzentrationsfähigkeit wird untersucht, um bei Hinweisen auf eine kombinierte Aufmerksamkeitsdefizit-/Hyperaktivitätsstörung (AD/HS) weitere Diagnostik einleiten zu können.

In der Entwicklungsanamnese von Legasthenikern ist zu berücksichtigen, dass Sprachentwicklungsstörungen bzw. -verzögerungen häufig sind. Bei Auffälligkeiten in der Sprachentwicklung empfehlen sich entsprechende Untersuchungen der sprachlichen Fähigkeiten (z.B. PET, HSET) und ggf. eine logopädische Behandlung.

Hinsichtlich der Vermutung, dass eine erbliche Veranlagung vorliegt, sind legasthenische Auffälligkeiten anderer Familienmitglieder oftmals erste Hinweise.

Um die geeignete Behandlung anzuraten, sind Informationen über das Sozialverhalten des Kindes und die Einschätzung seines Selbstwertgefühls wichtig. Hier sind oftmals Angaben aus der Geschichte der Familie und des Kindes (Anamnese) nützlich.

Die anfangs erwähnte Untersuchung der emotionalen Befindlichkeit kann mit Hilfe orientierender und projektiver Verfahren, durch Beobachtungen und Eindrücke während des Testverlaufs sowie mit Hilfe der Beschreibungen von Seiten der Eltern erfolgen (vgl. Döpfner et al. 2004).

4.1.4 Mit welchen Folgen muss gerechnet werden?

Durch die Schwäche im Lesen bzw. Schreiben entsteht für die betroffenen Kinder in der Schule ein zunehmender Leidensdruck mit entsprechender psychischer Sekundärsymptomatik – sogenannte „psychosoziale Folgeschäden". Dies bedeutet, dass neben dem Leidensdruck, nicht richtig lesen und schreiben zu können, zusätzlich weitere Probleme entstehen, die der Seele des Kindes schaden. In der Fachsprache wird hier von einem „sozialen Integrationsrisiko" oder auch einer „drohenden seelischen Behinderung" gesprochen. Typische Dinge, die aus einer Legasthenie folgen können (Sekundärsymptome), sind:

- Schulprobleme, Lernschwierigkeiten, Konzentrationsschwierigkeiten
- Übungsunlust, Misserfolgsorientierung, Motivationsprobleme
- Schulangst
- Selbstwertproblematik
- Probleme im Sozialverhalten, d.h. im Kontakt zu anderen Kindern und Erwachsenen
- Psychosomatische Reaktionen (Bauchweh, Kopfweh, Fieber usw.)

Meist fällt die Symptomatik einer legasthenischen Störung erst gegen Ende der 2. Klasse oder später auf. Bis dahin hat ein von Legasthenie betroffenes (aber noch nicht als solches erkanntes) Kind schon lange Zeit die Erfahrung gemacht, Lesen und Schreiben nicht oder nur sehr eingeschränkt zu können. Durch diese Erfahrung wird alles, was mit Lesen und Schreiben zu tun hat, als unangenehm bzw. beängstigend erlebt und deshalb vermieden. Das Interesse an Lesen und Schreiben wird immer weniger. Die Eltern versuchen in der Regel im Gegenzug, ihr Kind zum Lesen und Schreiben zu motivieren und den Abfall der Leistungen durch verstärktes häusliches Üben zu beheben. Die gemeinsamen Lösungsstrategien führen jedoch zwangsläufig zu Frustrationen bei Kind und Eltern, und es entstehen Konflikte, die das familiäre Zusammenleben erheblich beeinträchtigen können. Kind und Eltern erleben sich zunehmend als versagend: Das Kind versucht mit allen möglichen „Tricks" der schmerzhaften Auseinandersetzung mit seiner Unfähigkeit auszuweichen. Da die Eltern nach einer Erklärung für das Versagen suchen, bekommen sie häufig Schuldgefühle und ärgern sich über die Unwilligkeit ihres Kindes. Sie erleben dieses Verhalten häufig als Faulheit oder Sturheit. Über die elterliche Reaktion verunsichert, entwickeln die Kinder ihrerseits Schuldgefühle, denen sie dann auch wieder nur durch Vermeidungsverhalten begegnen können – ein Teufelskreis.

Das Misserfolgserleben führt beim Kind (und häufig auch bei den Eltern) nach und nach zu einer allgemeinen Misserfolgsorientierung, d.h. alle rechnen schon mit dem Schlimmsten und glauben an keinen Erfolg mehr. Dies kann zur Folge haben, dass die Motivation und die Leistungen in den anderen Schulfächern auch „den Bach runter gehen". So kann sich beispielsweise eine Legasthenie auf die Rechenleistung auswirken, obwohl häufig die Intelligenzbereiche (ganzheitliches, räumliches Denken), die für das Rechnen zuständig sind, gut entwickelt sind. Die schlechten Rechenleistungen liegen zum einen daran, dass das Selbstvertrauen der Kinder geschwächt ist und sie sich an Misserfolgen orientieren. Zum anderen geraten gerade Kinder mit einer Lesestörung bei textreichen Leistungsnachweisen in große Zeitprobleme. Das betrifft Textaufgaben, Rechenrätsel in Mathe, aber auch Textbearbeitungen in Deutsch, Englisch und in Nebenfächern, deren Aufgabenstellung erst mal gelesen und das mühsam Gelesene auch verstanden werden muss. Das Lesen der Aufgabenstellung erfordert mehr Zeit als vorhanden, und folglich werden die Kinder in den Proben nicht fertig.

Die Fremd- und Selbsteinschätzung, dumm zu sein, ist dann nicht mehr weit weg. Oft kommt dann irgendwann der Zeitpunkt, am dem diese Kinder am liebsten gar nicht mehr zur Schule gehen würden.

Die Lehrer erleben sich gegenüber dem Versagen der von Legasthenie betroffenen Kinder (deren Legasthenie aber noch nicht erkannt ist) meist als hilflos und können dadurch u.U. das Scheitern der Kinder als Scheitern ihrer pädagogischen Arbeit erleben. Zudem werden die Lehrer nicht selten von den betroffenen Eltern beschuldigt, ihr Kind nicht richtig zu fördern. Wenn dann die Lehrer im Gegenzug den Eltern ankreiden, sich zu wenig um ihr Kind zu bemühen, entsteht ein weiterer Regelkreis gegenseitiger Schuldzuschreibungen.

Die schulische Laufbahn legasthenischer Kinder kann gefährdet sein. Aufgrund der schlechten Leistungen im Fach Deutsch und in den Fremdsprachen, zusammen mit den nicht selten zunehmend schlechten Leistungen (als Sekundärsymptom) in anderen Fächern, droht das „Sitzenbleiben" bis hin zum schulischen Scheitern überhaupt.

Die Berücksichtigung diagnostizierter legasthenischer Schwierigkeiten von Seiten der Schule hinsichtlich der Notengebung schafft hier Abhilfe und Chancengleichheit für die betroffenen Schüler.

4.1.5 Wie kann man helfen?

Da Legasthenikern in der Schule massive Benachteiligungen drohen und die Bereitstellung adäquater Fördermaßnahmen vonnöten ist, wurde 1999 in Bayern ein neuer **Legasthenieerlass** verabschiedet, der im Wesentlichen durch zwei Komponenten gekennzeichnet ist:

1. Die Schulen wurden nun gesetzlich verpflichtet, lese-rechtschreibschwachen bzw. von Legasthenie betroffenen Kindern einen umfassenden **Nachteilsausgleich** einzuräumen
2. In die Beschlussformulierung wurde eine Unterscheidung von Lese-Rechtschreib-Schwäche (LRS), Legasthenie (Lese-Rechtschreibstörung) und sonderpädagogischem Förderbedarf aufgenommen.

Während die gesetzliche Verpflichtung zum schulischen Nachteilsausgleich von betroffenen Eltern und Fachleuten durchgehend als politischer Durchbruch und sinnvolle Maßnahme gewertet wird, ist die Aufnahme der Unterscheidung von Legasthenie und LRS umstritten.

Während die **Legasthenie** auf einer erblich bedingten Funktionsstörung des Gehirns beruht, versteht man unter einer **Lese-Rechtschreib-Schwäche** (LRS) Probleme beim Lesen bzw. Schreiben, welche durch sinnesorganische Beeinträchtigungen, psychosoziale Belastungsfaktoren oder ungünstige Beschulung bedingt sind. Bei der Legasthenie geht man von einer andauernden Störung aus, bei der die Diagnose nur einmal gestellt werden muss, bei der LRS von einer vorübergehenden, die mindestens alle zwei Jahre überprüft werden muss.

Im Prinzip lässt sich die Unterscheidung zwischen Legasthenie und LRS durchaus treffen, doch in der Praxis kommt die vorübergehende LRS im eigentlichen klinischen Sinne kaum vor. Trotzdem wird die LRS häufig diagnostiziert – aufgrund administrativer Vorgaben der Schulen. Wenn in den standardisierten Lese-Rechtschreibtests das Ergebnis nicht klar im unterdurchschnittlichen Bereich (Prozentrang P<15%) liegt, darf die Legasthenie nicht offiziell attestiert werden. Dies obwohl es sich hier meistens um leichte Formen von Legasthenie, häufig in Kombination mit Konzentrationsproblemen, und nicht um eine vorübergehende Erscheinung handelt. Die betroffenen Kinder machen in der Schule (v.a. im Aufsatz) unter Aufregung, Ablenkung oder einfach, weil sie sich auf die Inhalte und nicht ausschließlich auf die Rechtschreibregeln konzentrieren, sehr viele Fehler. In der psychologischen Testsituation, in der man sich rein auf die Rechtschreibregeln ohne Ablenkung oder Aufregung konzentrieren kann, schreiben sie dagegen dann zu viele Wörter richtig – so dass ihnen dann keine Legasthenie, sondern „nur" eine LRS bescheinigt werden kann.

Die Erfahrung zeigt, dass der für leseschwache Schüler benötigte Zeitzuschlag im Alltag wohl sehr schwer bis gar nicht umzusetzen ist. Ein Vorlesen der Aufgabenstellung geschieht sehr selten, würde aber die Bearbeitung der Aufgaben wesentlich vereinfachen oder problemlos machen. Weiterhin besteht häufig immer noch Skepsis oder Eltern werden verunsichert, ob die Anerkennung den Kindern letzten Endes nicht schade hinsichtlich späterer Bewerbungen etc. Bestehende Befürchtungen lassen sich nicht ganz aus dem Weg räumen, jedoch sollte man gut überlegen, inwieweit es nötig ist, dem Kind möglichst viel Druck zu nehmen und ihm Entlastung durch einen Nachteilsausgleich zu verschaffen, und dies zunächst in den Vordergrund stellen. Das Verzichten auf einen Nachteilsausgleich kann man zu einem späteren Zeitpunkt immer noch überdenken. Ebenso sollte man sich überlegen, dass man sich von den Kindern wünscht, dass sie ihre Legasthenie für sich anerkennen und sich nicht in ihrem Selbstwert beeinträchtigen lassen. Von daher ist es wichtig, dass die Erwachsenen, die mit dem Kind zu tun haben, seine Legasthenie ebenso anerkennen und ihm nicht vermitteln, einen „schweren Makel" zu haben, für den man sich schämen muss, von dem am besten niemand erfährt.

4.1.6   Welche Ziele hat eine Legasthenietherapie?

Wichtigstes Behandlungsziel einer Legasthenietherapie ist zunächst die Auflösung der Sekundärsymptomatik, d.h. der Probleme, die aufgrund der Legasthenie zu einer zusätzlichen Belastung für die kindliche Seele geworden sind. Schulangst, Misserfolgsorientierung, Übungsunlust und Selbstwertprobleme müssen abgewendet, eine „seelische Behinderung" vermieden werden. Falls die Symptome bereits sehr deutlich vorhanden sind, müssen sie entschärft und aufgelöst werden, um eine gesunde psychische Entwicklung zu fördern. Zum einen müssen die Sekundärsymptome direkt therapiert werden, zum anderen findet eine gezielte und auf das Kind zugeschnittene Übungsbehandlung hinsichtlich seiner Legasthenie und hinsichtlich der schulischen Leistungsanforderungen statt.

Durch kleine und schrittweise Erfolgserlebnisse im Bereich des Lesens und Schreibens wird die schulische Notsituation entschärft und das Selbstwertgefühl sowie der Blick nach vorne und nach möglichem Erfolg gefördert.

Die Leselern-Methode (synthetische, ganzheitliche, ganzheitlich-analytische, schreibende Methode) wird individuell auf jedes Kind abgestimmt. Aufgrund der diagnostischen Befunde wird das Kind „da abgeholt, wo es steht". Wichtig ist, anzuerkennen, dass von Legasthenikern keine schnellen und bahnbrechenden Erfolge erwartet werden können.

Ein weiteres wesentliches Ziel der Therapie ist, dass das Kind seine Schwierigkeiten im Lesen und Schreiben zu akzeptieren lernt. Dadurch kann es auch allmählich von schädlichen Selbstzuschreibungen Abstand gewinnen und wieder (oder erstmals) die Motivation entwickeln, sich überhaupt auf Lesen und Schreiben einzulassen. Um dieses Ziel zu erreichen sind ein geschützter therapeutischer Rahmen und ein individueller sowie spielerischer Zugang notwendig. So wichtig wie die Übungsbehandlung und die therapeutische Arbeit hinsichtlich des Selbstwerts und der Motivation beim Kind sind, so wichtig ist auch die Beratung und Unterstützung der Eltern sowie die Zusammenarbeit mit den Lehrern. Der Erfolg für eine gesunde Entwicklung des Kindes hängt maßgeblich von der bereitwilligen Zusammenarbeit aller Beteiligten ab: Eltern, Lehrern, Schulpsychologen, Diagnostikern, Therapeuten, Kostenträgern und letztlich dem Kind.

4.1.7 Wie ist die Prognose?

Da legasthenische Rechtschreibprobleme auch mit Therapie nur teilweise überwunden werden können, ist die schulische Berücksichtigung von Legasthenie meist bis zum Schulabschluss notwendig. Legasthenie ist gewissermaßen nicht heilbar. Durch eine spezielle Legasthenietherapie kann jedoch eine für Alltag und Berufsleben ausreichende Basisfähigkeit erreicht werden. Durch Therapie und entsprechende Unterstützung von Seiten der Eltern sowie entsprechendes Verständnis von Seiten der Schule können zudem die psychosozialen Folgeerscheinungen vollständig überwunden bzw. vermieden werden, so dass Legastheniker ihre schulische Laufbahn gemäß ihren Begabungen und Neigungen genauso wie die Schüler ohne ein legasthenisches Handicap zum Ziel bringen können. Im Berufsleben haben Legastheniker unter jenen schulischen Voraussetzungen dann in der Regel keinen Nachteil. Und was die bleibende Restschwäche in der Rechtschreibung betrifft, ermöglichen die modernen Techniken der EDV-Textverarbeitung sowie ein selbstbewusster Umgang mit der Rechtschreibstörung eine uneingeschränkte berufliche Entwicklung.

4.2 Dyskalkulie – was ist das und wie kann man sie erkennen?

Markus Fellner & Christian Schaipp

Unter einer Dyskalkulie (Rechenstörung, Rechenschwäche, Arithmasthenie) wird eine Beeinträchtigung der Rechenfertigkeit verstanden, die nicht durch eine Minderung der allgemeinen Intelligenz oder eine mangelnde Förderung (im Sinne einer unangemessenen Beschulung) erklärt werden kann. Diese entwickelt sich in der Grundschulzeit und äußert sich in der Unfähigkeit des Kindes, einen ausreichenden Zahlbegriff zu entwickeln oder – was der häufigste Fall ist – einen entwickelten Zahlbegriff beim Rechnen anzuwenden. Die führt dazu, dass die Kinder Schwierigkeiten beim Erlernen des Stellenwertsystems und der Grundrechenarten sowie bei der Durchführung von Sachaufgaben und Platzhalteraufgaben haben.

Eine Dyskalkulie wird häufig erst ab der zweiten oder dritten Klasse beobachtet, da die Kinder bis dahin trotz ihrer grundlegenden Rechenschwäche bei Rechenaufgaben die richtigen Ergebnisse finden. Dies liegt daran, dass mit falschen Strategien vorgegangen wird. Die Kinder zählen bei Plus- und Minusaufgaben „vorwärts" bzw. „rückwärts", ohne dabei eine Vorstellung von den Größen der Zahlen zu verwenden. Bei Multiplikation und Division kommen sie auf richtige Ergebnisse, wenn sie das Einmaleins zwar gut auswendig gelernt haben, aber die dahinter stehenden Zahlvorstellungen nicht begriffen haben. Häufig werden auch rein schematische Strategien wie das schriftliche Rechnen (auch im Kopf) oder eben auswendig gelernte Ergebnisse angewandt. Gerade Kinder mit einer hohen Intelligenz bzw. einem sehr guten Gedächtnis können hier lange Zeit unauffällige Leistungen erbringen. Im Zahlenraum bis 20 oder eventuell sogar bis 100 können somit noch die richtigen Ergebnisse erreicht werden, bei größeren Zahlenräumen scheitern die Kinder dann aber auf jeden Fall.

Die Rechenstörung ist in der Öffentlichkeit weit weniger bekannt als die Lese- Rechtschreibstörung. Sie stellt jedoch eine ebenso schwerwiegende Beeinträchtigung für Kinder und ihre Familien dar. Kinder mit einer Rechenstörung entwickeln häufig emotionale Störungen, Konzentrationsstörungen und Ängste. Aufgrund der ständigen Misserfolge und gescheiterten Versuche der Eltern oder der Lehrer, ihren Kindern das Rechnen beizubringen, sind Störungen der Eltern-Kind- oder Lehrer-Kind-Beziehung häufig die Folge. Diese Kinder haben gegen viele ungerechte und nicht zutreffende Vorurteile zu kämpfen; viele meinen z.B., dass Kinder, die nicht rechnen können, dumm sind und es wahrscheinlich auch immer bleiben werden. Häufig ist aber gerade die „erfolgreiche" Durchführung der falschen Rechenstrategien (welche für die betroffenen Kinder dagegen die naheliegendsten sind) ein Zeichen enormer Gedächtnisleistungen, geistiger Flexibiliät und eben einer guten Intelligenz.

4.2.1 Was ist die Ursache – woher kommt eine Rechenstörung?

Die Ursachen einer Rechenschwäche sind vielschichtig. Im Wesentlichen können folgende Ursachen der Dyskalkulie unterschieden werden:
- Wahrnehmungs- und Verarbeitungsschwächen im visuell-räumlichen Bereich, die zu einer Teilleistungsstörung entsprechender kognitiver Funktionen führen (mangelhafte Entwicklung eines Zahlbegriffs).
- Die (unerkannte) Anwendung serieller (auf Reihenfolgen bezogener) sowie schematischer Strategien ohne Anwendung eines (durchaus normal entwickelten) Zahlbegriffs. Es werden beim Rechnen keine Mengenvorstellungen verarbeitet, sondern Positionen innerhalb einer Reihenfolge bestimmt oder eben ausschließlich auswendig gelernte Ergebnisse ohne zugrunde liegendes Verständnis abgerufen. Die Kinder üben diese falschen Strategien lange Zeit unerkannt ein, fühlen

sich immer unsicherer beim Rechnen und können sich immer schwerer auf die ungewohnten richtigen Strategien (zu den sie im Prinzip fähig sind) umstellen.

- Konzentrations- und Aufmerksamkeitsdefizite
- Wissens- und Verständnislücken
- Starke, nachhaltige emotionale Verunsicherung beim Rechnen in Folge häufiger Misserfolgserlebnisse

4.2.2 Wie kann man eine Rechenstörung feststellen (Diagnose)?

Falls der Rechenstörung eine fehlende Mengenvorstellung zugrunde liegt, fällt diese meist schon in der ersten Klasse auf. Mengen können nicht aus anderen Mengen zusammengefügt werden, sondern sie müssen immer wieder aufs Neue gezählt werden. Es wird nicht erkannt, dass sich z.B. acht Erbsen aus sieben Erbsen herstellen lassen, indem man eine dazutut, sondern die acht Erbsen werden erneut abgezählt, obwohl zu den sieben Erbsen nur eine hinzugekommen ist und ‚eigentlich' klar wäre, dass es jetzt acht Erbsen sind.

Kinder, die schnell zählen können und über ein gutes Gedächtnis verfügen, kommen mit der Strategie, immer wieder alles abzuzählen, in kleinen Zahlenräumen noch zurecht.

Bei der Erweiterung des Zahlenraumes bis oder gar über 100 gerät diesen Kindern die Situation dann außer Kontrolle. Ein ganz zentrales und schwerwiegendes Problem zeigt sich in diesem Zusammenhang darin, dass Zehnerübergänge (und Hunderterübergänge) nicht durch die Methode des Zahlenzerlegens bewerkstelligt werden, sondern auch hier wieder hoch- bzw. heruntergezählt wird. Während andere Kinder erlernen konnten, dass die Aufgabe 63 minus 7 leicht gelöst werden kann, indem man zuerst 63 minus 3 und danach von diesem Ergebnis noch einmal 4 abzieht, rechnen Kinder mit einer Rechenstörung häufig im Kopf von 63 sieben weg, also 62, 61, 60 ... bis sie zu einem vermutlichen Ergebnis gelangen, das aber manchmal auch falsch sein kann, etwa wenn sich das Kind in Stresssituationen um eins verzählt.

Häufig wird auch der Sinn des Stellenwertsystems nicht durchschaut. Es wird z.B. nicht begriffen, warum 901 mehr ist als 495, da doch bei beiden Zahlen eine 9 vorkommt. Es wird nicht beachtet, dass bei der ersten Zahl die 9 neun Hunderter darstellt, bei der letzten Zahl hingegen neun Zehner.

Große Probleme können bei Sachaufgaben auftreten. Kinder mit einer Rechenstörung erkennen oft nicht, warum bei einer Aufgabe Plus, Minus, Mal oder Geteilt gerechnet werden muss. Sollen sie zu Vorgaben, wie z.B. 9 minus 4, 4 plus 7, 6 mal 4 oder 24 geteilt durch 6, eine Sachaufgabe erfinden, geraten diese Kinder oft in große Schwierigkeiten. Bei Proben und in Hausaufgaben wird häufig einfach nur geraten oder nach selbst erfundenen Regeln gearbeitet. Eine solche Regel, welche in der zweiten und dritten Klasse, aber nicht mehr in höheren Klassen gut funktioniert, wäre z.B. die, dass man bei einer Aufgabe, in der zuerst eine große Zahl und danach eine kleine

Zahl steht, geteilt rechnen muss, wenn es sich gleichzeitig um keine Plus- oder Minusaufgabe handelt.

In der Hausaufgabensituation mit den Eltern erraten solche Kinder die Lösung oft aus der Mimik ihrer Eltern, nach dem Motto: „Immer wenn der Papi mal nicht sauer schaut, habe ich etwas Richtiges gesagt, warum, weiß ich aber auch nicht."

Oft haben Kinder mit einer Rechenstörung sehr komplizierte Strategien entwickelt, um Aufgaben zu lösen. Zum Beispiel wird die Aufgabe 73 minus 40 folgendermaßen gelöst: 70 minus 40 und danach 30 minus 3, es kommt also 27 heraus. Warum soll das falsch sein, wenn doch auch 70 minus 43 nach dem Schema 70 minus 40 und danach 30 minus 3, also 27, gelöst werden kann. Man kann diesen Kindern eigentlich meist nicht vorwerfen, sich bei einer Aufgabe nichts gedacht zu haben. Diese Kinder müssen im Gegenteil ihre Rechenstörung mit einem enormen Fleiß und einem Mehr an Gedächtnisaktivität ausgleichen. Während Aufgaben wie 63 minus 7, 53 minus 7, 43 minus 7 etc. von Kindern, die die Strategie des Zahlenzerlegens beherrschen, ohne Schwierigkeiten sehr schnell gelöst werden, müssen Kinder mit einer Rechenstörung hier bei jeder Aufgabe wieder von vorne herunterzählen.

Der Schulstoff in Mathematik ist so aufgebaut, dass sich anfängliche Verstehenslücken verheerend auf jedes weitere Verständnis auswirken. Ein Kind kann in HSK den Aufbau des menschlichen Auges nachvollziehen, auch wenn es den Lernstoff über die Eichhörnchen nicht mitbekommen hat. Es ist jedoch unmöglich, Aufgaben wie 120 minus 80 zu verstehen, wenn man 12 minus 8 nicht verstanden hat. Wenn man 120 minus 80 nicht kann, dann ist 123 minus 80 unlösbar, 123 minus 86 noch unlösbarer, 1246 minus 286 kann überhaupt nicht mehr nachvollzogen werden. Genauso bei Sachaufgaben: Wer nicht versteht, was man rechnen muss, wenn Franz, der neun Äpfel hatte, drei verliert, kann auch nicht lösen, wenn Franz, der neun Äpfel hatte, drei verliert, aber von seinem Freund wieder zwei geschenkt bekommt.

Eine Rechenstörung fällt zunächst durch schlechte Leistungen oder eine zunehmende Vermeidungshaltung gegenüber dem Rechnen auf. Durch geschulte Fachleute wie Lehrer oder Therapeuten kann sie als Dyskalkulie festgestellt werden, und im Rahmen der derzeitigen institutionellen Regelungen kann sie von Psychologen oder Kinder- und Jugendpsychiatern ‚offiziell' diagnostiziert werden. Diese ‚offizielle' und damit z.B. für die Kostenübernahme von Therapiemaßnahmen notwendige Diagnose ist an bestimmte administrative Rahmenbedingungen gebunden, die zum Teil nicht mit den wissenschaftlichen, fachlichen Erkenntnissen zur Dyskalkulie einhergehen (Neumärker & Bzufka 2005). Beispielsweise muss zur Diagnosestellung ein deutlicher Unterschied zwischen dem Ergebnis in einem standardisierten Rechentest und einem Intelligenztest bestehen. Meistens ist dies zwar der Fall, aber auch bei Kindern mit einem niedrigen IQ-Wert kann eine Dyskalkulie in Form falscher Rechenstrategien vorliegen. Weiterhin können Kinder, die arithmasthene Rechenstrategien anwenden, trotzdem wie beschrieben viele richtige Ergebnisse liefern. Dies führt dazu, dass diese Kinder in den standardisierten Rechentests durchschnittliche Gesamtwerte (die sich ja auf die Anzahl „richtiger" Ergebnisse beziehen) erzielen und scheinbar keine Dyskalkulie aufweisen. Das fachlich zuverlässigste Mittel zur Feststellung (oder zum Ausschluss) einer Dyskalkulie ist von daher eine sogenannte qualitative Fehleranalyse, in der genau überprüft wird, auf welche Weise die Kinder rechnen – während das Kernstück zur offiziellen Begründung einer Dyskalkulie-Diagnose der Wert in einem standardisierten Rechentest im Vergleich zur gemessenen Intelligenz ist. Hierbei muss jedoch erwähnt werden, dass in der Entwicklung von diagnostischen Rechentests zunehmend darauf geachtet wird, die Rechenstrategien zu erfassen und für eine qualitative Ergebnisinterpretation Spielräume zu schaffen.

In der Diagnostik wird also zunächst ein Intelligenztest durchgeführt. Zur Abklärung der Rechenleistung stehen für jede Altersstufe standardisierte Tests zur Verfügung, deren Endergebnis dann mit der Intelligenzleistung verglichen wird. Zusätzlich werden die Kinder bezüglich ihres Grundverständnisses im Rechnen befragt (qualitative Untersuchung). Erfahrungsgemäß erhält man auf diese Art und Weise eine Vorstellung davon, welche Fähigkeiten an welcher Stelle ungenügend vorhanden sind. Im Test würde man beispielsweise feststellen, dass dem Kind Minusaufgaben im Hunderterraum nicht gelingen, dabei fangen seine Schwierigkeiten bereits bei den Zehnerübergängen an.

Es werden Konzentrationstests durchgeführt, um mögliche Hinweise auf eine kombinierte AD/HS abzuklären und gegebenenfalls entsprechende diagnostische Maßnahmen zu ergreifen. Insbesondere Kinder, bei denen eine AD/HS ohne Hyperaktivität festgestellt werden kann, entwickeln oft auch eine Rechenschwäche. Außerdem ist in der Praxis auffallend, dass Kinder mit AD/HS oftmals Mühe mit Kopfrechnen haben und die Reihen des Einmaleins häufig nicht behalten können.

Wie bei der Legastheniediagnostik (siehe Kap. 4.1.3) ist es wichtig, die Situation des Kindes und sein Erleben bezüglich dieser Schwäche mit aufzunehmen und dies in der Therapieplanung zu berücksichtigen.

Die Kosten für eine Dyskalkulietherapie werden nicht von Krankenkassen übernommen. Falls jedoch eine Dyskalkulie nach offiziellen Kriterien diagnostiziert werden kann und aus der Dyskalkulie ein soziales Integrationsrisiko bzw. eine Gefährdung der emotionalen Gesundheit folgt, wird eine Dyskalkulietherapie durch das Stadtjugendamt oder Landratsamt finanziert (Kinder- und Jugendhilfe). Unter einer Gefährdung der emotionalen Gesundheit versteht man eine emotionale Störung, beispielsweise ein deutlich verringertes Selbstwertgefühl, Ängste vor dem Fach Mathematik, Schulängste, depressive Gedanken oder Minderwertigkeitsgefühle gegenüber Gleichaltrigen. Bei Schulkindern entsteht eine emotionale Störung relativ rasch aus einer Rechenstörung: Kinder vergleichen eigene Leistungen ständig mit den Leistungen Gleichaltriger, und in unserem auf Selektion ausgerichteten Schulsystem gewinnt der Erfolg eine zunehmend folgenreiche Bedeutung, mit der die kindliche Psyche im Falle eines Misserfolges klar überfordert ist. Wenn alle anderen Kinder rechnen können und nur man selbst nicht, so wird dies als sicheres Zeichen der eigenen Unzulänglichkeit, des eigenen Minderwertigseins erlebt. Lehrer und Eltern, die sich mit dem Unvermögen der Kinder auseinandersetzen müssen, erleben sich dabei zwangsläufig auch als hilflos – was wiederum die Kinder spüren. Die Kinder fühlen sich im Mittelpunkt einer Spirale aus Unvermögen, Aggression, Angst und Schuld. Lernzielkontrollen werden von Kindern mit einer Rechenstörung kontinuierlich als Beweise der eigenen Minderwertigkeit erlebt.

4.2.3 Wie hilft man rechenschwachen Kindern, was ist das Ziel der Therapie?

Wenn eine Rechenstörung diagnostiziert wurde, ist eine Therapie dringend notwendig. Diese wird von Dyskalkulietherapeuten oder darauf spezialisierten Kinder- und Jugendlichenpsychotherapeuten durchgeführt.

In der Therapie geht es darum, bei den Kindern die fehlenden Verständnisstrukturen für mathematische Zusammenhänge systematisch aufzubauen.

Es ist wichtig, den Lernprozess mit anschaulichen Mitteln zu unterstützen. Verwendung finden z.B. Einerwürfel, Zehnerstangen, Hunderterplatten, Tausenderwürfel zum Verständnis des Stellenwertsystems. Selbst hergestellte Zahlenstrahlen dienen dem Kind zur Erfassung des Zahlenraumes. Um die Größe der Zahl 100 zu veranschaulichen, wird z.B. aus 100 Steckwürfeln ein Turm gebaut. Um dem Kind Sachaufgaben verständlich zu machen, werden beispielsweise Rollenspiele wie „Einkaufen" eingesetzt. Es wird mit Spielgeld bezahlt, Wechselgeld herausgegeben usw. Besonders wichtig ist es, dem Kind die Freude am Entdecken von Zusammenhängen zu ermöglichen. Es ist dem Kind oft unverständlich, warum man z.B. bei der Aufgabe 7 plus 6 die Zahl 6 in 3 plus 3 zerlegen muss, um über den Zehner zu rechnen. Wenn man jedoch dem Kind ein großkopiertes Karoblatt anbietet, auf welchem in jeder Reihe immer 10 Karos zu sehen sind und dies in zehn Reihen untereinander, so kann man das Kind auffordern, zuerst z.B. die Zahl 7 rot auszumalen. Dann soll es 6 Karos z.B. grün anmalen. Das Kind erkennt hier sehr leicht, dass die erste Reihe mit Karos schon voll ist, wenn es erst 3 Karos grün angemalt hat. Die anderen 3 Karos müssen in der nächsten Reihe angemalt werden. Durch diesen Akt des Anmalens wird der abstrakte Zehnerübergang unmittelbar erlebbar. Vom Therapeuten werden bei einem solchen Vorgehen Kreativität und experimentelles Geschick verlangt.

4.2.4 Worin bestehen die Unterschiede zwischen dem Lernen in der Therapie und dem Lernen in der Schule?

In der Therapiestunde haben Therapeuten die Möglichkeit, sich ausschließlich einem Kind und dessen Erlebnis- und Denkaktivitäten zu widmen. Individuelle Denkfehler können so entdeckt und durch Übungen, die auf das jeweilige Kind und die entsprechende mathematische Problemsituation zugeschnitten sind, beseitigt werden. Die Therapie ist dabei systematisch und nach einem stufenweisen System aufgebaut, d.h.

zuerst werden immer sehr einfache und danach schwierigere Aufgaben desselben Problemtyps eingeübt. Eine solche intensive Betreuung kann in der Schule aus personellen Gründen nicht geleistet werden. Auch die Grundschulbücher im Fach Mathematik sind didaktisch leider noch nicht optimal gestaltet. Gerade das Prinzip einer systematischen Einübung spezieller Lernziele wird oft nicht eingehalten. Häufig wird den Kindern ein Lernziel zu wenig intensiv erklärt, dabei zu schnell auf anschauliche Darstellungsformen verzichtet. Abstrakte Erklärungsmittel wie Tabellen oder Pfeildiagramme etc. werden eingeführt, die das kindliche Verständnis des Lernziels noch mehr erschweren.

In der Therapie wird neben dem Aufbau der mathematischen Fertigkeiten auch die eine Rechenstörung begleitende emotionale Störung behandelt. Das Selbstwertgefühl des Kindes soll wiederhergestellt werden, selbstdestruktive Gedanken und Minderwertigkeitsgefühle sollen abgebaut werden.

Ungefähr ein Drittel dieser Kinder weist zusätzlich eine Aufmerksamkeitsstörung auf. Diese wird für den Therapeuten in den Therapiestunden unmittelbar erlebbar. Aufmerksamkeitsschwache Kinder mit einer Rechenstörung haben erhebliche Probleme, ausdauernd an bestimmten Themen zu üben. Sie werden schneller unruhig, der Therapeut muss sie mehr motivieren sowie die Übungen spannender und abwechslungsreicher gestalten. Es hat sich als hilfreiche Konzentrations- und Rechenübung erwiesen, die Eltern anzuleiten, wie sie mit ihren Kindern zu Hause Kopfrechnen üben können. Dabei werden zunächst vom Therapeuten für das Kind geeignete Kopfrechenaufgaben ausgesucht; Eltern und Kinder verpflichten sich, etwa zweimal in der Woche jeweils 10 Minuten zu üben. Als Belohnungsanreiz kann man vereinbaren, dass das Kind für jede gelöste Aufgabe z.B. 5 oder 10 Cent erhält.

4.2.5 Mit welchen Folgen muss gerechnet werden?

Da es sich bei der Dyskalkulie ebenfalls wie bei der Legasthenie um eine Teilleistungsschwäche handelt, die sich in erster Linie in der Schule zeigt, kann man auch von denselben Folgen ausgehen. Wir möchten daher an dieser Stelle auf die in Kapitel 4.1.4 ausführlich beschriebenen Folgen und Auswirkungen einer solchen Störung verweisen. Beim Lesen des entsprechenden Abschnitts kann man ohne weiteres Legasthenie durch Dyskalkulie ersetzen.

4.2.6 Wie ist die Prognose?

Die Rechenstörung kann in der Regel sehr erfolgreich behandelt werden. Die Therapiedauer beträgt durchschnittlich 60 bis 80 Therapiestunden. In besonders gravierenden Fällen muss man aber auch 120 Stunden einplanen.

Da es bislang für eine Rechenschwäche keinen Nachteilsausgleich in der Schule gibt, ist es umso wichtiger, die Kinder frühzeitig durch entsprechende Therapien zu unterstützen und die Defizite zu beheben.

4.3 Zentrale auditive Verarbeitungs- und Wahrnehmungsstörung

4.3.1 Was ist das und woran kann man sie erkennen?

Zentrale Hörverarbeitungs- und Hörwahrnehmungsschwächen (auditive Schwächen) sind eines der wesentlichen Hindernisse auf dem Weg zum Lesen und Schreiben. Anders als motorische Entwicklungsschwächen oder Verhaltensauffälligkeiten werden diese Entwicklungsschwächen jedoch leider nur sehr selten rechtzeitig oder als eigentliche Hörwahrnehmungsschwäche bemerkt. Auditiv schwache Kinder gelten häufig stattdessen als minderbegabt, verhaltensgestört oder *aufmerksamkeitsschwach.* Die Umgebung reagiert meist unangemessen, indem auf die betroffenen Kinder vermehrt Druck ausgeübt wird, was zu einer dann allenfalls als sekundär zu bezeichnenden, d.h. daraus resultierenden Verhaltensstörung führt.

Die zentrale auditive Wahrnehmungsschwäche oder -störung (**ZAWS**) ist von einer peripheren Hörstörung, wie sie durch eine Mittelohrentzündung oder Innenohrschwerhörigkeit entsteht, klar abzugrenzen.

Mit dem Begriff des **peripheren Hörens**, das in der normalen HNO- oder auch Kinderarztpraxis mittels der üblichen Hörtests überprüft wird, bezeichnet man die bloße Registrierung eines akustischen Reizes.

Im Gegensatz dazu beschreibt die **zentrale Hörwahrnehmung** die aktive und komplexe Leistung im Gehirn, das diesen akustischen Reiz aufnimmt.

Allgemeine Symptomatik:
- Verminderte Merkfähigkeit akustischer Informationen
- Häufiges Verwechseln klangähnlicher Laute
- Übermäßige Lautempfindlichkeit bei üblichem Umgebungslärm
- Reduziertes Sprachverständnis bei üblichem Umgebungslärm
- Reduzierte Aufmerksamkeit bei üblichem Umgebungslärm
- Mangelnde Lokalisation einer Schallquelle

Auffälligkeiten, die hinzukommen (Sekundärsymptomatik):
- Psychosomatische Symptome: Tics, Bauch-/Kopfschmerzen, Einschlafstörungen
- Versagensängste
- Selbstwertdefizit
- Verhaltensstörungen (Schule/Hausaufgaben/Familie)

Eine sehr schwerwiegende auditive Wahrnehmungsschwäche fällt bereits im vorschulischen Bereich auf. Sie zeigt sich in deutlich verzögerter Sprachentwicklung und/oder sehr unangemessenen Verhaltensstrategien.

Leichtere Störungen können jedoch von besonders sensiblen und sozial begabten Kindern oftmals erstaunlich gut wettgemacht (kompensiert) werden. Ihre Kompensationsmechanismen sind im Vorschulbereich, im häuslichen Alltag und auch noch zu Beginn der Grundschule ausreichend, nämlich solange die Gestik und die Handlungen der sprechenden Person den gesprochenen Inhalt unterstützen. Das ändert sich, je abstrakter die Inhalte werden und je weniger die Anweisungen aus den Handlungen erkennbar werden. So sind die Kinder ständig einem massiven Druck ausgesetzt und reagieren darauf zum großen Teil und völlig verständlich mit Verhaltensauffälligkeiten nach persönlicher Prägung.

Die ersten Symptome in der Vorschulzeit
- nicht konstante Hörreaktion im Säuglingsalter
- Richtungshörschwäche
- häufiges Nachfragen
- unangemessene Reaktion auf mündliche Aufforderung
- übermäßige Empfindlichkeit gegenüber lauten Schallreizen
- häufige Missverständnisse
- vermindertes Verstehen bei mehreren Gesprächspartnern

Im Grundschulalter fällt auf, dass betroffene Kinder
- oft schlecht verstehen, obwohl die üblichen Hörtests in Ordnung sind
- häufig nachfragen, vor allem im Gruppengespräch
- schlecht auswendig lernen
- die Hausaufgabe nicht „mitbekommen" haben
- zunehmend verhaltensproblematisch werden
- Schwierigkeiten beim Lesen und Schreiben bekommen
- bei korrekter Aussprache einen geringen Wortschatz haben
- viel individuelle Ansprache und mehr Zeit für Aufgaben brauchen

4.3.2   Wie oft kommt dies vor, was sind die Ursachen?

2 bis 3% der Kinder nach dem 6. Lebensjahr sind betroffen. Als Ursachen werden genetische Veranlagung und Hirnschädigungen verschiedenen Ursprungs oder auch rezidivierende Mittelohrentzündungen (Otitis media) mit Paukenergüssen und Hörstörungen diskutiert.

Die Erfahrung zeigt, dass die sogenannte periphere Hörbeeinträchtigung in Folge von Mittelohrerkrankungen (länger als 7 Monate im Jahr) zu dauerhaften Einbußen des zentralen Hörvermögens führen kann. Deshalb tragen schwerhörige Kinder ein erhebliches Risiko für die Entstehung einer zentralen auditiven Schwäche. Je später eine adäquate HNO-Behandlung bzw. Hörgeräteversorgung erfolgt, um so größer das Risiko.

Gefährdet ist selbstverständlich auch die Gruppe der mangelhaft geförderten Kinder, d.h. der Kinder, mit denen niemand ausreichend spricht, klatscht, singt und denen niemand vorliest.

4.3.3 Wie kann man eine ZAWS feststellen (Diagnose)?

Zu ihrer Überprüfung reicht eine reguläre HNO- oder kinderärztliche Untersuchung nicht aus. Es bedarf einer sehr genauen Untersuchung, die man als **pädaudiologische Untersuchung** bezeichnet. Nicht alle HNO-Ärzte haben die technischen Voraussetzungen, um solch eine Diagnostik auszuführen; daher sollten Sie bei der Anmeldung zu der Untersuchung hiernach fragen. Die ZAWS ist nicht als eigenständiges Krankheitsbild definiert und daher nur als allgemeine Bezeichnung im Rahmen einer zu definierenden Teilleistungsstörung, z.B. Legasthenie oder AD/HS, zu verstehen.

Die Untersuchung der auditiven Funktionen bei AD/HS, Lernstörungen oder Intelligenzminderung führt nicht selten zu auffälligen Befunden, wobei hier trotzdem vorrangig die übergeordnete Diagnose (wie etwa AD/HS) verwendet werden sollte. Gerade in Verbindung mit AD/HS finden sich Teilleistungsschwächen in etwa 30% der Fälle. Sollte bei einer testpsychologischen Screening-Untersuchung bei Ihrem Kind einmal eine auditive Schwäche – z.B. im Mottiertest (Nachsprechen von Phantasieworten) oder entsprechenden Untertests des K-ABC/HAWIK – festgestellt werden, so lohnt sich die weiterführende Untersuchung auf eine ZAWS, um Klarheit zu erlangen. Ein gezieltes Training der Lautunterscheidung (sozusagen ein Update der Software des „Zentralcomputers" Gehirn) kann Konzentrationsleistung und schulische Fertigkeiten bessern und somit die Auswirkungen des AD/HS abmildern.

Betroffene Kinder können in verschiedenen Bereichen Auffälligkeiten zeigen, daher ist ein **vernetztes Vorgehen** sinnvoll und sollte Folgendes umfassen:

- Ausführliche Anamnese
- Entwicklungsneurologische Untersuchung
- Testpsychologische Untersuchungen – K-ABC, HAWIK-III, PET (Zahlenfolgengedächtnis, Wörter ergänzen), HSET, Mottiertest
- Bei LRS-Verdacht auch zusätzlich entsprechende Diagnostik

Es besteht kein Konsens über *apparative Diagnostik*; im Vorschulbereich empfiehlt sich:

- Dichotomer Hörtest nach Uttenweiler und Berger
- Göttinger Sprachverständnistest oder Freiburger Sprachverständlichkeitstest (Sprache im Störschall)

- Wahrnehmungstrennschärfe nach Warnke

Weitere Verfahren haben entweder keine einheitlichen Normen oder sind nicht hinreichend evaluiert, d.h. überprüft. Ihr behandelnder HNO-Arzt wird Ihnen in jedem Fall bzgl. der zweckmäßigen Untersuchung mit Beratung zur Seite stehen.

4.3.4 Wie kann man eine ZAWS behandeln?

Umweltveränderungen mit positiven Auswirkungen
- Veränderte Sitzposition in der Klasse (weiter vorn mit Blickkontakt wegen verbesserter visueller Kompensationsstrategien)
- Kind sollte direkt angesprochen werden, u.U. dabei auch kurz berührt werden; es sollte beim Nachfragen ermutigt und bestärkt werden
- Mangelnde Mitarbeit darf nicht als Unwilligkeit oder mangelnde Leistungsbereitschaft abgetan werden
- Verschiedene Fördermöglichkeiten im nichtsprachlichen (Klänge, Geräusche, Rhythmen) und im sprachgebundenen Bereich (Singen, Reim- und Sprachspiele) nutzen
- Berücksichtigung des eingeschränkten Sprachverständnisses bei erhöhtem Lärmpegel
- Verminderung des Störschalls, z.B. durch Bilder an Wänden oder Gardinen
- Unterricht in kleinen Gruppen bzw. Klassen
- Beachtung einer guten Gesprächsdisziplin bei Gruppengesprächen
- Wiederholung zentraler Aussagen und Arbeitsanweisungen
- Rhythmisierte Abläufe und klare Unterrichtsstrukturen
- Visualisierung wichtiger Informationen

Funktionale Therapie im Rahmen einer Logopädie
- Verbesserung der phonematischen Diskriminierung (Lautunterscheidung)
- Verbesserung der auditiven Gedächtnisleistung, Einüben von Ersatzstrategien
- Verbesserung der auditiven Raumorientierung, Lokalisierung von Schallquellen üben (aus welcher Richtung kommt ein Geräusch?)
- Verbesserung von sprachlicher Analyse und Syntheseleistung

Hörwahrnehmungstraining nach B. Cramer
Intensives, strukturiertes verhaltenspsychologisches Training zur Lautunterscheidung mit Token-Einsatz (Belohnungsmarken) und unter intensiver Einbindung der Eltern. Dauer: 3 Monate. In 80% der Fälle deutliche Besserung der Symptomatik einschließlich der Selbstwertminderung. Dieses Verfahren ist leider nicht bundesweit verfügbar.

AD/HS- und/oder Legasthenietherapie

Liegt eine ZAWS begleitend zur AD/HS oder Legasthenie vor, so werden diese bestehenden Störungsbilder als übergeordnet betrachtet und von daher selbstverständlich auch behandelt.

Weitere apparative Behandlungsverfahren

Eine umfassende Untersuchung der Verfahren hat noch nicht stattgefunden – ergo: sie können viel kosten, bringen aber möglicherweise nichts oder nur wenig. Das sollten Sie als Eltern wissen, wenn Sie sich für solch ein Verfahren entscheiden möchten.

Hochtontraining

Durch Filterung wird der akustische Input deutlicher und leichter verständlich – scheint vor allem sinnvoll bei phonematischen Unterscheidungsproblemen. Verbesserung der Eigenwahrnehmung möglich.

Lateraltraining

Akustische Information wird über Kopfhörer lateralisiert und im Wechsel auf beide Ohren gespielt.

Ordnungsschwellentraining

Rasch aufeinander folgende, zufällig die Seiten wechselnde Klickreize müssen der jeweiligen Seite zugeordnet werden. Bislang ohne Nachweis eines Effekts auf die sprachliche Leistung.

Hörtraining nach Dr. Tomatis

Von einem HNO-Arzt in den 50er Jahren erfundene Form der Therapie, die auf einem esoterischen Weltverständnis basiert (Horchen habe eine zentrale Bedeutung für die menschliche Existenz, da der Kosmos nur aus Klang bestehe). Das Innenohr wird dabei als Energieerzeuger angesehen, der das Gehirn stimuliert.

Das „elektronische Ohr" (Kopfhörer) ist der zentrale Punkt des Trainings, über das technisch veränderte Sprache oder Musik (besonders Mozart) in Kombination mit der bearbeiteten mütterlichen Stimme lateralisiert angeboten wird. Die Erklärungsmodelle und die angebotene Therapieform entbehren laut Einschätzung der Gesellschaft für Neuropädiatrie jeglicher wissenschaftlicher Grundlage und ziehen mystische Modelle heran. Nichtsdestotrotz gibt es viele Eltern, die von dieser Methode begeistert sind und von guten Erfolgen berichten.

Klangtherapie nach Berard und Nyffenegger

Weiterentwicklung der Tomatis-Methode. Speziell Nyffenegger hat mit Gründung der „Auricula-Institute" eine solide wirtschaftliche Grundlage geschaffen, wobei die bewusste Beschränkung auf medizinisch und psychologisch relevante Aspekte positiv

zu werten ist. Die Gründer selbst haben für ihre Therapieform aber auch keine Erklärungsmodelle. Erfolge werden an einer Verbesserung der Hörkurve und einer Erhöhung der Unbehaglichkeitsschwelle belegt.

4.3.5 Prognose

Da die kindliche Wahrnehmung einem Reifungsprozess unterliegt, der mit Schulbe-
ginn keinesfalls abgeschlossen ist, können Defizite in diesem Bereich bei sinnvoller
Förderung und Vermeidung sekundärer Verhaltensprobleme noch in erstaunlichem
Maße aufgefangen werden.

5. AD/HS und kognitive Entwicklung

Andrea Hahnefeld

5.1 Hochbegabung – was ist das und woran kann man sie erkennen?

Unter Hochbegabung versteht man eine Ausprägung der Intelligenz, die weit über dem Durchschnitt der jeweils Gleichaltrigen liegt. In einer quantitativen Definition geht man dabei von einem Intelligenzquotienten (IQ) größer als 130 aus (Rost, 1998). Dieser Wert liegt zwei Standardabweichungen über dem Populationsmittelwert, was bedeutet, dass nur 2% der Bevölkerung einen gleich hohen oder noch höheren Intelligenzquotienten haben. Dies zeigt, dass Hochbegabung ziemlich selten ist. Von Genie spricht man bei einer Höchstbegabung, deren IQ über 160 liegt. Eine bereichsspezifische intellektuelle Spitzenbegabung (z.B. im künstlerischen Bereich oder bei mathematischen Fragestellungen) bezeichnet man als Talent.

Andere Forscher versuchen in ihren Konzepten stärker zu berücksichtigen, dass das, was man allgemein als Intelligenz bezeichnet, aus verschiedenen Teilaspekten besteht. So spricht man beispielsweise von einer sprachlichen, logisch-mathematischen oder einer räumlichen Intelligenzkomponente. Es ist außerdem nicht zu vernachlässigen, dass Intelligenz eine soziale Komponente hat, die sich im Umgang mit anderen Menschen zeigt. Laut Heller & Hany (1993) können sich gute Leistungen auf einem oder mehreren Gebieten (z.B. in der Schule) nur entfalten, wenn Persönlichkeitsmerkmale, Begabungsfaktoren und Umweltmerkmale harmonisch zusammenwirken. Die (messbare) Intelligenz gilt sozusagen als Potenzial für gute Leistungen; was daraus gemacht wird, ist von Einflussfaktoren abhängig wie etwa dem Verhalten von Eltern, Lehrern und anderen wichtigen Kontaktpersonen des Kindes. Es ist durchaus möglich, dass ein hochbegabtes Kind schlechte Noten hat oder in der Schule versagt, weil es z.B. aufgrund von Konzentrations- und Aufmerksamkeitsproblemen seine Begabung nicht in entsprechende Leistungen umsetzen kann. Andere werden vielleicht nicht in angemessener Weise gefördert und motiviert oder bekommen zu wenig Anregung für ihr Anspruchsniveau. Die Folgen eines solchen Ungleichgewichts sind nicht selten ähnliche Verhaltensauffälligkeiten, wie sie auch im Rahmen einer AD/HS beschrieben werden (s.u.).

Das Wissen um einige typische Eigenschaften hochbegabter Kinder kann bei der Einschätzung des Sachverhalts bereits sehr hilfreich sein:
- hohes Lernbedürfnis
- hohes Arbeitstempo
- großer Wortschatz, anspruchsvolle Sprache
- schnelles Erkennen zugrunde liegender Prinzipien

- kritisches Denken
- leicht gelangweilt bei Routineaufgaben
- Streben nach Perfektion, Ehrgeiz
- Selbstkritik und hohes Anspruchsniveau
- bevorzugen Arbeiten mit wenig Anleitung
- Interesse für Erwachsenenthemen

5.2 In welchem Fall kann Hochbegabung zu Problemen führen?

Im Allgemeinen zeigen Studien (Terman et al., 1925; Heller et al., 92; Rost et al., 97), dass sich Hochbegabte neben dem kognitiven Entwicklungsvorsprung durch eine hohe emotionale Stabilität, seelische Ausgeglichenheit und starke Motivation auszeichnen und sozial gut integriert sind. Der Mythos vom hochbegabten Einzelgänger, dem „verrückten Genie", kann durch die aktuelle Forschung nicht bestätigt werden.

Trotz der generell positiven Prognose für eine normale Entwicklung hochbegabter Kinder gibt es auch Ausnahmen: Bei sogenannten „Underachievern" treten häufig Probleme auf. Da die (z.B. in der Schule) erreichten Leistungen nur zu einem bestimmten Anteil die Intelligenz widerspiegeln, kann es passieren, dass beim Zusammenwirken ungünstiger Umwelt- und Persönlichkeitsfaktoren ein hochbegabtes Kind nicht als solches erkannt wird. Eine mögliche Folge ist die chronische Unterforderung dieses Kindes in der Schule; es langweilt sich und passt sich ggf. dieser Unterforderungssituation mit nur mäßigen Leistungen an. Da es den Lernstoff schnell versteht und keine Erklärungen benötigt, langweilen es die Ausführungen des Lehrers. Die Konsequenz ist, dass es sich mit anderen Dingen beschäftigt, abgelenkt ist und so möglicherweise die nächste Arbeitsaufforderung überhört. Möglicherweise hat das Kind nie eine angemessene Arbeitshaltung erworben, da es dazu nicht gefordert wurde. Denkbar ist auch, dass bei dem Kind ein Ungleichgewicht besteht zwischen beschleunigter intellektueller Entwicklung einerseits sowie Gefühlsleben und sozialer Kompetenz andererseits. In solchen Fällen werden im Schulalter nicht selten Leistungsstörungen, Probleme im Lern- und Arbeitsverhalten und sozialer Rückzug beobachtet, was sich grob als Verhaltensprobleme/Auffälligkeiten zusammenfassen lässt. Das Interesse an schulischen Angeboten sinkt, und weder Lerntechniken noch Bewältigungsstrategien für Misserfolg und Frustration werden weiterentwickelt.

Im Kindergarten- und frühen Grundschulalter fallen hochbegabte Kinder, die unter Unterforderung und Langeweile leiden, eher durch aggressives Verhalten auf. Insgesamt sind die Verhaltensauffälligkeiten ähnlich, wie sie im Rahmen einer Aktivitäts- und Aufmerksamkeitsstörung beschrieben werden, so dass die Gefahr besteht, ein solches Kind fälschlicherweise unter der Diagnose AD/HS einzuordnen und so die Probleme noch weiter zu verstärken.

5.3   Wie kann man eine Hochbegabung feststellen (Diagnose)?

Nicht jedes verhaltensauffällige Kind ist hochbegabt. Besteht jedoch der Verdacht, empfiehlt sich eine Diagnostik von qualifizierten Psychologen, Schulpsychologen oder Mitarbeitern von speziellen Beratungsstellen. Einen zentralen Punkt stellt dabei ein ausführlicher Intelligenztest dar, der möglichst viele Komponenten der intellektuellen Leistungsfähigkeit erfassen sollte. Weitere wichtige Faktoren sind die Motivation bzw. Leistungsmotivation des Kindes/Jugendlichen, seine psychisch-emotionale Stabilität und die Einflüsse der Umwelt. Diese Daten werden über Fragebogen- und projektive Verfahren, mündliche Befragung von Kind und Bezugspersonen (Anamnese) und aus den Beobachtungen in der Testsituation gewonnen. Wichtig ist die Abklärung einer Aufmerksamkeitsstörung, anderer medizinischer Faktoren (z.B. zu hoher oder zu niedriger Blutdruck, Schlafstörungen usw.) und seelischer Belastungsfaktoren (z.B. Scheidung der Eltern, Geschwisterrivalität usw.). Gegebenenfalls empfiehlt sich zusätzlich eine Schulleistungsüberprüfung mit spezifischen, speziell für die einzelnen Fächer konstruierten Tests.

5.4   Wie kann man unterstützen und fördern?

Hat ein Experte den Verdacht der Hochbegabung bestätigt, bietet sich als Unterstützung die Anreicherung der Lernumwelt durch außerschulische Angebote an (z.B. Musikschule, Bibliothek, Wettbewerbe, Kurse der Deutschen Gesellschaft für das hochbegabte Kind oder des Vereins für Hochbegabung e.V.).
In der Schule kann der Lehrer durch individualisierten Unterricht eine Differenzierung innerhalb der Klasse vornehmen. Beispielsweise kann ein Kind, das den Lernstoff sehr schnell erfasst, diesen den anderen erklären oder jeweils Extraaufgaben zugeteilt bekommen. Eine andere Alternative ist die äußere Differenzierung: Schüler, die sich in der aktuellen Klasse langweilen, können in einzelnen Fächern den Unterricht in höheren Klassen besuchen oder an Förderklassen oder Wahlfächern für ältere Schüler teilnehmen.
Zudem gibt es die Möglichkeit der vorzeitigen Einschulung oder das Überspringen einer Jahrgangsstufe. Nach der Grundschule können verschiedene Schulen mit speziellen Angeboten für hochbegabte Kinder gewählt werden.
Wichtig ist es in allen Fällen, auf die Signale des Kindes zu achten, eine umfangreiche Beurteilung einzuholen und sowohl Über- als auch Unterforderung zu vermeiden.

6. AD/HS und begleitende psychische Erkrankungen

Marie-Louise Stalter, Stefanie Eiden

Emotionale bzw. psychische Störungen sind häufig der Anlass für eine Vorstellung beim Kinder- und Jugendpsychiater. Für manche lässt sich als eigentliche Ursache eine vorliegende AD/HS finden, bei anderen wiederum hat sich beides unabhängig voneinander entwickelt. Die genaue Diagnostik (siehe Kap. 1.5) ist wichtig, da Behandlung und Therapie entsprechend gestaltet werden müssen.

6.1 Mögliche Begleiterkrankungen bei AD/HS

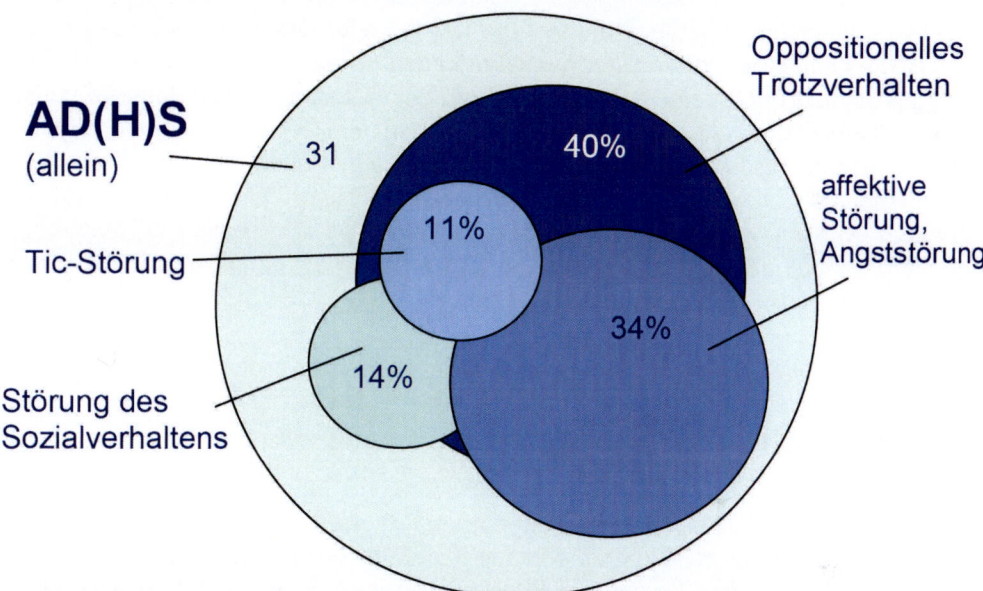

n = 579; Jensen et al., Archives of General Psychiatry, MTA study; 1999

Wichtigste emotionale Störungen des Kindes- und Jugendalters

- Enuresis
- Enkopresis
- Angststörungen
- Phobien
- Depressive Störungen
- Zwangsstörungen
- Tics
- Störungen des Sozialverhaltens

Viele emotionale Störungen sind altersabhängig. So treten Tierphobien z.B. meist in der frühen Kindheit auf, während Depressionen oder Zwangshandlungen vor allem bei Jugendlichen diagnostiziert werden. Die Prognose der emotionalen Störungen ist insgesamt relativ gut, zumal sie sich dank günstiger Umstände auch spontan zurückbilden können. Enuresis, Enkopresis und Tics können als sog. psychosomatische Erkrankungen verstanden werden, da es hier zur Ausbildung körperlicher Symptome kommt und somatisch-funktionelle Bedingungen auch für ihre Entstehung in erheblichem Umfang mitverantwortlich sind. Im Zusammenhang mit AD/HS müssen wir zwischen **primären**, d.h. von AD/HS unabhängigen, und **sekundären**, d.h. in Folge von AD/HS entstandenen emotionalen Erkrankungen unterscheiden. Diese Unterscheidung ist nicht immer einfach, da wir es häufig mit komplizierten Mischbildern zu tun haben. Sie ist aber für den Verlauf und die Therapieplanung von großer Bedeutung. Die sekundären, d.h. durch die schulischen und/oder familiären Komplikationen der AD/HS bedingten emotionalen Schwierigkeiten erfahren durch die gezielte Behandlung der AD/HS oft eine rasche Besserung. Die primären Formen hingegen (also die AD/HS-unabhängigen) benötigen auf jeden Fall eine spezifische psycho- oder verhaltenstherapeutische Unterstützung. Wird Betroffenen nicht rechtzeitig geholfen, zeigt niemand Verständnis für ihre Schwierigkeiten, fühlen sie sich lange Zeit hilflos und allein gelassen, ist ihr Selbstwertgefühl nachhaltig gestört, treten Ängste und depressive Verstimmungen auf, kann es zur Chronifizierung ihres Leidens im Sinne einer **neurotischen Fehlregulation** kommen.

6.2 Enuresis

6.2.1 Was versteht man darunter?

Enuresis (das Einnässen) ist der allgemeine Fachbegriff für das unfreiwillige Verlieren von Urin in der Nacht (nocturna) oder am Tag (diurna).

Das Einnässen kommt bei Kindern weitaus häufiger vor, als man denkt. Nur redet keiner gerne darüber, und für manche Eltern ist es immer noch ein Tabuthema. Auch die meisten Kinder schämen sich, davon zu sprechen. Dabei gehört das Einnässen zu den häufigsten Störungen des Kindesalters. Es wird unterschieden, ob die Kinder seit der frühesten Kindheit ohne Unterbrechung einnässen (**primäre Enuresis**), oder ob nach bereits erfolgreicher Sauberkeitserziehung, nach einem „trockenen Intervall" von drei bis sechs Monaten, wieder eingenässt wird (**sekundäre Enuresis**).

Ein noch bettnässendes Kind wird nicht selten von Außenstehenden nur in der Altersgruppe der Kleinkinder vermutet. Bettnässen war aber noch *nie* nur ein Problem von Kleinkindern. Es ist bei Schulkindern vorhanden und genauso in der Altersgruppe der Erwachsenen. Wie weit das Bettnässen verbreitet ist, verdeutlichen diese Zahlen: Nachts nässen 25% der Vierjährigen, 10% der Siebenjährigen, 1-2% der Jugendlichen und 1% der Erwachsenen ein. Es sind mehr Jungen als Mädchen davon betroffen. Die spontane Rückbildungsrate beträgt bis zur Pubertät ca. 15% pro Jahr. Tags nässen 2-3% der Siebenjährigen und unter 1% der Jugendlichen ein. Das Einnässen ist für Kinder mit einem hohen Leidensdruck verbunden. Sie entwickeln ein geringes Selbstwertgefühl, schämen sich und haben Angst z.B. vor Schulausflügen. Sie fühlen sich „anders" als andere Kinder.

6.2.2 Woher kommt das Einnässen?

Als **Ursache** für das Einnässen werden mehrere Faktoren verantwortlich gemacht:
* Vererbung: Untersuchungen zeigen, dass 44% der Nachkommen das gleiche Symptom zeigen, wenn ein Elternteil betroffen ist. Leiden beide Elternteile an Enuresis, so sind es 77%
* Verminderte nächtliche Ausscheidung des sogenannten antidiuretischen Hormons
* eine instabile Blase bzw. ein vermindertes Blasenvolumen
* psychische Belastung (Schulstress, familiäre Auseinandersetzungen etc.)
* Infekte oder auch Missbildungen der ableitenden Harnwege

6.2.3 Welche Formen des Einnässens gibt es?

Kinder, die nur nachts einnässen, leiden unter einer **primären isolierten Enuresis nocturna:** Die Kinder schlafen tief und lassen sich nur schwer wecken. Sie nässen häufig große Urinmengen ein. Bei einigen Kindern kann man Veränderungen der tageszeitlichen Ausschüttung eines Hormons (Antidiuretisches Hormon = ADH) feststellen. Die Kinder zeigen keinerlei Probleme beim Wasserlassen, d.h. es liegt keine Störung der Blasenfunktion vor. Diese Form des Einnässens ist überwiegend erblich bedingt. Sie kommt sehr häufig im Zusammenhang mit AD/HS vor und kann im weitesten Sinne auch als „Konzentrationsproblem" verstanden werden.

Oder es liegt eine **primäre symptomatische Enuresis nocturna mit Blasenfunktionsstörungen** tagsüber vor. Dies merkt man z.B. an häufigem Wasserlassen in kurzen Abständen mit Dranggefühlen oder seltenem Wasserlassen oder an Problemen bei der Blasenentleerung.

Zudem lässt sich noch die **sekundäre Enuresis nocturna** unterscheiden. Diese wird definiert als ein Rückfall nach einer trockenen Periode von 6 Monaten mit häufig zusätzlichen psychischen Begleitsymptomen. Sie wird in der Regel als eine Reaktion des Kindes auf traumatische Ereignisse oder eine belastende Atmosphäre verstanden.

Kinder, die tags oder tags/nachts einnässen, leiden unter einer sogenannten **idiopathischen Dranginkontinenz** als die häufigste Form des Einnässens am Tag. Es finden sich ein ungewollter Harnabgang mit überstarkem Harndrang sowie ein häufiges Wasserlassen (mehr als 7-mal/Tag) mit jeweils nur kleinen Mengen. Dabei setzen Kinder eine Art Haltemanöver ein, um ein Einnässen zu verhindern, z.B. Beine zusammenpressen, hin- und herhüpfen, in die Hocke gehen, auf die Ferse setzen. Die

Dranginkontinenz ist überwiegend anlagebedingt und wird durch unwillkürliches Zusammenziehen (Kontraktionen) des Blasenmuskels ausgelöst.

Es kann auch eine **Harninkontinenz bei Miktionsaufschub** vorliegen. Dabei handelt es sich um ein psychisch bedingtes Verweigerungssyndrom, bei dem Harn zurückgehalten wird und das Wasserlassen hinausgezögert wird, so dass es trotz Einsatz von Haltemanövern zum Einnässen tagsüber kommt. Häufig zeigen diese Kinder weitere Verhaltensauffälligkeiten. Ebenso häufig ist auch die Kombination mit AD/HS.

Einnässen infolge von Infekten oder Missbildungen der Harnwege zeigt sich in der Regel ebenfalls am Tag oder tags und nachts.

6.2.4 Welche Untersuchungen sind notwendig?

Jedes Kind mit Einnässen sollte ärztlich untersucht werden. Dies gilt besonders für die tagsüber einnässenden Kinder, da bei ihnen medizinische Komplikationen und Harnwegsinfekte sehr viel häufiger sind. Es genügt meistens eine genaue Erhebung der Problematik, eine körperliche Untersuchung, ein Ultraschall und eine Urinuntersuchung. Bewährt haben sich Fragebögen und sog. Miktionsprotokolle, bei denen über 24 Stunden Trink- und Urinmengen mit jeweiligen Zeiten vermerkt werden. Bei einigen Kindern können auch andere, weitergehende urologische Untersuchungen notwendig sein.

6.2.5 Wie behandelt man das nächtliche Einnässen?

Generell sollten immer alle medizinischen Grunderkrankungen – soweit vorhanden – zuerst behandelt werden. Dies gilt besonders für Harnwegsinfekte oder Missbildungen. Wenn organische Erkrankungen ausgeschlossen wurden, ist bei der primären Enuresis nocturna ein verhaltenstherapeutischer Ansatz sinnvoll. Kinder, die nachts ins Bett machen, fühlen sich oft isoliert und sind der Meinung, dass nur ihnen so etwas passieren kann. Ihr Selbstwertgefühl ist häufig gering und sie trauen sich nichts zu – „es ist zu schwer für mich", „das kann ich nicht" sind typische Äußerungen. Die Kinder halten sich selbst wegen des Einnässens für ein Baby, weil „ja nur Babys" ins Bett machen. Schimpfen und Bestrafen schadet daher mehr, als dass es nützt!

Wenn ihr Kind nachts einnässt, vermuten Eltern häufig, dass sie Fehler in der Erziehung gemacht haben, oder sie machen dem Kind Vorwürfe. Beides ist in der Regel aber falsch. Kein Kind macht sein Bett absichtlich nass. Im Gegenteil! Die Kinder sind meist selbst sehr traurig über das nasse Bett, sie sind enttäuscht und schämen sich. Drohungen und Strafen können das Bettnässen sogar noch verschlimmern und zu großen seelischen Belastungen führen. Als engste Bezugspersonen muss man dem Kind Selbstsicherheit geben. Dem Kind hilft es viel mehr, wenn man es unterstützt, sein Selbstbewusstsein zu stärken, und ihm das Gefühl gibt, dass alles gar nicht so schlimm ist. Eltern müssen ihrem Kind Mut machen und versichern, dass sie daran glauben, dass es bald nachts trocken wird.

Eine bewährte Methode, das Kind darin zu unterstützen, ist ein Sonne- und Wolken-Kalender: In diesen Kalender zeichnet das Kind die trockenen Nächte mit einer Sonne und die nassen mit einer Wolke ein. Wichtig ist, mit dem Kind Belohnungen zu besprechen, wenn es längere Zeit nachts trocken war, z.B. ein Spiel spielen, Vorlesen usw. Wichtig ist ebenso, dass es am Anfang bereits bei kleinen Erfolgen bestärkt und belohnt wird. Auf diese Weise lernt das Kind, dass es das Problem allein bewältigen kann, und wird so ein positives Selbstbild entwickeln. Um es auch in seiner Selbständigkeit zu fördern, sollte es das Laken allein abziehen und es z.B. in die Waschküche bringen.

Falls dies nicht ausreicht, ist eine Behandlung mit einem Klingelgerät (Klingelmatte oder Klingelhose) sinnvoll (diese Alarmmethode wird bereits seit 1904 erfolgreich eingesetzt): Auf der Klingelmatte bzw. in der Klingelhose befinden sich Sensoren, die bei der ersten Berührung mit Nässe sofort ein akustisches Signal geben und so das Kind aufwecken. Es lernt mit der Zeit, wach zu werden, sobald die Blase das Bedürfnis hat, sich zu entleeren. Das Ziel der Behandlung ist erreicht, wenn das Kind aufwacht, bevor Urin ins Bett geht. Ähnlich funktioniert die Klingelhose: Der Sensor befindet sich auf einer kleinen Einlage, die dann in der Unterhose bzw. Windel untergebracht wird.

Eine Flüssigkeitseinschränkung ist nicht sinnvoll, da die Urinproduktion im Körper auch nach längerem Flüssigkeitsentzug weiter anhält. Somit nützt es gar nichts, wenn man zwei oder drei Stunden vor dem Zubettgehen nichts mehr trinkt, da die Urinproduktion gleich bleiben wird. Hingegen hat es sich als nützlich erwiesen, auf den Genuss von Apfelsäften und Zitrusfrüchten zu verzichten, da diese eine treibende Wirkung haben.

Eine zusätzliche medikamentöse Behandlung mit z.B. Desmopressin (Minirin), einem natürlich vorkommenden Hormon, kann nötig sein bei familiären und sonstigen Belastungen, die eine aufwendige Behandlung mit einem Klingelgerät nicht erlauben oder z.B. bei Kindern, die wegen ihres tiefen Schlafs nicht auf ein Klingelgerät ansprechen. Medikamente können auch gegeben werden, wenn die Kinder kurzfristig trocken werden müssen, wie z.B. vor Schulausflügen. Besonders effektiv ist der gleichzeitige Einsatz von verhaltenstherapeutischem Klingelgerät und Medikament.

6.2.6 Wie lange soll behandelt werden?

Die verhaltenstherapeutisch orientierte Behandlung und die Behandlung mit einem Klingelgerät bzw. mit einem Medikament sollte so lange fortgeführt werden, bis das Kind etwa 4 bis 6 Wochen ohne Unterbrechung trocken geblieben ist.

Im Fall der sekundären Enuresis nocturna sollte nicht versäumt werden, den psychischen Ursachen nachzugehen und eventuell eine psychotherapeutische Behandlung anzustreben.

6.2.7 Wie behandelt man das Einnässen tagsüber?

- **Behandlung der idiopathischen Dranginkontinenz**

Hier ist das Ziel der Behandlung, dass das Kind die Drangsymptome ohne Haltemanöver (wie Beine zusammenpressen) wahrnimmt. Sobald es den Harndrang verspürt, sollte es sofort die Toilette aufsuchen und auf Haltemanöver als Gegenmaßnahmen verzichten.

- **Behandlung der Harninkontinenz bei Miktionsaufschub**

Zuerst sollte der Zusammenhang zwischen dem Zurückhalten des Urins und dem Einnässen geklärt und erläutert werden. Ziel ist es, das Kind zu motivieren, häufiger (mindestens 7-mal/Tag) auf die Toilette zu gehen. Dies wird ebenfalls in einem Kalender (siehe oben) vermerkt und kann durch kleine Belohnungen verstärkt werden. Da oft zusätzlich andere Verhaltensauffälligkeiten oder auch AD/HS-Symptome auftreten, sind weitergehende therapeutische Maßnahmen notwendig.

6.3 Enkopresis

6.3.1 Was versteht man darunter?

Man spricht von einer Enkopresis, wenn Kinder ab dem vierten Lebensjahr noch den Stuhl wiederholt in die Kleidung absetzen und keine organische Ursache vorliegt. Eine Enkopresis ist nur dann zu diagnostizieren, wenn sie das Hauptsymptom darstellt und sie häufiger als einmal im Monat auftritt.

Es wird eine **primäre Enkopresis** mit durchgängig fehlender Stuhlkontinenz unterschieden von einer **sekundären Enkopresis**, bei der die Kinder wieder einkoten, nachdem die Sauberkeitserziehung abgeschlossen war.

Im Alter von ungefähr vier Jahren sind die meisten Kinder sauber und können die Darmfunktion kontrollieren. Die Anzahl der Kinder, die im Alter von vier Jahren noch einkoten, liegt bei 3% und sinkt auf 1,5% im Alter von sieben bis acht Jahren, wobei Jungen häufiger davon betroffen sind. Bei den 10- bis 12-jährigen Jungen kommt das Einkoten noch bei 1,3% vor, bei Mädchen nur noch bei 0,3%. Oft nässen die Kinder zusätzlich auch ein.

Sowohl für Kinder als auch für ihre Eltern ist es eine außergewöhnliche Belastung, wenn zu dem erwarteten Zeitpunkt die Mastdarmkontrolle nicht erreicht wird oder wieder verloren geht. Viele Eltern glauben dann, pädagogisch versagt zu haben. Auch für die Kinder sind diese Symptome außerordentlich belastend und schambesetzt. Sie versuchen in der Regel vor Gleichaltrigen diese Schwächen zu verbergen und selbst vor vertrauten Personen die Symptomatik zu verleugnen. Die häufigste Form des Einkotens sind Kotspuren in der Unterwäsche. Von einer ausgeprägten Symptomatik kann man sprechen, wenn in der Unterhose geformter Stuhlgang zu finden ist. Sehr selten wird auch nachts eingekotet. In einigen Fällen geht die Enkopresis mit Verschmieren von Kot über den Körper oder die äußere Umgebung einher. Die Folgen der Enkopresis sind in der Regel für die Betroffenen erheblich, und es kommt häufig wegen der Geruchsbelästigung zu Hänseleien durch Gleichaltrige, die bis zur sozialen Isolation führen können.

6.3.2 Wie wird eine Enkopresis festgestellt?

Vom Kinderarzt sollten seltene organische Ursachen einer Enkopresis ausgeschlossen werden, z.B. Megacolon congenitum oder eine Spina bifida. Wenn eine Verstopfung vorliegt, kann eine Enkopresis wegen des überfüllten Darms auftreten. Das Kind kann den Stuhl auch deshalb zurückhalten, weil die Defäkation (Entleerung) Schmerzen verursacht (z.B. als Folge einer Analfissur).

Liegen keine organischen Ursachen vor, erfolgt eine ausführliche kinder- und jugendpsychiatrische Untersuchung. In der Befragung des Kindes und der Eltern wird erfasst, ob und wie das Kind versucht, die Symptomatik zu verbergen (z.B. durch Verstecken der Unterwäsche). Es hat sich als sinnvoll erwiesen, Häufigkeit und Schweregrad sowohl von den Eltern als auch vom Kind protokollieren zu lassen. Darüber hinaus sollte erfragt werden, ob das Kind gleichzeitig einnässt. Wichtig ist zu erfahren, ob das Kind sog. „Toilettenängste" und Schmerzen bei der Defäkation hat.

Kinder mit Enkopresis haben oft zusätzlich auch andere Probleme wie z.B. eine Aufmerksamkeitsstörung, geringe Frustrationstoleranz, Hyperaktivität und emotionale oder Verhaltensstörungen.

6.3.3 Wie kommt es zu dieser Störung?

Ein Grund kann ein unzureichendes Toilettentraining mit fehlender Darmkontrolle sein. Am häufigsten ist aber eine Enkopresis der Ausdruck einer psychologisch begründeten Störung. Die Kinder besitzen eine normale körperliche Kontrolle über die Ausscheidung, widersetzen sich aber der Defäkation. Eine solche *Stuhlverhaltung* kann z.B. das Resultat von Auseinandersetzungen zwischen Eltern und Kind beim Darmtraining sein.

Manchmal beginnt ein Kind nach einer einschneidenden Veränderung in seinem Leben „in die Hose zu machen", z.B. der Geburt eines Geschwisters, Trennung oder Scheidung der Eltern, familiären Problemen oder Umzug in ein neues Zuhause.

6.3.4 Wie wird eine Enkopresis behandelt?

Die Behandlung der Enkopresis beruht auf mehreren Ansätzen, die am besten miteinander kombiniert werden sollten:

● **Verhaltenstherapeutisches Programm (Toilettentraining)**
Zunächst ist wichtig, dem Kind zu erklären, dass es an einer Krankheit leidet, die durch aktive Trainingsmaßnahmen beherrscht werden kann. Im Lauf der Behandlung

sollte es lernen, Verantwortung für sich selbst zu übernehmen und zunehmend eigenverantwortlich und selbstständig zu handeln, z.B. durch Einhalten des Toilettentrainings, Auswaschen der verschmutzten Wäsche und durch hygienische Maßnahmen.
Das Sauberkeitstraining stützt sich auf verhaltenstherapeutische Techniken. Das Kind sollte nach den Mahlzeiten regelmäßig mit einer Dauer von mindestens fünf Minuten zur Toilette gehen, auch wenn kein Stuhldrang verspürt wird. Es ist darauf zu achten, dass es entspannt auf der Toilette sitzen kann (bequemer, fester WC-Sitz, Abstützen der Füße evtl. durch ein Fußbänkchen). Wichtig ist, dass das Toilettentraining konsequent eingehalten wird. Genauso wichtig ist, dass das Kind gelobt und belohnt wird, wenn Stuhl in die Toilette abgesetzt wird. Von daher sollte vorher mit ihm eine Belohnung vereinbart werden. So können beispielsweise Belohnungspunkte vergeben werden, die später für ein gemeinsames Spiel eingetauscht werden.

- **Analytische Psychotherapie**
Führen die verhaltenstherapeutischen Maßnahmen nicht in absehbarer Zeit zu dem gewünschten Erfolg, sollte eine Einzelpsychotherapie erfolgen. Da bei den Kindern häufig gehemmt-aggressive Impulse vorkommen, die verdrängt werden, sollte in der Therapie entsprechendes Lösungsverhalten bei Konflikten im Alltag besprochen werden. Wichtig ist, dass auch die Eltern intensiv in die Therapie einbezogen werden, um sie in der emotionalen Beziehung zum Kind zu stärken und in den therapeutischen Maßnahmen zu unterstützen.

- **Medikamentöse Behandlung**
Abführende Maßnahmen mit z.B. PractoClyss® können in bestimmten Fällen zusätzlich verschrieben werden. Bei eindeutigem Vorliegen einer Verstopfung werden zwei- bis dreimal pro Woche abführende Maßnahmen, unterstützt mit peristaltikanregenden Substanzen (wie z.B. Cisaprid oder Domperidon), eingesetzt.

- **Beckenbodengymnastik**
Eine Beckenbodengymnastik auf neurophysiologischer Grundlage erhöht die Sensibilität des Kindes für körperliche Vorgänge und verbessert die muskuläre Koordination. Sinnvoll kann auch ein Training zur Verbesserung der Reizwahrnehmung und Koordinationsübungen zum Erlernen der Relaxation des Sphinkter externus bzw. der Steigerung der Kraft zum Zusammenziehen und der aktiven Erschlaffung sein.

6.3.5 Wie ist der Verlauf einer Enkopresis?

Den meisten Kindern mit Enkopresis kann gut geholfen werden, wobei allerdings eine intensive Behandlung erforderlich ist. Diese sollte früh einsetzen, um soziale und emotionale Belastungen des Kindes und der Familie zu verhindern und zu reduzieren.

6.4 Angststörungen

6.4.1 Was versteht man darunter?

Angst ist eine zentrale Empfindung des Menschen. Neben dem charakteristischen Gefühl treten auch körperliche Symptome auf wie Verspannung, Erröten, beschleunigter Herzschlag, Schwitzen etc. Das Verhalten wird durch gesteigerte Aufmerksamkeit und besorgte Vorausschau zur Vermeidung von Angst auslösenden Situationen bestimmt. Solche Situationen können z.B. das Zusammentreffen mit Tieren, Trennung von Bezugspersonen, soziale Zusammenkünfte oder Prüfungen sein.

Angstsyndrome, die einen Krankheitswert besitzen, sind entweder durch ein abnormes Ausmaß diffuser, frei flottierender, d.h. an keinen besonderen Auslöser gebundener Angst gekennzeichnet oder situations- und objektbezogen, wobei man Letztere häufig als Phobien bezeichnet (s. Kap.6.5). Angstsyndrome werden oftmals von depressiven, phobischen, zwanghaften und zum Teil auch dissozialen Symptomen begleitet (s. Kap. 6.5, 6.6, 6.7, 6.9).

Häufige Angstsyndrome der Kindheit sind die Trennungsangst (Vorkommen bei 1 bis zu 5 % aller Kinder), die generalisierte Angststörung (0,5 bis 3,6 %) und soziale Ängste (1 bis 4,6 %). Bei 25% der AD/HS-Kinder tritt eine Angststörung als Begleiterkrankung auf.

6.4.2 Woran kann man sie erkennen?

Trennungsängste sind vor allem durch die zum Teil panikartig wirkenden Symptome in Reaktion auf eine Trennung gekennzeichnet. Hinzu kommen extreme und oft unrealistische Befürchtungen, der Familie würden Gefahren drohen; nach der Trennung entwickeln sich depressive Gefühle des Verlusts und der Sehnsucht nach Wiedervereinigung mit den Bezugspersonen.

Extreme Trennungsängste können sich abrupt oder unerwartet bei Kindern mit unauffälligem Verhalten entwickeln oder auch nach wiederholten Trennungen, die aber nicht verletzend zu sein schienen. Ein spontaner Rückgang mit vollständiger Normalisierung ist möglich.

In der späten Kindheit und vor allem ab der Pubertät können Angstzustände mit diffuser innerer Unruhe und Spannung auftreten, die von phobischen Akzenten, Bildung körperlicher Symptome (Somatisierungsneigung), Befürchtungen, Sorgen und sexuellen Ängsten begleitet sind. Diese entsprechen einer **generalisierten Angststörung**.

Störungen mit **sozialer Ängstlichkeit** dagegen sind weitgehend altersunabhängig und umfassen zurückgezogene Kinder, die keine altersgemäßen Sozialkontakte entwickeln können und gegenüber Fremden befangen sind. In neuen oder erzwungenen sozialen Situationen sieht man das deutliche Leiden und Unglücklichsein dieser Kinder mit Weinen, Schweigen oder Rückzug aus der Situation. Es bestehen üblicherweise befriedigende soziale Beziehungen zu Familienmitgliedern.

6.4.3 Wie können Angststörungen behandelt werden?

Zur Behandlung von Angststörungen stehen viele verschiedene Möglichkeiten zur Verfügung – von der Selbsthilfe bis hin zu einer fachärztlichen Behandlung. Angststörungen müssen nicht grundsätzlich mit Medikamenten oder mit Verhaltens- oder Psychotherapie behandelt werden. Sachgerechte Aufklärung, Hilfestellungen und Ermutigungen, sich den Angstsituationen auszusetzen, stellen oftmals den ersten und manchmal bereits besten Weg zur Besserung dar. Hauptziel bei allen Therapieverfahren ist, dass die Betroffenen lernen, ihre Angst mit verschiedenen Hilfsmitteln in den Griff zu bekommen und somit zu bewältigen. Da Diagnostik und Therapie von Angsterkrankungen oft kompliziert sind, kann es durchaus vorkommen, dass aus verschiedenen Gründen die ersten Therapieversuche noch keinen durchschlagenden Erfolg bringen. In diesem Falle müssen eben verschiedene Wege ausprobiert werden, sei es auch eine Kombination von z.B. Therapie und Medikation.

Zusätzliche Hilfen können das Erlernen von Entspannungsverfahren sein, die Teilnahme an Selbsthilfegruppen, Selbsthilfebücher, körperliche Fitness.

6.5 Phobien

6.5.1 Was versteht man darunter und wie kann man sie erkennen?

Phobien sind abnorm intensive, auf bestimmte Objekte oder Situationen bezogene Ängste mit folgenden Kennzeichen:

- sind nicht situationsangemessen
- können von dem Betroffenen nicht erklärt werden
- sind nicht willentlich kontrollierbar
- führen zur Vermeidung des gefürchteten Objekts oder der Situation
- erstrecken sich über eine lange Zeitspanne

Man unterscheidet in erster Linie zwischen den **spezifischen (isolierten) Phobien**, den **sozialen Phobien** und der **Agoraphobie.**
Die häufigsten spezifischen Phobien des Kindesalters sind die Angst vor Tieren, vor Dunkelheit, vor Verletzung und vor Tod. Die sozialen Phobien äußern sich vor allem in der Schule; die Kinder werden unfähig zur Mitarbeit im Unterricht sowie dazu, Kontakt in irgendeiner Form herzustellen. Mit der **Agoraphobie** wird nicht nur die Angst vor offenen Plätzen beschrieben, sondern auch vor Menschenmengen, dem Betreten von Geschäften, dem Reisen in Verkehrsmitteln, kurz insgesamt die Angst, die eigene Wohnung zu verlassen. Typische Phobien bei Kindern und Jugendlichen

sind Tierphobien (beginnen meist im Vorschulalter), soziale Phobien (Beginn in der Pubertät), Agoraphobie (im späten Pubertätsalter).

6.5.2 Wie kann man Phobien behandeln?

Bei Phobien mit nur einem Symptom wurden gute Erfolge mit Verhaltenstherapien erzielt. Je komplexer die Phobie ist, desto mehr empfiehlt sich eine Kombination mehrerer Methoden. Vor allem ist die Integration der Eltern und Geschwister in die Beratungsmaßnahmen zu empfehlen.

6.6 Depressive Störungen

6.6.1 Was versteht man darunter und wie kann man sie erkennen?

Eine niedergedrückte Stimmung ist eine Erfahrung, die jeder einmal macht. Diese ist im Allgemeinen eine Reaktion auf unangenehme Erfahrungen, Enttäuschungen oder Erschütterungen. Sie kann einige Momente, Stunden oder auch Tage dauern, führt aber nicht zu schwerwiegenden Beeinträchtigungen. Im Gegensatz dazu steht die klinische Depression bzw. depressive Störung. Diese kann weder mit Anstrengung noch mit Willenskraft kontrolliert werden. Die Symptome bleiben über einen längeren Zeitraum stabil. Dabei wird die Funktionstüchtigkeit des Betroffenen beeinträchtigt, manchmal völlig lahm gelegt.

Die depressive Störung äußert sich im Allgemeinen in den folgenden **Symptomen**:

- Die Stimmung ist traurig oder niedergedrückt, der Betroffene fühlt sich unglücklich, leer, besorgt oder ist außerordentlich reizbar.

- Im Denken zeigen sich Konzentrationsschwierigkeiten, ein Verlust von Interesse, ein geringes Selbstwertgefühl, negative Gedanken, Unentschlossenheit, Schuldgefühle bis hin zu Suizidgedanken.

- Im Verhalten macht sich die Depression durch psychomotorische Verlangsamung oder auch Erregung, Weinen, sozialen Rückzug, Abhängigkeit oder Suizid bemerkbar.

- An *körperlichen Symptomen* finden sich Schlafstörungen (Schlaflosigkeit oder auch vermehrtes Schlafbedürfnis), Müdigkeit, Appetitsteigerung oder -minderung, Gewichtsveränderungen (Gewichtszunahme, -abnahme oder Ausbleiben der erwarteten Gewichtszunahme beim Kind), Störungen des Verdauungstraktes, Abnahme des Geschlechtstriebs oder auch Schmerzen.

In den **verschiedenen Altersgruppen** stehen *verschiedene Symptome* im Vordergrund. So zeigt sich die depressive Störung bei Kindern häufig in depressiver Erscheinung, körperlichen Beschwerden und psychomotorischer Unruhe. Bei Jugendlichen sind es eher Niedergeschlagenheit, Hoffnungslosigkeit, Denk- und Konzentrationsstörungen, Schlafprobleme, Gewichts- bzw. Appetitstörungen, mit denen sich die Depression bemerkbar macht.

6.6.2 Vorkommen und Häufigkeit

Tritt die depressive Störung im Vorschulalter noch bei weniger als 1% der Kinder auf, so sind es im Grundschulalter 1 bis 5% und bei den Jugendlichen bis zu 18%, die unter depressiven Symptomen leiden. Bis zum Eintritt der Pubertät ist die Depressionsrate bei Jungen größer als bei Mädchen, nach dem Eintritt der Pubertät verhält es sich umgekehrt.

6.6.3 Formen der depressiven Störung

Major Depression, einzeln oder rezidivierend

Bei der einzelnen depressiven Episode (Major Depression, einzelne Episode) oder der wiederkehrenden depressiven Episode (Major Depression, rezidivierende Episoden) ist über mindestens zwei Wochen an fast allen Tagen eines der beiden Kernsymptome vorhanden. Die **Kernsymptome** sind reizbare/depressive Stimmung sowie deutlich vermindertes Interesse oder deutlich verminderte Freude an allen Aktivitäten. **Zusätzlich** sind mindestens **vier weitere** der im Anschluss aufgeführten Symptome vorhanden: Gewichtsveränderung, Schlafstörung, psychomotorische Veränderung, Müdigkeit oder Energieverlust, Gefühle von Wertlosigkeit oder Schuldgefühle, verminderte Denk- und Konzentrationsfähigkeit bzw. verringerte Entscheidungsfähigkeit, wiederkehrende Gedanken an den Tod oder Suizidgedanken, -planung, -versuch oder -durchführung.

Dysthymie

Bei der anhaltenden depressiven Störung (*Dysthymie*) handelt es sich um eine chronische, aber weniger schwere Form der Erkrankung. Hier findet sich eine chronisch depressive Verstimmung bzw. Reizbarkeit über die meiste Zeit des Tages und an mehr als der Hälfte der Tage über mindestens ein Jahr hinweg. Während des betreffenden Jahres gibt es keinen Zeitraum von mehr als zwei Monaten ohne Symptome. Eine Beeinträchtigung in psychosozialen Funktionsbereichen oder ein bedeutsamer Leidensdruck sind vorhanden. Zusätzlich zu den Kernsymptomen der depressiven Verstimmung bzw. Reizbarkeit finden sich noch mindestens zwei der folgenden Symptome: Appetitstörung, Schlafstörung, Energiemangel oder Erschöpfung, geringes Selbstwertgefühl, Konzentrationsstörung bzw. Entscheidungserschwernis oder Gefühl der Hoffnungslosigkeit.

Bipolare Störung

Sowohl die depressive(n) Episode(n) als auch die anhaltende depressive Störung können **zusammen mit manischen Symptomen** vorkommen. Diese äußern sich in einer unnormal und durchgehend gehobenen, expansiven oder reizbaren Stimmung, zusätzlich können Größenwahn, ein vermindertes Schlafbedürfnis, erhöhte Gesprächigkeit, Ideenflucht, Ablenkbarkeit, vermehrte zielgerichtete Aktivität und ein übermäßiges Engagement in angenehme Aktivitäten mit Risiko eventueller schmerzhafter Konsequenzen vorkommen. Tritt die depressive Episode gemeinsam mit einer manischen Episode auf, so spricht man von einer *bipolaren Störung*.

Zyklothymie

Bei einer anhaltenden Störung, in der sich Zeiten mit depressiven oder nahezu manischen Symptomen abwechseln, und dies über den Zeitraum von einem Jahr, spricht man von einer *Zyklothymie*. Hierbei sind die annähernd manischen Symptome nicht so häufig, schwer oder lang andauernd, dass sie im Vordergrund stehen und man von einer Manie bzw. manischen Episode sprechen würde.

6.6.4   Wie kommt es zu dieser Störung?

Für die Entstehung depressiver Störungen gibt es verschiedene Erklärungsmodelle.

Psychodynamische Sichtweise

Freud behauptet, dass die Erfahrung eines Verlustes die Anfälligkeit für eine depressive Störung erhöhe. Der Verlust kann ein tatsächlicher Verlust sein durch Tod oder Trennung, es kann sich aber auch um einen symbolischen Verlust handeln, z.B. durch emotionalen Mangel, Zurückweisung oder unangemessene, unzureichende Zuwendung. Die Wut und Feindseligkeit, die gegenüber dem verlorenen Objekt bzw. der verlorenen oder versagenden Person empfunden wird, richtet sich dann in Form von Selbstkritik nach innen gegen die eigene Person, und so entsteht eine Depression.

Nach *Bibring, Sandler* und *Jaffee* entsteht Depression aus Hilflosigkeit, die notwendige Bestätigung der eigenen Person (narzisstische Befriedigung) seitens der Umwelt zu erhalten. Dadurch brechen die Mechanismen, die normalerweise die Selbstachtung aufrechterhalten, zusammen, und es entsteht eine Depression.

Bowlby erklärt die Entstehung einer depressiven Störung in seiner Bindungstheorie, die sich mit der Eltern-Kind-Bindung beschäftigt. Fehlen angemessene Bedingungen, die die Entwicklung einer gesunden, sicheren Eltern-Kind-Bindung ermöglichen, kann das beim Kind eine Anfälligkeit für spätere Anpassungsschwierigkeiten hervorrufen. Eine unsichere Bindung stellt einen Risikofaktor für die Entwicklung einer Depression dar.

Kognitiv-behaviorale Sichtweise (denk- und verhaltenspsychologisch)

Nach *Beck* sind negative Denkschemata an der Entstehung von Depression beteiligt, indem sie die Auswahl, Verarbeitung, Organisation und Bewertung von Umweltreizen in eine negative und pessimistische Richtung lenken. Er beschreibt die „negative Triade", die sich aus negativer Selbst-, negativer Welt- und negativer Zukunftssicht zusammensetzt. Die negative Selbstsicht besteht aus geringer Selbstachtung, negativer Selbstbewertung, erhöhter Selbstkritik und Unterschätzung der eigenen Fähigkeiten. Die negative Weltsicht zeigt sich in der Tendenz, negativ verzerrte Erklärungen für Situationen oder Ereignisse zu finden. Die negative Zukunftssicht schließlich äußert sich in Symptomen von Hoffnungslosigkeit. Diese verzerrte Sicht der Dinge führt zu kognitiven Fehlern bzw. Denkfehlern. Ereignisse und Situationen werden negativ interpretiert, obwohl es gar keine Fakten gibt, die diese Schlüsse rechtfertigen.

Seligman und *Abramson* beschreiben das Modell der „erlernten Hilflosigkeit". Laut *Seligman* passiert Folgendes: Wenn ein Mensch wiederholt erlebt, dass er nicht in der Lage ist, Ereignisse in der Umwelt mit seinem Verhalten zu beeinflussen, so bildet er negative Erwartungen hinsichtlich zukünftiger Situationen aus. Diese generalisiert und verallgemeinert er. Dadurch verliert er die Motivation zum Handeln. Er nimmt auch dann keine Einflussmöglichkeiten mehr wahr, wenn sie tatsächlich vorhanden sind. Die Unkontrollierbarkeit von Situationen löst zuerst Angst aus. Bei anhaltender Erfahrung von Unkontrollierbarkeit mündet diese dann in Depression. Wichtig ist hierbei nicht die tatsächliche, sondern die subjektive Erwartung der Unkontrollierbarkeit.

Abramson beschreibt dies so: Wenn ein Mensch erlebt, dass er bedeutsame Ereignisse nicht kontrollieren kann, sucht er nach Ursachen dafür. Je nachdem, welche Ursachen er den Ereignissen zuschreibt, bilden sich Erwartungen hinsichtlich zukünftiger Kontrolle aus. Individuelle Muster der Ursachenzuschreibung (= Attribution) haben Einfluss auf die Entstehung von Hilflosigkeit. Charakteristisch für eine Depression ist ein Attributionsstil, der negativen Ereignissen internale, globale und stabile Ursachen zuschreibt. Das heißt, dass depressive Menschen Misserfolge eher sich selbst zuschreiben als äußeren Umständen (= internal). Sie übertragen Hilflosigkeitserwartungen auf viele andere Bereiche (= global), anstatt auf konkrete begrenzte Faktoren. Zudem gehen sie davon aus, dass Misserfolge über die Zeit bestehen bleiben (= stabil), anstatt vorübergehend zu sein. Bei positiven Ereignissen verhält es sich umgekehrt. Diese werden external (äußere Umstände sind die Ursache, nicht man selbst), spezifisch (auf konkrete begrenzte Faktoren zurückzuführen) und variabel (nur vorübergehend) begründet. Es wird deutlich, dass hier eine massive Verzerrung der Realität stattfindet, wenn man Negatives auf sich selbst zurückführt und zudem als global und zeitlich stabil ansieht, während man Positives als zufällig, auf begrenzte Faktoren zurückzuführen und nur vorübergehend wahrnimmt.

Problemlösungsmodelle sowie *Verstärker-Verlust-Modelle* der Depression besagen, dass ineffektive Fertigkeiten, ein Problem zu lösen, eine Depression auslösen oder aufrechterhalten können. Mangelnde soziale Fähigkeiten, im sozialen Umfeld positive Verstärkung zu erhalten oder schwierige Situationen zu bewältigen, können eine Depression begünstigen.

Nach dem *Competency-Based-Modell* kann die Situation, dass ein Kind ständig negativer Rückmeldung auf sein Verhalten ausgesetzt ist, eine Störung von Entwicklungsprozessen bewirken. Dies behindert die Ausbildung eines positiven Selbstbilds, was das Risiko der Entwicklung einer Depression erhöht.

Die *biologische Erklärung* besagt, dass es sich auf neuroendokriner Ebene um Störungen im zentralen Nervensystem, v.a. im Hypothalamus, und um Störungen im Stoffwechsel der Überträgerstoffe im Gehirn (Neurotransmitter) handelt.

Die *multifaktoriellen Modelle* sehen die Entstehung einer Depression als Ergebnis sowohl umweltbedingter, biologischer als auch genetischer Faktoren. Dabei spielen situative Bedingungen eine Rolle als Auslöser einer Depression, kognitive Faktoren bzw. Denkstrukturen vermitteln zwischen Umweltereignissen und deren Wirkung. Eine genetisch bedingte Mitverursachung der Depression wird vermutet, konnte jedoch noch nicht zweifelsfrei nachgewiesen werden. Psychosoziale Faktoren, d.h. die Umgebung des Kindes und die Menschen, die mit ihm zusammentreffen, haben offenbar einen großen Einfluss beim Entstehen einer Depression.

6.6.5 Wie kann man sie feststellen (Diagnose)?

An diagnostischen Möglichkeiten stehen strukturierte Interviews, die Verhaltensbeobachtung, Selbstbeurteilungs-Fragebögen sowie Skalen zur Beurteilung durch Bezugspersonen zur Verfügung. Meist werden Fragebögen zur Selbstbeurteilung und Fragebögen zur Fremdbeurteilung zur Früherkennung von depressiven Störungen eingesetzt.

Da eine depressive Störung mit anderen Störungen wie etwa einer AD/HS gemeinsam auftreten kann (siehe Verlauf), ist besonderes Augenmerk darauf zu legen, ob sich etwa hinter den Symptomen der psychomotorischen Unruhe oder auch Konzentrationsschwierigkeiten, die als AD/HS diagnostiziert werden, nicht auch eine depressive Störung verbergen kann. Genauso ist umgekehrt darauf zu achten, ob hinter einer Depression ein AD/HS steckt. Es gilt näher abzuklären, ob beides gemeinsam aufgetreten ist oder eines aus dem anderen hervorgeht (Sekundärsymptomatik). So ist z.B. gut vorstellbar, dass sich aufgrund der vielen Misserfolgserlebnisse im Rahmen einer AD/HS und einer entsprechenden negativen Selbstbeurteilung, die durch die Umwelt oftmals bestätigt wird, eine depressive Störung entwickeln kann.

6.6.6 Wie kann man sie behandeln?

Die therapeutische Behandlung kann in einer analytischen, tiefenpsychologischen oder verhaltenstherapeutischen Psychotherapie bestehen, wobei diese bei einer schweren Depression anfangs stationär in einer Klinik und dann, genauso wie bei einer leichteren Form, ambulant durchgeführt wird. Auch Familienberatung bzw. -therapie ist oft unerlässlich. Eine medikamentöse Therapie kann in schwereren Fällen vonnöten sein. Bezüglich des sozialen Umfelds steht eine, wenn möglich frühe Wiederaufnahme des Schulbesuchs und eine Aktivierung sozialer Kontakte, z.B. in Gruppen oder Vereinen, im Vordergrund.

6.6.7 Verlauf und Prognose

Häufig tritt eine depressive Störung gemeinsam mit anderen Störungen auf: Angststörungen, Verhaltensstörungen (wie z.B. einer Aufmerksamkeits-/Hyperaktivitätsstörung, einer Störung des Sozialverhaltens oder oppositionellem Trotzverhalten), Störungen durch Substanzkonsum (Alkohol- und Drogenmissbrauch) sowie Essstörungen.

Eine depressive Störung tritt im Alter von durchschnittlich 11 Jahren zum ersten Mal auf, meist als dysthyme Störung (chronisch, aber weniger schwer); depressive Episoden treten im Alter von durchschnittlich 14-15 Jahren zum ersten Mal auf. Meist geht die chronische Form den depressiven Episoden voraus.

Im Durchschnitt vergehen vor Behandlungsbeginn einer depressiven Störung 30 Wochen (bei den Mädchen) bzw. 53 Wochen (bei den Jungen).

Als **Risikofaktoren** finden sich eine unsichere Bindung an die Eltern, ein ängstliches oder gehemmtes Temperament, geringe Fähigkeiten, mit schwierigen Situationen umzugehen (z.B. mangelnde Durchsetzungsfähigkeit, mangelnde Fähigkeit, sich durch Aktivitäten abzulenken statt zu grübeln), oder negative Lebensereignisse.

Die **Rückfallrate** nach erfolgreicher Behandlung ist relativ hoch: Innerhalb eines Jahres nach Genesung beträgt sie 26%, innerhalb von zwei Jahren liegt sie bei 40%, innerhalb von fünf Jahren sogar bei 72%. **Ungünstige Faktoren** sind hierbei gehäufte elterliche Depression, das Fehlen von guten Freundschaften sowie das Auftreten der ersten affektiven Störung vor dem Alter von 13 Jahren.

6.7 Zwangsstörungen

6.7.1 Was versteht man darunter und wie kann man sie erkennen?

Unter Zwangsstörungen werden wiederkehrende und anhaltende Ideen, Gedanken, bildhafte Vorstellungen oder Impulse sowie Handlungen verstanden, die

- vom Betroffenen als unsinnig erlebt werden,
- den normalen Denk- und Handlungsprozess beeinträchtigen und
- sich dem Betroffenen aufdrängen, ohne dass er sich davon befreien kann.

Zwangsstörungen lassen sich in Zwangshandlungen und Zwangsgedanken unterteilen.

Zwangshandlungen sind sinnlos anmutende Aktivitäten, die ständig wiederholt werden. Die Betroffenen verspüren einen gewissen Druck (Impulse), diese Handlungen auszuführen, können es jedoch willentlich bis zu einem gewissen Grad kontrollieren. Typische Formen bestehen in übermäßigem Kontrollieren (z.B. Fenster, Schlösser, Herd) oder extremem Waschen und Säubern, aber auch in einfachen motorischen Abläufen wie Ordnen, Betrachten, Berühren, Zählen.

Zwangsgedanken drängen sich dem Bewusstsein auf, wobei der Inhalt oft unsinnig ist, wie etwa Befürchtungen bezüglich Schmutz, Bakterien, übermäßiger Angst vor Infektionen oder der Entwicklung von Krebs, die Verantwortlichkeit zu haben für Verletzungen oder den Tod Dritter etc.

Zwangsstörungen führen zu erheblichen Beeinträchtigungen der Betroffenen, zumal die Ausführung von Handlungen oder die ständige Wiederkehr von Zwangsgedanken mit dem normalen Lebensablauf zusammenfällt und ihn somit behindert.

Zwangsstörungen treten selten vor der Pubertät auf und müssen deutlich von den häufig auftretenden leichten Ritualen und Zwängen im Kindesalter unterschieden werden, welche in der Regel völlig harmlos sind, da sie das Verhalten des Kindes nicht bestimmen und nicht als fremdartig und unpassend erlebt werden.

Häufig werden die Eltern in die zwanghaften Rituale mit einbezogen und tragen dadurch im Laufe der Erkrankung unwillkürlich zusätzlich zu einer Verfestigung der Symptomatik bei.

Direkt auslösende Ereignisse sind entweder unspezifisch oder fehlen ganz. Die Symptomatik entwickelt sich meistens graduell, d.h. es besteht mit der Zeit eine Zunahme der Symptome. Begleitend zu der Zwangssymptomatik kann sich oftmals eine Depression entwickeln, auch Zeichen von Ängstlichkeit und gehemmtes Verhalten sowie In-sich-gekehrt-Sein werden beobachtet.

Vor allem bei Jugendlichen zeigen sich daneben hyperkinetische und dissoziale Störungen sowie Tic-Störungen.

6.7.2 Wie entstehen Zwangsstörungen?

Die Ursachen für die Entstehung von Zwangsstörungen sind noch nicht endgültig geklärt. Einfluss nehmen sicherlich sowohl biologische (genetische, neurophysiologische, biochemische) als auch psychosoziale Faktoren. Eine rigide, extrem ordnungsliebende, lieblose Erziehung kann z.B. eine solche Entwicklung begünstigen.

6.7.3 Wie kann man sie behandeln?

Hinsichtlich der Therapie von Zwangsstörungen wird in der Regel mit einem kognitiven Verhaltenstraining begonnen. Bei nicht ausreichendem Therapieerfolg oder bei schwereren Störungen werden diese mit einer medikamentösen Behandlung ergänzt.

6.7.4 Wie geht es weiter?

Der Verlauf von Zwangsstörungen lässt sich in drei Formen gliedern:
- Chronische Verläufe
- Phasische Verläufe mit Perioden kompletter Zurückbildung (Remission)
- Episodische Verläufe mit unvollständiger (inkompletter) Remission bei normalen sozialen Funktionen

Die überwiegende Zahl der Betroffenen ist dem dritten Typ zuzurechnen; nur etwa 10% nehmen einen ungünstigen, chronischen Verlauf.

6.8   Tics

6.8.1 Was sind Tics und woran kann man sie erkennen?

Tics sind eine Form der Bewegungsstörung, bei der unregelmäßige Bewegungen bzw. Lautäußerungen auftreten, die häufig wiederholt werden, nicht willentlich gesteuert sind, aber kurzzeitig unterdrückt werden können. Sie unterliegen keinem Zweck und sind auf einige wenige umschriebene Muskelgruppen beschränkt.
Es gibt einfache Tics (z.B. Augenblinzeln, Mund aufsperren, Bauch einziehen, Fingerbewegungen) und komplexe Tics, wobei bei Letzteren mehrere Körperregionen im Wechsel betroffen sind (z.B. sich kratzen, sich in den Arm beißen, Gegenstände oder Personen immer wieder berühren, Wurfbewegungen). Außerdem können vorübergehende Tics von chronischen Tics unterschieden werden.
Eine Sonderform ist das **Gilles-de-la-Tourette-Syndrom**, bei dem es neben motorischen auch immer vokale Tics gibt, d.h. das Kind gibt neben den Bewegungen Geräusche von sich oder es wiederholt immer wieder bestimmte Ausdrücke bzw. Formulierungen.
Tics treten häufig zusammen mit anderen psychischen Symptomen auf, vor allem emotionalen Störungen wie z.B. depressiven Verstimmungen oder Angst, aber auch

starken Wutausbrüchen. Leistungsstörungen in der Schule sind eine häufige Komplikation. Bei 5% der Kinder mit AD/HS treten begleitend Tics auf.

6.8.2 Wie entstehen Tics?

Die Ursachen der Tic-Störung sind vielfältig: Eine Überfunktion bestimmter dopaminregulierter Netzwerke im Gehirn spielt vor allem beim Tourette-Syndrom eine große Rolle. Darauf weist die Tatsache hin, dass Medikamente, die die Dopamin-Rezeptoren hemmen (z.B. Tiaprid®), eine gute Wirkung bei Tic-Störungen haben. Genauso kann es in sehr seltenen Fällen umgekehrt passieren, dass anregende, Dopamin freisetzende Medikamente (Stimulanzien), wie z.B. Methylphenidat, eine (vermutlich erblich bedingte) Tic-Störung zum Ausbruch bringen. Auch diese Tatsache spricht für die Annahme der Überfunktion dopaminerger Hirnstrukturen bei einer Tic-Störung.

Eine genetische Verursachung von Tics wird vor allem für komplexere Tics sowie das genannte Tourette-Syndrom angenommen.

Ferner besteht bei Personen, die ein gesteigertes Angst- bzw. Erregungsniveau haben, die große Wahrscheinlichkeit, dass zusammen mit aktuellen Stressoren und den oben erwähnten Faktoren eine Tic-Symptomatik ausgelöst werden kann. Tics können also durchaus eine emotionale Ursache haben.

6.8.3 Wie kann man Tics behandeln?

Fast die Hälfte der Kinder mit einer Tic-Erkrankung bzw. einem Tourette-Syndrom weist die typischen Symptome der AD/HS auf, und ca. 5% der AD/HS-Kinder haben Tics, die unabhängig von der Behandlung mit Methylphenidat auftreten. In solchen Fällen muss der Arzt entscheiden, ob die AD/HS-Behandlung zunächst mit einem Alternativmedikament, z.B. einem Antidepressivum durchzuführen ist. So könnte vermieden werden, dass durch die Dopaminzufuhr ein Tic möglicherweise noch verstärkt wird. Falls dies zu keinem Erfolg führt oder aus bestimmten Gründen nicht ratsam ist, kann unter genauer Beobachtung ein Versuch mit Methylphenidat unternommen werden.

Wichtig bei der Behandlung von Tics ist die Empfehlung, diese nicht besonders zu beachten und keine diesbezügliche Kritik zu üben. Therapeutisch wirksam sind neben der Psychotherapie, die besonders bei begleitenden emotionalen Störungen eingesetzt werden kann, verhaltenstherapeutische Kombinationsbehandlungen. Diese wiederum schließen unter anderem Entspannungsverfahren und Übungen zur Selbstwahrnehmung ein.

Die medikamentöse Behandlung besteht, wie oben erwähnt, aus Substanzen, welche die Dopamin-Rezeptoren im Gehirn blockieren, z.B. Tiaprid® oder Pimozide. Sie werden u.a. eingesetzt bei länger dauernden Tics (mehr als 1 Jahr), beim Tourette-Syndrom bzw. bei vokalen Tics.

6.8.4 Wie ist der Verlauf einer Tic-Störung?

Die Prognose der Tics ist im Allgemeinen gut – die meisten sind vorübergehend und bestehen nur kurze Zeit.

6.9 Störung des Sozialverhaltens

6.9.1 Was versteht man darunter, wie kann man sie erkennen?

Eine Störung des Sozialverhaltens bedeutet, dass sich das Kind oder der Jugendliche überwiegend dissozial (antisozial), aggressiv oder aufsässig verhält und sein Verhalten überhaupt nicht so ist, wie man es in seinem jeweiligen Alter erwarten könnte (siehe auch Kap. 1.4.3).

Um von einer Störung sprechen zu können, muss das Verhalten über gewöhnlichen kindlichen Unfug oder jugendliche Aufmüpfigkeit hinausgehen. So sind beispielsweise Wutausbrüche bei einem Dreijährigen eher normal. Außerdem sind einzelne abweichende oder kriminelle Handlungen kein Grund für die Diagnose. Diese darf erst dann gestellt werden, wenn das Kind oder der Jugendliche ständig dieses problematische Verhaltensmuster zeigt. Bei Störungen des Sozialverhaltens im Kindesalter klagen die Eltern in erster Linie über fehlenden Gehorsam. Das Kind schreie ständig andere Menschen an, habe ungewöhnlich häufige oder schwere Wutausbrüche, sei oft in Streitereien oder körperliche Auseinandersetzungen verwickelt. Es würde in der Gruppe gerne bestimmen, tyrannisieren, hänsele dabei andere Kinder und mache sich lustig über sie. Vereinzelt stehle es auch, lüge, schwänze die Schule und laufe von zu Hause weg. Zündeln oder Brandstiftung komme vor. Im Jugendalter steht die sogenannte Delinquenz im Mittelpunkt. Dies sind Handlungen, die von einer Kontrollinstanz verfolgt werden, wie etwa dem Jugendamt oder der Schulbehörde bei ständigem Weglaufen von zu Hause, beim Streunen oder wiederholtem Schuleschwänzen. Es kann auch vorkommen, dass es zu Handlungen kommt, die strafrechtlich verfolgt werden, wie unerlaubtes Autofahren, Diebstahl, Alkohol- oder Drogenmissbrauch oder Prostitution. Eine Störung des Sozialverhaltens tritt oft zusammen mit schwierigen Umständen wie ungünstigen oder mangelnden Familienbeziehungen und Schulversagen auf.

Es ist oftmals schwierig, eine Störung des Sozialverhaltens von Verhaltensweisen einer AD/HS zu unterscheiden, denn häufig sind Überschneidungen zu finden. 40% der Kinder, die unter einer AD/HS leiden, entwickeln begleitend eine Störung des Sozialverhaltens, möglicherweise als Antwort auf die ständigen Frustrationen und Kränkungen.

Sowohl in der **ICD 10** (International Classification of Diseases der WHO) als auch in der **DSM IV** (Diagnostic and Statistical Manual of Mental Disorders) ist die Störung des Sozialverhaltens neben der einfachen Aktivitäts- und Aufmerksamkeitsstörung klassifiziert.

Störung des Sozialverhaltens mit oppositionellem, aufsässigem Verhalten
- hat für das Entwicklungsalter ungewöhnlich häufige oder schwere Wutausbrüche
- streitet sich häufig mit Erwachsenen
- widersetzt sich häufig aktiv den Anweisungen oder Regeln von Erwachsenen oder weigert sich, diese zu befolgen
- ärgert häufig andere absichtlich
- schiebt häufig die Schuld für eigene Fehler oder eigenes Fehlverhalten auf andere
- ist häufig reizbar oder lässt sich von anderen leicht ärgern
- ist häufig zornig oder ärgert sich schnell
- ist häufig boshaft oder rachsüchtig

6.9.2 Wie entsteht eine Störung des Sozialverhaltens?

Ein Modell, wie sich eine Störung des Sozialverhaltens entwickelt haben könnte, sieht folgendermaßen aus:

Kleinkindalter	• schwieriges Temperament
Vorschulalter	• Hyperaktivitä
	• Offene Aggression/trotzig-aufsässiges Verhalten
	• Ungenügende Beziehungen zu anderen Kindern
Schulalter	• Verdeckte Störung des Sozialverhaltens (Stehlen, Lügen, Zerstören, Zündeln)
Jugendalter	• Aufnahme in Gruppe dissozialer Jugendlicher
	• Delinquenz
Frühes Erwachsenenalter	• Antisoziale Persönlichkeit/Kriminalität

Hyperaktives und trotziges sowie aggressives Verhalten im Kleinkindalter können auch unabhängig voneinander auftreten. Entwickelt sich beides zusammen, so ist der Verlauf eher problematisch und ungünstig einzustufen.
Im Vorschulalter zeigen sich häufig bereits die Schwierigkeiten des Kindes, sich in der Gruppe der Gleichaltrigen einzufinden und mit ihnen zurechtzukommen (soziale Fertigkeiten). Ausgrenzung und Außenseitertum sind häufig die Folge. Meist im 2. Schuljahr treten Lernstörungen auf. Im Grundschulalter liegen bei diesem Kind häufig die oben genannten verdeckten Störungen des Sozialverhaltens vor. Oftmals schließen sich Kinder mit solchen Problemen den Gruppen an, die ähnliches derartiges Verhalten an den Tag legen. Hier findet das Kind oder der Jugendliche endlich

Anerkennung für das, was es tut, erhält Respekt für seine Taten und muss nicht ständig damit rechnen, dass seine Person und damit auch sein Selbstwertgefühl angegriffen und kritisiert wird. Der Umgang mit Gleichgesinnten und das Weiterführen dieser problematischen Verhaltensweisen führt in der Jugend unter Umständen zu Strafmaßnahmen und im ungünstigsten Falle im Erwachsenenalter zur Kriminalität.

6.9.3 Was sind mögliche Ursachen für diese Störung?

Eine soziale Störung kann nicht auf *eine* Ursache zurückgeführt werden. Viele verschiedene Dinge in unterschiedlicher Ausprägung wirken zusammen. Dies ist zum einen das Kind selbst mit seiner Veranlagung und seinen Persönlichkeitsmerkmalen wie Temperament, Impulsivität, Risikosuche. Möglicherweise hat es belastende Lebensereignisse erfahren wie schwere Krankheit oder Tod eines Elternteils, ist selbst Zeuge von Gewalt geworden, liegen Lernstörungen vor, Drogenmissbrauch, besitzt es nur wenig Selbstbewusstsein. Andererseits muss auch die Familie mit ihren Regeln und Strukturen betrachtet werden. Welche Belastungen hat sie zu ertragen, z.B. finanzieller Art? Wie läuft die Erziehung ab, liegen psychische Störungen vor oder Alkohol- und Drogenkonsum? Werden die Kinder vernachlässigt oder misshandelt? Auch die soziale Umwelt spielt eine Rolle: schlechte Wohnverhältnisse, schlechte Schulen, wenig oder niedriges Bildungsangebot, Jugendbanden, hohe Kriminalität in der Wohngegend, Verfügbarkeit von Drogen. Nicht zu vergessen ist schließlich die Rolle der Gesellschaft, in der diese Kinder aufwachsen. Inwieweit erfahren belastete Familien Unterstützung, werden eingebunden? Inwiefern wird kritisch mit Gewaltdarstellung in den Medien umgegangen?

In Zusammenhang mit möglichen Gründen für eine Störung des Sozialverhaltens geht man davon aus, dass neben dem Zusammenspiel der eben genannten Bereiche auch eine Situation gegeben sein muss, die auslösend ist oder den gewissen Anreiz für das entsprechende Verhalten schafft.

6.9.4 Wie kann man sie behandeln?

Therapeutische Maßnahmen für die betroffenen Kinder und deren Eltern sind hier von großer Bedeutung, da normalerweise die Störungen des Sozialverhaltens im Vergleich zu anderen Störungen des Kindes- und Jugendalters weniger gute Verläufe zeigen.

Zunächst muss abgeklärt werden, ob eine AD/HS oder eine spezifische Lernstörung mit der Störung des Sozialverhaltens in Zusammenhang steht. Entsprechend wird dies in einem Therapieprogramm Berücksichtigung finden müssen.

Bei dissozialen Störungen im Kindesalter hat sich die Methode der familienzentrierten Familientherapie bewährt. Die Eltern werden angeleitet, eine systematische Verhaltensanalyse durchzuführen, d.h. das problematische und das positive Verhalten des

Kindes wird beobachtet und registriert. Die Aufmerksamkeit wird so auf das zu verändernde Verhalten gelenkt.

Hauptziel der Behandlung ist einerseits, die offenen oder versteckten aggressiven und antisozialen Verhaltensweisen des Kindes zu reduzieren, andererseits gleichzeitig unangemessene Reaktionen und negative Einstellungen von Seiten der Eltern zu verändern.

Bei dissozialen und delinquenten Jugendlichen werden schwerpunktmäßig psychologisch-pädagogische Maßnahmen eingesetzt, die mit Formen der Sozialarbeit, der Milieutherapie und der Gruppenarbeit kombiniert werden. Die Unterbringung in heilpädagogisch arbeitenden und gut strukturierten Heimen erweist sich oftmals als sinnvoll; insbesondere dann, wenn die Familienverhältnisse für das betroffene Kind eher ungünstig sind. Familienberatung ist in jeder Phase der Betreuung des Kindes bzw. Jugendlichen wichtig.

Die Verhaltenstherapie hat erfolgreiche Programme entwickelt, die eingesetzt werden können, wie etwa Programme zur Verbesserung von Arbeitsverhalten, von Fertigkeiten zur Lösung von Problemen, zur Impulskontrolle (d.h. besseres Steuern von heftigen Reaktionen) und Sozialkompetenz (Fähigkeit, Kontakt und Beziehungen aufzunehmen, zuzuhören, sich mitzuteilen usw.). Nicht zu vergessen sind die funktionellen Therapien bei spezifischen Lernstörungen. Jugendliche brauchen zudem anhaltende Unterstützung und pädagogische Führung während der gesamten Jugendzeit (Adoleszenz) und teilweise auch ins Erwachsenenalter hinein.

6.9.5 Verlauf und Prognose

Der Verlauf von Störungen des Sozialverhaltens im Kindesalter ist zunächst einmal ungünstiger als der für andere, insbesondere emotionale Störungen. Langfristige Nachuntersuchungen konnten einen Zusammenhang feststellen zwischen einer Persönlichkeitsstörung bei Erwachsenen und Dissozialität und abweichendem Sozialverhalten. Allgemein steigt das Risiko für eine bleibende Delinquenz und Kriminalität mit der Intensität aggressiv-dissozialen Verhaltens im Kindesalter.

Es wurde festgestellt, dass Aggressivität eines der stabilsten Verhaltensmerkmale im Kindesalter ist und sich insbesondere dann, wenn auch Schulversagen vorliegt, in der Jugenddelinquenz fortsetzt. Bei nicht-delinquenten Störungen des Kindesalters ohne Schulversagen und Begrenzung nur auf den sozialen Rahmen muss sich dies nicht unbedingt so fortsetzen. An dieser Stelle wird deutlich, welchen erheblichen Einfluss auch die schulische Entwicklung darstellt, insbesondere dann, wenn Teilleistungsstörungen wie Lese-Rechtschreibstörungen nicht oder zu spät erkannt werden.

Eine längerfristige Behandlung im Sinne von gestuft rehabilitativen Maßnahmen und soziale Wiedereingliederung können ungünstigen Verläufen entgegenwirken.

Die Prognose für die Jugendlichendelinquenz ist nicht unbedingt schlecht. Ab dem jungen Erwachsenenalter nimmt die Rate der straffällig werdenden und verurteilten Täter deutlich ab, d.h. mit zunehmendem Alter tritt eine Besserung ein.

6.10 Zusammenfassung: AD/HS, Teilleistungsstörungen und Begleiterkrankungen

Zusammenfassend kann man sagen, dass Kinder mit einer AD/HS begleitend sowohl Teilleistungsstörungen als auch einige emotionale Probleme oder psychische Erkrankungen entwickeln können. Oftmals sehen wir in der Praxis Mischbilder. Liegt eine Teilleistungsstörung vor, so ist klar, dass sie nach ausführlicher Diagnose speziell behandelt werden muss. Ob sie mit der AD/HS in Zusammenhang steht oder sich davon unabhängig entwickelt hat, spielt dabei erfahrungsgemäß keine maßgebliche Rolle. Wichtig ist die Tatsache, dass das Kind meist zu dem Zeitpunkt, wo es wegen seiner Auffälligkeiten in Deutsch oder in Mathe in der Praxis vorgestellt wird, bereits erhebliche Defizite aufzuweisen hat. Diese Lücken sollten so schnell wie möglich behandelt werden, damit sich aus dem ganzen Druck heraus, der für ein Schulkind nun mal besteht, keine weiteren emotionalen Störungen, wie sie in Kapitel 4 und 6 beschrieben wurden, entwickeln. Um weitere Behandlungsschritte einleiten zu können, ist dann zu klären, ob AD/HS-typische Merkmale im Rahmen der Drucksituation und emotionalen Belastung für das Kind entstanden sind oder bereits länger, wie z.B. im Vorschulalter, beobachtet wurden. Im Zweifelsfalle empfiehlt es sich, das Kind nach Entschärfung der Drucksituation eine Weile zu beobachten und dann ggf. weiter bezüglich einer AD/HS zu behandeln.

Etwas anders sieht es aus, wenn emotionale bzw. psychische Probleme stark im Vordergrund stehen. Zunächst sollte man versuchen zu klären, welches der auftretenden Symptome zuerst entstanden ist, d.h.: Ist die AD/HS zuerst beobachtet worden und sind daraus die genannten Begleiterkrankungen entstanden, wie etwa eine Störung des Sozialverhaltens, oder standen zuerst die emotionalen Probleme im Vordergrund und dann entwickelten sich Symptome wie beispielsweise Konzentrationsschwäche, Ablenkbarkeit, Unruhe, wie man dies bei einer jugendlichen Depression finden kann. Letztendlich gibt es die dritte Variante, dass die beiden Krankheitsbilder nebeneinander stehen, wie es oftmals bei der Enkopresis der Fall ist, bei Zwängen oder auch Tics. Die Behandlung wird ganz auf das jeweilige Kind mit seinem Erscheinungsbild zugeschnitten werden müssen, denn wie beschrieben hat jedes Kind *seine eigene* AD/HS, hat eine unterschiedliche Ausprägung von emotionalen oder psychischen Problemen, und der Leidensdruck sieht in jeder Geschichte der jungen Patienten und auch der Eltern anders aus.

Besonderes Augenmerk sollte den Auffälligkeiten geschenkt werden, die in Richtung Störung des Sozialverhaltens zeigen. AD/HS-Kinder, die solche Symptome zeigen, unterliegen einem höheren Risiko zu entgleisen, keinen Anschluss zu Gleichaltrigen zu bekommen, ihre Schulkarriere zu gefährden und somit einen unbequemen Lebensweg zu beschreiten. In diesen Fällen ist es unserer Erfahrung nach ratsam, schnell zu reagieren, in der Regel mit einer medikamentösen Therapie, und begleitend je nach Alter und Entwicklungsstand des Kindes entsprechende therapeutische Maßnahmen einzuleiten, welche sowohl Hilfe für das Kind als auch Unterstützung für die Eltern gewährleisten können.

7. AD/HS und Gesellschaft – eine soziologische Betrachtungsweise

Markus Fellner

Was hat AD/HS mit unserer Gesellschaft zu tun? Hat AD/HS zugenommen? Produziert unsere Gesellschaft AD/HS? Gibt es AD/HS überhaupt wirklich oder handelt es sich hierbei nur um eine irreführende Bezeichnung für möglichst alle Kinder mit Verhaltens- oder Leistungsproblemen? Ist AD/HS eine Modeerscheinung? Diese und ähnliche Fragen werden unter Eltern, unter Fachleuten und vor allem in den Medien heftig diskutiert. Interessant, aber auch verunsichernd ist dabei, dass die Diskussionen nicht nur engagiert, sondern häufig auch sehr aufgebracht und verhärtet geführt werden. Die Standpunkte sind polarisiert, und man kann mehr Streit als Diskussion beobachten.

Was geschieht hier? Warum wird die Diskussion um AD/HS so heftig und kontrovers geführt? Um dieser Frage auf den Grund gehen zu können, bedarf es einer Wissenschaft, die versucht, hinter die Dinge zu blicken, die in einer Gesellschaft ablaufen: die *Soziologie*. Hier geht es weniger um die Fragen, ob es die AD/HS gibt oder nicht, was die Ursachen der AD/HS sind oder wie sie behandelt werden sollte, sondern mehr darum, wie, warum und vor allem zu welchen Zwecken der Begriff AD/HS verwendet wird. Man versucht zu verstehen, mit welchen gesellschaftlichen Vorgängen die Debatte um AD/HS zusammenhängt. Es geht nicht um AD/HS selbst, sondern um den Diskurs, den gesellschaftlichen Streit um die Bedeutung der AD/HS. Eine zentrale Frage dabei ist die nach den Ursachen der AD/HS: *Sind Hyperaktivität, Impulsivität, Konzentrationsstörungen oder Verträumtheit Folgen genetischer Veranlagung oder Symptome von seelischen Konflikten?*

Hier sei zunächst ein Blick auf die zwei wichtigsten Erklärungsmodelle der etablierten Psychowissenschaften geworfen: *AD/HS in der Debatte zwischen Neuropsychologie, Verhaltenstherapie und Psychoanalyse.*

7.1 Medizinisch-psychologische Sichtweise (Mainstream)

Der Mainstream (Hauptstrang) der AD/HS-Forschung, bestehend aus den medizinisch-psychologischen Wissenschaften Neuropsychologie, Humangenetik und Kognitive Psychologie (Verhaltenstherapie), sieht in der AD/HS vorwiegend eine genetisch bedingte und durch Umwelt sowie Erfahrungen beeinflussbare Störung. Neben dieser herrschenden Sichtweise werden im klinischen Diskurs zunehmend jedoch auch psychoanalytische Theorien zu AD/HS verhandelt.

7.2 Psychoanalytische, tiefenpsychologische Sichtweise

Das erstmals von Sigmund Freud entwickelte psychoanalytische bzw. tiefenpsychologische Modell (siehe auch Kap. 9.2/9.3) geht von der Annahme aus, dass sich das normale psychische Funktionieren sowie auch bestimmte psychische Störungen im Zuge unbewusster innerer Konflikte entwickeln. Der psychische „Stoff" dieser Konflikte besteht dabei zum einen aus Bedürfnissen, Wünschen, Sehnsüchten sowie Ängsten und zum anderen aus den spezifischen Umgangsweisen mit diesen Gefühlen (Integrations- und Abwehrmechanismen). Die Grundlage dafür bilden Veranlagungen, Temperament und kindliche Beziehungserfahrungen. Entscheidend an diesem Modell ist vor allem, dass ein großer Teil des psychischen „Stoffes" unbewusst und ein Leben lang über die Zeit seiner Formung hinaus wirksam ist.

Die maßgeblichen psychoanalytischen Annahmen zur AD/HS sind im Wesentlichen folgende: Ablenkbarkeit, innere Unruhe, Hyperaktivität oder Verträumtheit können Symptome sein, die dazu dienen, Ängste zu verschlüsseln und damit aushaltbar zu machen. Die Symptome bilden sozusagen „eine zweite Haut", unter der Ängste und schwer aushaltbare Gefühle vor dem bewussten Erleben verborgen werden. Die Gründe für diese Ängste können vielschichtig sein: Zum einen kann es sich um die üblichen kindlichen Ängste vor Trennung oder Beziehungsverlust in Folge bestimmter Erfahrungen und frühkindlicher Umstände (z.B. Frühgeburtlichkeit, Regulationsschwierigkeiten, Anpassungsschwierigkeiten) handeln. Zum anderen können Kinder auch unbewusste Ängste der Eltern aufgreifen. Durch ein bestimmtes Verhalten z.B. in Form von Unruhe, Verträumtheit oder Sprunghaftigkeit ist es dann möglich, die mit diesen unbewussten Ängsten verbundene Spannung zu reduzieren und sie gleichzeitig auch unkenntlich zu machen: Die Angst bleibt verborgen, sichtbar sind Konzentrationsprobleme oder Hyperaktivität der Kinder. Aus psychoanalytischer Sicht liegt eine wesentliche Ursache der AD/HS somit in einer emotionalen Störung. Die AD/HS macht gewissermaßen einen seelischen Sinn, weil dadurch unbewusste Ängste aushaltbar werden und eine anderweitig eventuell drohende Depression abgewehrt werden kann. Das Problem dabei ist jedoch, dass diese Art der Abwehr von Ängsten auch dann noch weiter vorhanden ist, wenn die Ursprungssituation schon überwunden ist und eigentlich gar kein Grund zur Angst mehr besteht. Die AD/HS-spezifischen Verhaltensweisen werden dann sozusagen zu einer unbewussten „Gewohnheit" der Psyche, verfestigen sich und ziehen neue Probleme nach sich (vgl. Hocke 1993, Heinemann & Hopf 2001, Häußler 2002, Bovensieper et al. 2004, Leuzinger-Bohleber et al. 2006, Warrlich & Reinke et al. 2007).

7.3 Vulnerabilitäts-Stress-Modell

Im sogenannten Vulnerabilitäts-Stress-Modell (Vulnerabilität = Verletzlichkeit/Empfindlichkeit) wird die AD/HS aus der Kombination von genetischer Disposition und emotionaler Belastung erklärt. Diese Sichtweise wird sowohl im medizinisch-psychologischen Mainstream als auch in der Psychoanalyse eingenommen, wobei die Schwerpunkte jedoch unterschiedlich gesetzt werden. In der Praxis kann nicht immer exakt entschieden werden, inwieweit eine genetische Disposition und inwieweit ein seelischer Konflikt die AD/HS verursachen. Deshalb arbeitet man hier mit einer professionellen Offenheit gegenüber den verschiedenen Erklärungsansätzen und konzentriert sich in erster Linie darauf, wie den Betroffenen am besten geholfen werden kann. Man benutzt je nach individueller Problemlage mehr den einen oder den anderen Erklärungsansatz, um für die Betroffenen die bestmögliche Hilfestellung anbieten zu können.

7.4 Entstehung unterschiedlicher Sichtweisen

Wie kommt es zu den sehr unterschiedlichen Sichtweisen zwischen der herrschenden medizinisch-psychologischen und der psychoanalytischen Wissenschaft? Die Erkenntnisse werden durch unterschiedliche Forschungsmethoden gewonnen.

In der medizinisch-psychologischen Forschung werden sehr viele Fälle mit sogenannten standardisierten quantitativen Methoden (v.a. durch Fragebögen, Leistungstests, ggf. Videoanalyse) untersucht und statistisch ausgewertet. Phänomene wie unbewusste Ängste, innere Konflikte oder Abwehrmechanismen werden mit diesen Methoden nicht erfasst und spielen somit auch keine Rolle. Statt dessen können aber Zusammenhänge zwischen psychologischen Merkmalen wie beispielsweise Konzentrationsfähigkeit, Aufmerksamkeit, spezifische Leistungsfähigkeiten (z.B. Rechtschreibung, Kurzzeitgedächtnis oder Feinmotorik), Intelligenz oder Unruhe und spezifische Gehirnaktivitäten sowie familiäre Häufigkeiten (Hinweise auf Vererbung) über eine große Gesamtheit von Fällen berechnet werden.

In der Psychoanalyse werden dagegen insgesamt nur einzelne, wenige Fälle mit sogenannten qualitativen Methoden untersucht. Es werden keine statistisch auswertbaren Daten gewonnen, aber dafür Therapieverläufe und Lebensgeschichten besonders genau in den Blick genommen. In der Regel handelt es sich hier um Patienten, die gleichzeitig emotionale Probleme haben und AD/HS-spezifische Symptome wie Hyperaktivität, Konzentrationsschwierigkeiten oder Verträumtheit zeigen. Vor dem Hintergrund des psychoanalytischen Modells werden die Symptome im Rahmen eines therapeutischen Beziehungsgeschehens gedeutet und bearbeitet. Dadurch wird der unbewusste Sinn der Symptome zum Teil bewusst, die unbewussten Ängste verlieren durch die therapeutische Beziehung ihre Bedrohlichkeit und die emotionale Störung kann weitgehend korrigiert werden. Die psychoanalytischen Ergebnisse sind interessant, und auf den Einzelfall bezogen ist auch die Erklärung der AD/HS in diesen Fällen einleuchtend. Jedoch können die so gewonnenen Erkenntnisse nicht auf die Gesamtheit aller AD/HS-Fälle bezogen werden. Man kann die wie eben beschrieben qualitativ gewonnenen psychoanalytischen Erkenntnisse zur AD/HS nicht statistisch verallgemeinern. Weiterhin stellt sich die Frage, ob die psychoanalytisch erfolgreich verstandenen AD/HS-Fälle überhaupt AD/HS genannt werden sollten, oder ob es sich dabei um andere Störungen handelt, die der AD/HS ähnlich sind oder Begleiterkrankungen der AD/HS darstellen.

Grundsätzlich ist an dieser Stelle auch zu erwähnen, dass die AD/HS im ICD 10 (dem international gültigen ‚Katalog‘ psychischer Störungen) wie alle anderen dort systematisierten Störungen durch eine Beschreibung von Symptomen (phänomenologisch) definiert ist – und nicht durch die Erklärung möglicher Ursachen (ätiologisch).

Zusammenfassend kann Folgendes festgestellt werden: Medizin und medizinische Psychologie bzw. Verhaltenstherapie auf der einen Seite und Psychoanalyse auf der anderen Seite betrachten die AD/HS aus unterschiedlichen Blickwinkeln mit unterschiedlichen Forschungsmethoden anhand unterschiedlicher Fälle und kommen so zu unterschiedlichen Theorien über die Ursachen der AD/HS. Es gibt wohl seelische Störungen, die durch das psychoanalytische Modell sinnvoll erklärt werden und die wie eine genetisch bedingte Aufmerksamkeitsstörung aussehen können. Umgekehrt gibt es auch genetisch bedingte Aufmerksamkeitsstörungen, welche ein Verhalten bewirken, das dem Bild von seelisch bedingter Unruhe oder Konzentrationsschwäche ähnlich sein kann. Weiterhin ist es denkbar, und in vielen Fällen erscheint das einsichtig, dass beide Aspekte (genetische Veranlagung und seelischer Konflikt) zusammenwirken können.

Nun stellt sich die Frage, warum in Medien, Öffentlichkeit und Wissenschaft so wenig kooperativ um die „richtige" Erklärung der AD/HS gestritten wird. Die Praxis zeigt ja schließlich, dass man durchaus mit beiden Erklärungsansätzen sinnvoll arbeiten kann. Der Grund für die starke Polarisierung zwischen den verschiedenen Erklärungsansätzen liegt offensichtlich weniger in der Sache AD/HS an sich, sondern muss wohl an anderer Stelle gesucht werden. Was macht den Besitz der scheinbar „richtigen" Erklärung von AD/HS so begehrenswert?

Wenn man diese Frage soziologisch untersucht, muss beachtet werden, dass die AD/HS bzw. die damit verbundenen Probleme im Wesentlichen drei Institutionen unserer Gesellschaft berühren: das Gesundheitssystem, die Jugendhilfe und die Schule. Die Schule spielt dabei eine zentrale und besonders wichtige Rolle.

7.5 AD/HS und die Rolle von Schule, Jugendhilfe, Gesundheitssystem

In der **Schule** bekommen AD/HS-betroffene Kinder so gut wie immer deutliche Schwierigkeiten. Fast alle Betroffenen können die geforderten schulischen Leistungen nicht ihren intellektuellen Begabungen entsprechend erfüllen. Dadurch verschlechtern sich ihre Erfolgschancen. Da die Schule Kinder nicht nur bildet, sondern auch hinsichtlich der späteren Chancen auf beruflichen Erfolg auswählt, sind AD/HS-Betroffene letztlich in der Verwirklichung ihrer Interessen sowie Begabungen und damit in ihren Entwicklungsmöglichkeiten benachteiligt. AD/HS-Betroffene schneiden schlechter ab, obwohl sie genauso intelligent sind wie andere. Und wenn sie im Unterricht oder bei den Hausaufgaben nicht mehr mitmachen wollen, sind sie auch nicht, wie oft fälschlicherweise behauptet wird, „faul", sondern sie ertragen den äußeren sowie inneren Druck nicht mehr und schützen sich emotional mit Verweigerung. Es entsteht ein Teufelskreis aus Misserfolg und Verweigerung, der durchbrochen werden muss. Die Schule reagiert darauf, indem sie Förderkurse anbietet und ihre pädagogischen Konzepte reformiert. Unangetastet bleiben allerdings die Grundpfeiler des schulischen Auswahlsystems (Selektionssystem), die derzeit eher noch tiefer in die Gesellschaft getrieben werden.

Die Auswahlfunktion der Schule wird oft damit gerechtfertigt, dass man die Begabungen unterscheiden und die Kinder extra qualifizieren muss. Dieser Gedanke ist sicherlich wichtig. Doch sozialwissenschaftliche Studien zeigen, dass das schulische Auswahlsystem weniger nach den kindlichen Begabungen, Fähigkeiten oder Interessen unterscheidet, sondern die Kinder bevorzugt, deren Familien dem Auswahldruck – z.B. durch Privatschulbesuch, außerschulische Förderung, Therapie etc. – besser entgegensteuern können.

Die in Zusammenhang mit der AD/HS auftretenden Probleme hängen maßgeblich mit diesem Auswahldruck der Schule zusammen. Damit wird der Kern der Institution Schule getroffen. Es treten die gesellschaftlichen Widersprüche dieser Institution zwischen Bildungsauftrag, Chancengleichheit und Selektionsfunktion zu Tage. Diesen Widersprüchen sind allerdings noch weitere gesellschaftliche Widersprüche übergeordnet: z.B. der zwischen der Sicherung des Allgemeinwohls und der Herstellung von Eliten. Letztlich werden gesellschaftliche Konflikte und Machtstrukturen berührt, die mit der ungleichen Ressourcenverteilung zwischen unterschiedlichen Gesellschaftsschichten zu tun haben. Auf dieser übergeordneten Ebene könnten die Probleme in Zusammenhang mit AD/HS und schulischer Selektion nur mit politischen Mitteln gelöst werden.

Um die entstehenden persönlichen Notlagen zu lindern, und letztlich auch um die gesellschaftlichen Konflikte zu entschärfen, springen an dieser Stelle die Jugendhilfe und das Gesundheitssystem ein. Die **Jugendhilfe** steht aufgrund des Jugendhilfegesetzes in der Pflicht, den betroffenen Kindern zu helfen, wenn deren adäquate Teilhabe am gesellschaftlichen Leben gefährdet ist (§ 35a SGB VIII). Aufgrund der geschilderten Probleme durch die Benachteiligung im schulischen Selektionssystem ist dies zwar bereits offensichtlich, aber das Auswahlsystem wird als ursächliches Problem nicht wirksam definiert. Daher muss die besagte Gefährdung auf einer anderen Ebene festgestellt werden. Damit die Betroffenen ihr Recht auf Chancengleichheit geltend machen können, wird die Problemsicht von der institutionellen Ebene auf die Ebene des Individuums, der Person, verlagert. An der Einzelperson muss das Problem diagnostiziert werden. Der Begriff einer Krankheit, einer Störung in der Person ist nötig – und dafür ist wiederum das **Gesundheitssystem** zuständig. Wird die Gefährdung der Teilhabe am gesellschaftlichen Leben bzw. ein „soziales Integrationsrisiko" fachärztlich durch die klinische Diagnose einer „emotionalen Störung" bzw. einer „drohenden seelischen Behinderung" begründet, greifen die Gesetze der Jugendhilfe. Auf diese Art und Weise können die Problemlagen der Betroffenen zumindest teilweise entschärft werden.

Zusammengefasst heißt das, dass das Recht auf Chancengleichheit erst über die Diagnose einer Krankheit sichergestellt werden muss.

7.6 Die falsche Kategorie der Schuld und die Ritalin®-Debatte

Anmerkung: Es wird im Folgenden von Ritalin® gesprochen, weil die medikamentöse Behandlung der AD/HS in der öffentlichen Diskussion in der Regel nur mit dem Namen dieses einen Präparats verbunden wird. Das heißt, der Begriff „Ritalin®" bezeichnet hier alle Medikamente wie z.B. auch Medikinet®, Equasym®, MPH®, Concerta®, Strattera® etc.

Angesichts des starken Leidensdrucks der Betroffenen und dem mittlerweile breiter gewordenen öffentlichen Interesse sowie dem zunehmenden Widerstand von Eltern können die auffälligen und störenden Kinder nicht mehr ganz so leicht diszipliniert, bestraft und ausgegrenzt werden wie früher. Somit entsteht institutioneller Handlungsbedarf, um die festgegründeten Strukturen des Auswahlsystems zu sichern bzw. zu entschuldigen.

Zum einen wird das Problem einseitig als Krankheit im betroffenen Individuum problematisiert, und zum anderen wird betroffenen Eltern der Ball in Form von angeblichen Erziehungsproblemen, d.h. durch Schuldzuweisungen, zugespielt. Gerne werden die umweltbedingten und vor allem institutionellen Ursachen der AD/HS verleugnet und gänzlich in die Kinder oder die innerfamiliären Bedingungen verlagert. Entweder macht man dann AD/HS-Betroffene zu „Schwerkranken" mit einem scheinbar tiefgreifenden organischen Defekt, oder man beschuldigt die Eltern, schwerwiegende Erziehungsfehler zu machen.

Vor allem die Sichtweise, dass die Eltern in ihrer Erziehungskompetenz oder gar in ihrer Fürsorgepflicht versagen würden, trifft betroffene Eltern besonders hart. Sie sind dadurch einer doppelten Belastung ausgesetzt. Zunächst erleben sie starke Frustration in Beziehung zu ihren Kindern aufgrund deren anstrengenden Verhaltens und den negativen Reaktionen auf das Verhalten der Kinder von Seiten der sozialen Umwelt (das ist für alle Eltern eine massive Kränkung). Das heißt, sie müssen besonders starke innere sowie äußere Anstrengungen in Beziehung zu den Kindern aufbringen. Und dann müssen sie noch hören, dass sie sich nicht genug anstrengen und ihre Erziehungspflichten vernachlässigen würden. Statt Anerkennung für ihr Engagement erleben betroffene Eltern häufig Abwertungen. Sie stehen nicht als Betroffene, sondern als Schuldige da.

Es kommt noch hinzu, dass betroffene Eltern in der Regel bereits an Schuldgefühlen leiden, weil sie aufgrund der Rätselhaftigkeit der kindlichen Verhaltensproblematik die Schuld bei sich selbst suchen. Gegen diesen Teufelskreis aus Schuldgefühlen und Schuldzuschreibungen wehren sich Eltern mittlerweile in zunehmend solidarischer Weise. Die Eltern von AD/HS-betroffenen Kindern organisieren sich in **Elterninitiativen.** Über den Austausch von Erfahrungen und gegenseitige emotionale Unterstützung hinaus werden die Eltern dabei auf institutioneller und öffentlichkeitswirksamer Ebene aktiv. Zu diesem Zwecke wurde auch ein „Bundesverband Aufmerksamkeitsstörung/Hyperaktivität e.V." gegründet, der die Interessen betroffener Familien hinsichtlich gesellschaftlicher Chancengleichheit vertritt. Ein wichtiges Ziel der Bemühungen ist dabei die Zurückweisung von Schuldzuschreibungen in Verbindung mit der Anerkennung von AD/HS als eine biologisch begründete Störung – als Verhaltensdisposition, eine Empfänglichkeit für bestimmtes Verhalten, die weder auf Erziehungsfehlern noch auf schlechten Charaktereigenschaften beruht. Diesen Zusammenhang fasst der prominente AD/HS-Forscher Russel A. Barkley sinnigerweise in Form eines Stempels auf dem Cover eines seiner neuesten Bücher zusammen:

> „Es geht nicht mehr darum, Schuldige zu finden: AD/HS ist primär genetisch bedingt und kann medikamentös beeinflusst werden." (Barkley 2005)

In diesem programmatischen „Stempel" ist das stärkste Reizthema des AD/HS-Diskurses angesprochen: die medikamentöse Behandlung mit Ritalin® (bzw. anderen metylphenidat- oder atomoxetinhaltigen Präparaten). Wird schon äußerst bissig und hart um die Frage nach den AD/HS-Ursachen gerungen, so wird der Kampf um die „richtige" Behandlung noch mit viel härteren Bandagen ausgefochten. In der Ritalin-Debatte wird zum Beispiel auf der einen Seite behauptet, dass Kinder und Jugendliche mit hochgradig schädlichen „Psychodrogen vollgepumpt" würden, um damit Störenfriede ruhigzustellen. Eltern, die ihren Kindern Ritalin® geben, stehen wie verantwortungslose Rabeneltern da, Ärzte und Ärztinnen, die Ritalin® verschreiben, wie skrupellose Dealer der Pharmaindustrie. Auf der anderen Seite werden kritische, differenzierende Ansichten zur medikamentösen Behandlung der AD/HS als unterlassene Hilfeleistung oder sträfliche Verunsicherung von Betroffenen skandalisiert. Dies zeigt sich z.B an Berichten, nach denen Eltern von verschiedenen Seiten unter Druck gesetzt werden, ihrem Kind „endlich Ritalin zu geben", oder an empörten Reaktionen gegenüber kritisch-alternativen neurophysiologischen Modellen (vgl. Hüther 2002).

Von medizinischer Seite her wird die Einnahme von Metylphenidat bei AD/HS häufig mit dem Tragen einer Brille bei Kurzsichtigkeit verglichen. Soziologisch ist hieran interessant, dass es im Unterschied zur AD/HS bei der Kurzsichtigkeit keine alltagssprachliche Krankhaftigkeit dieser Sinnesschwäche gibt. Außer Fachleuten würde niemand kurzsichtige Menschen als krank bezeichnen. Im Sinne medizinisch-begrifflicher Systematik ist Kurzsichtigkeit selbstverständlich genauso eine Krankheit (bzw. streng genommen eine Behinderung) wie AD/HS; trotzdem wird Kurzsichtigkeit im Alltagsbewusstsein niemals mit einer Krankheit gleichgesetzt. Bei einer AD/HS geht es also um mehr als bei der Kurzsichtigkeit – hier bestimmt der Status einer Krankheit den gesellschaftlichen Stellenwert.

Zusammenfassend ist zu beobachten, dass die Kritik an der medikamentösen Behandlung der AD/HS häufig im Zuge eines kritischen Blicks auf mögliche gesellschaftliche Ursachen der AD/HS auftritt. Für betroffene Eltern ist dies verwirrend. Einerseits erleben sie die gesellschaftliche Problematik hautnah, und eine kritische Sichtweise zum gesellschaftlichen Problem der AD/HS unterstützt ihre Position. Andererseits bringt sie die gleichzeitige Ritalin-Verdammung genau in die Position, in der sie zusammen mit Fachleuten als Erfüllungsgehilfen, als Unterstützer des gesellschaftlichen Systems dastehen, unter dem sie selbst leiden. Was bleibt, sind Diskussionen über Indikationskriterien (wann sollte was verschrieben werden), Nebenwirkungen und den richtigen Umgang mit den Medikamenten – also wiederum rein medizinisch-psychologische Fachdiskussionen.

Es bleibt die Frage, warum sich gesellschaftskritische Ansätze zur AD/HS häufig so hartnäckig in der Ritalin®-Debatte verfangen. Diese Debatte scheint eine Sogwirkung auf die gesamte AD/HS-Diskussion zu haben, die damit einhergeht, dass gesellschaftliche Aspekte der AD/HS auf die Ebene des Individuums verlagert werden. Dies kann als Zeichen dafür interpretiert werden, dass das AD/HS-Phänomen bzw. der AD/HS-Diskurs eine tiefreichende gesellschaftliche Bedeutung hat. Die Art, wie die Ritalin®-Debatte in der Öffentlichkeit geführt wird, zeigt, dass es dabei um mehr als neurophysiologische Modelle und medizinische Fragestellungen geht: Es geht um die Forderung nach Gleichheit der Chancen, um das Recht auf Individualität, um die gesellschaftliche Verteilung von Ressourcen und um die Frage nach der Definition sowie Herstellung von Normalität.

7.7 Ist AD/HS etwas Besonderes oder Neues?

Im klinischen Diskurs wird AD/HS in der Regel als Folge einer genetischen Disposition erklärt. Daran schließen sich Fragen an: Warum wird es seit 20 Jahren immer häufiger diagnostiziert, wenn es doch eine genetisch bedingte Veranlagung ist? Ist die AD/HS überhaupt eine Krankheit? Was hat AD/HS mit gesellschaftlichen Veränderungen zu tun?

Gerne wird behauptet (vgl. www.medizininfo.com/kinder/probleme/ads.htm), „der Zappelphilipp" sei „keine Folge der gegenwärtigen gesellschaftlichen Verhältnisse". Als Begründung für diese These gilt der Hinweis, dass in den bekannten Geschichten vom „Zappelphilipp" oder „Hans Guck in die Luft" bereits typische Symptome der AD/HS beschrieben wurden. Und weiterhin hat auch der Psychiater Hermann Laehr bereits 1875 Symptome von hyperkinetischen Kindern beschrieben. Trotzdem stellt sich die Frage, warum die Zahl der Diagnosen von AD/HS in den letzten 20 Jahren sprunghaft ansteigt. Die Veränderung gesellschaftlicher Verhältnisse kann nicht innerhalb von ein paar Generationen die genetischen Ausstattungen weitreichend verändern. Die Veranlagung an sich zur AD/HS kann nicht aus gesellschaftlichen Gründen zunehmen. Für den sprunghaften Anstieg der AD/HS-Diagnosen kommen deshalb folgende Erklärungsmöglichkeiten in Betracht:

- AD/HS nimmt zu, weil es aufgrund gesellschaftlicher Veränderungen (andere Umweltbedingungen) häufiger ausgelöst wird (Vulnerabilitäts- Stress-Modell).
- Nicht die AD/HS selbst, aber die Diagnose der AD/HS nimmt zu, weil man sich mittlerweile gesellschaftlich mehr mit der AD/HS beschäftigt.
- Nicht die AD/HS selbst, aber die Diagnose der AD/HS nimmt zu, weil Diagnose und Therapie der AD/HS zunehmend zur Herstellung von Chancengleichheit eingesetzt werden.

Inwieweit AD/HS als eine Krankheit bezeichnet werden muss, ist umstritten. Die Ausprägungen der AD/HS sind sehr variabel. Leichte und mittlere Ausprägungen können durchaus als ein psychisches Funktionieren im Bereich der Normalität angesehen werden. Zudem wird davon ausgegangen, dass die Ausprägungen der psychosozialen Probleme AD/HS-Betroffener maßgeblich mit Umweltbedingungen zusammenhängen. AD/HS muss also nicht unbedingt als eine Krankheit begriffen werden. Stattdessen bezeichnet der klinische Begriff eher eine Erlebens- und Verhaltensveranlagung im Sinne der Persönlichkeitspsychologie. Alltagssprachlich formuliert ist AD/HS so gesehen Wesensart, Veranlagung, Temperament und dergleichen.

Nimmt man nun diese konstitutionspsychologische Struktur der AD/HS-Definition mit dem neuropsychologischen sowie genetischen Erklärungsmodell zusammen, landet man schließlich bei der *Anthropologie* – also bei der Wissenschaft von den Ursprüngen und Wesenszügen der Menschheit. AD/HS bezeichnet einen Typ Mensch, der durch eine spezifische psycho-organische Struktur gekennzeichnet sei. Im populärwissenschaftlichen Stil bezeichnet man AD/HS-Betroffene in diesem Sinne gerne als „*Jäger in einer Gesellschaft von Farmern*" (Barkley 2005, Werning 2003). Damit ist gemeint, dass AD/HS-Betroffene aufgrund ihrer neuropsychologisch verstandenen sprunghaften Reizsuche gute Jäger sind (oder wären). Sie müssen und können wechselnden Reizen schnell folgen. Sie reagieren auf Reizwechsel besonders sensibel und – man stelle sich einen urzeitlichen Jäger vor – können dadurch mit hochgradig geschärften Sinnen das Wild besonders gut ausmachen und verfolgen. Aufgrund ihrer Impulsivität fällt es ihnen auch leicht, die Beute in einem wilden Kampf zur Strecke zu bringen. Die Jagd entspricht ihrem Bedürfnis nach schnellen „Kicks". Diesem Bild eines jägerischen, naturhaften Charakters steht das Bild des Farmers gegenüber, der über einen langen Zeitraum hinweg Geduld und Ausdauer benötigt. AD/HS-Menschen sind so gesehen schlechte Farmer, weil das langwierige Bestellen der Felder überhaupt nicht ihr Fall ist. Nun hinkt dieser Vergleich zwar angesichts der Tatsache, dass unsere Industriegesellschaft des 21. Jahrhunderts sicherlich keine Gesellschaft von Farmern ist, aber es kann daraus trotzdem ein Erkenntnisgewinn abgeleitet werden: AD/HS-Betroffene haben nicht nur Probleme, sondern auch spezifische Fähigkeiten („jagen", schnell reagieren können, Bereitschaft zu hohem kurzfristigen Einsatz etc.). Umgekehrt ist es gut vorstellbar, dass Gesellschaftsstrukturen, die den „Farmer-Typ" bevorzugen, d.h. Tätigkeiten und Berufe anbieten, die hohe Konzentrationsfähigkeit, Ausdauer und innere Ausgeglichenheit voraussetzen oder die Menschen mit zu vielen, ständig wechselnden Reizen überfrachten, den AD/HS-Betroffenen das Leben besonders schwer machen. Unter diesem Blickwinkel wundert es nicht, dass AD/HS auf den „*Psychomärkten*" mittlerweile zu einem immer größeren Aufgabenfeld bzw. Marktsegment wird. Abgesehen von den etablierten Psychoprofessionen im Rahmen von Gesundheitssystem, Schule und Jugendhilfe tauchen in zunehmendem Maße auch alternative Anbieter auf. Und den Marktgesetzen folgend, versucht man sich besser zu verkaufen als die Konkurrenz.

Auch der *Esoterikmarkt* hat die AD/HS entdeckt. Hier wird z.B. davon gesprochen, dass es sich bei AD/HS-betroffenen Kindern um sogenannte *Indigo-Kinder* handle, die sich durch eine „indigofarbene Aura" und besondere spirituelle Eigenschaften auszeichneten.

Auf einer abstrakteren, übergeordneten Ebene betrachtet, ist der Gegenstand der etablierten, alternativen und esoterischen Therapien stets der gleiche: Es geht um eine Harmonisierung von inneren Gleichgewichten. Über das Innere des Individuums gibt es unterschiedliche Vorstellungen, die nicht nur wissenschaftlich von Bedeutung sind. Jeder macht sich ein Bild bzw. verschiedene Bilder von sich und muss diese verschiedenen Bilder zu einem stimmigen Ganzen zusammenfügen. In unserer heutigen Gesellschaft gibt es immer weniger vorgegebene Wertmaßstäbe oder traditionell verankerte Vorstellungen, wie man zu sein hat und was man zu tun hat. Das Gefühl von Identität ist nicht mehr in eindeutiger Weise gesellschaftlich vorbestimmt, man muss es zwischen vielen Widersprüchen selbst herstellen. Man spricht von einer sogenannten *Identitätsarbeit*. Die Gesellschaft liefert „nur" noch die Bauteile und Werkzeuge, mit denen jeder/jede selbst sein/ihr Gefühl von Identität zusammenbauen muss (vgl. Beck & Beck-Gernsheim 1994 oder Keupp 1997). Man steht vor dem Problem, stetig die „Passung" (Keupp 1999a) zwischen dem inneren Erleben und den sich immer stärker verändernden sowie widersprüchlicher werdenden äußeren, gesellschaftlichen Bedingungen herstellen zu müssen. Wir leben heute in einer Gesellschaft, in der das Individuum wie ein Manager seiner selbst funktionieren muss. Interessant ist dabei, dass die Verhaltenspsychologie von der Unfähigkeit der AD/HS-Betroffenen spricht, sich selbst zu steuern. Die Frage, ob die AD/HS selbst ein Resultat unserer Zeit ist, kann im Prinzip gar nicht wirklich beantwortet werden. Aber was man klar sehen kann, ist, dass die große Bedeutung eines der zentralsten Merkmale der AD/HS, der Selbststeuerung, und die Art und Weise, wie über die AD/HS gesprochen wird, ein Spiegel unserer heutigen Gesellschaft sind.

7.8   Welchen Sinn macht der Krankheitsbegriff bei AD/HS?

AD/HS gilt nicht unbedingt als eine Krankheit, und die Diagnose hat zugenommen. Obwohl es einleuchtend erscheint, bleibt es trotzdem spekulativ, ob veränderte gesellschaftliche Verhältnisse die AD/HS häufiger auslösen als früher. Klar nachvollziehbar ist jedoch die Tatsache, dass die AD/HS-Diagnose einen gesellschaftlichen Zweck erfüllt: die Unterstützung des Rechts auf Chancengleichheit im schulischen Selektionssystem. Die AD/HS muss so gesehen als eine Krankheit gelten, damit die Diagnose einen gesellschaftlichen Zweck erfüllt. Man nennt dies *Klinifizierung* oder *Pathologisierung*. Ein soziales Problem wird als Krankheit begriffen, damit einerseits Hilfe und andererseits auch die Kontrolle der gesellschaftlichen Auswirkungen dieses Problems möglich wird. Für die Betroffenen wirkt die Klinifizierung ihrer Probleme in mindestens zwei Richtungen: Einerseits werden mit Hilfe von Diagnose und Therapie die schulischen Selektionsmechanismen teilweise entschärft. Man denke hier nur daran, dass früher Schulschwierigkeiten von Kindern aus Arbeiterfamilien nicht zur psychologischen Abklärung führten, „sondern zur Einsicht in die Notwendigkeit, das Kind als dumme, ungelernte Arbeitskraft dem Markt zur Verfügung stellen zu müssen" (Weber 2002, S.140). Andererseits wirkt die Klinifizierung im Rahmen einer „*Normalisierungsfalle*". Die Kinder fallen in der Schule auf, Lehrer sind unzufrieden, der schulische Abstieg droht, und die Fachleute sprechen auch noch von einer Krankheit. Das Gefühl, dass mit einem was nicht stimmt, wird verstärkt. Man fühlt sich „unnormal" und hat das Gefühl, sich anpassen zu müssen. Kinder und Jugendliche spüren diesen Normalisierungsdruck in der Regel sehr genau und sind deshalb gegenüber Therapien meist skeptisch – so wie in nachfolgendem Zitat:

„Seit ein paar Tagen habe ich meine AD/HS-Diagnose. Jetzt soll ich mit Verhaltenstherapie weitermachen. Hat jemand ne Ahnung, was da auf mich zukommt? Ich bin etwas skeptisch und fürchte, dass da versucht wird, glattzubügeln und zurechtzubie-

gen, kurzum anzupassen an die Leistungsgesellschaft. Falls das wirklich so kommen sollte, werde ich sicher mit lautem Schreien wieder abhauen. Ich lasse mich nicht umnieten, ich war immer schon schwierig und will es auch bleiben. Ich komme mit mir ganz gut zurecht, nur meine Umwelt nicht so recht mit mir." (www.hypies.com, 28.2.03)

Nachhaltig hilfreiches und notwendiges Mittel, um der Normalisierungsfalle hinsichtlich der zwangsläufigen Gefühle von Verunsicherung, Angst, Selbstzweifel zu entkommen, sind nicht nur Therapie und die Aneignung von klinischem, pädagogischem Wissen, sondern auch das Begreifen und Verstehen der gesellschaftlichen Umstände von AD/HS bzw. der Diagnose von AD/HS (dazu soll auch dieses Kapitel hier seinen Teil beitragen).

AD/HS oder Hyperaktivität sind „Etiketten", die mittlerweile so sehr in den öffentlichen Raum hinein diskutiert sind, dass die damit Bezeichneten vor der Notwendigkeit stehen, sich im Rahmen ihrer Identitätsarbeit zu dieser gesellschaftlichen Zuschreibung ins Verhältnis zu setzen. Hier spielen Elterninitiativen, Betroffenenverbände oder Selbsthilfegruppen eine besonders wichtige, aufklärende und dadurch unterstützende Rolle.

7.9   Hypies und Identitätspolitik

Eine gute erste und auch vertiefende Möglichkeit, sich ein Bild über die gesellschaftlichen Umstände der AD/HS zu machen, findet sich im Internet. Hier gibt es mittlerweile neben den medizinisch-psychologischen Fachdiskussionen und Informationsmedien zunehmend mehr Veröffentlichungen von Betroffenen. Eine besonders interessante Art der Aufklärung bietet folgende Initiative: die Hypies (www.hypies.de). Leider wird die Website nicht mehr aktiv betrieben, aber die früheren Beiträge können noch aufgerufen werden. Die Hypies präsentieren im Internet eine Plattform für bunt und weit gemischte Beiträge rund um die AD/HS. Dieses Forum unterscheidet sich dabei von den anderen Internetveröffentlichungen zur AD/HS insoweit, als hier keine Beiträge des etablierten klinischen oder pädagogischen Diskurses veröffentlicht werden. Es gibt stattdessen Foren, einen Chatroom, Gedichte, eine Hypies Hall of Fame, Buchkritiken, Pressespiegel und vieles mehr – und die Hypies greifen dabei in die Diskurse zu Schulsystem, Gesellschaft und Politik ein. Sie setzen sich zu den gesellschaftlichen Bedingungen der AD/HS in ein kritisches, reflexives Verhältnis. Die AD/HS wird dabei weniger als klinische Diagnose verwendet, sondern mehr als ein Begriff für das Erleben gesellschaftlicher Zumutungen sowie der Möglichkeit, sich diesen zu widersetzen. In diesem Sinne kann die Initiative der Hypies als eine *Identitätspolitik* (Castells 1997, Keupp 1999b) verstanden werden.

Die Hypies erleben sich als AD/HS-Betroffene spätestens in der Schule als irgendwie anders, störend und nicht ins System passend. Den Begriff der AD/HS begründen sie mit dem Erleben, als nicht normal gesehen zu werden. Sie benutzen den AD/HS-Begriff nicht in Form einer Krankheit, was dazu führen würde, sich als noch weniger normal zu erleben, sondern sie entwenden den AD/HS-Begriff dem klinischen Diskurs und eignen ihn sich in einer emanzipatorischen Weise an. Dabei hat der AD/HS-Begriff nichts Ausschließendes. Er wird nicht als ein exklusives Merkmal der Zugehörigkeit zu den Hypies verstanden. Auf der Internetseite ist nichts darüber zu finden, was einen „richtigen" Hypie ausmacht oder wer kein Hypie ist. Sie gehen so weit, dass es eigentlich egal ist, ob man eine AD/HS hat, um sich als ein Hypie zu verstehen. Sie verwenden den AD/HS-Begriff nicht als Etikett innerhalb eines Normalisierungsdiskurses, sondern in einem dem Normalisierungsdiskurs gegenläufigen Sinne: Als einen integrierenden Begriff für widerständige, kritische Bemühungen gegen die Mechanismen gesellschaftlicher Normalisierung. Letztendlich geht es für die Hypies nicht alleine um die Interessen von AD/HS-Betroffenen, sondern um allgemeine Perspektiven und Ideen zu gesellschaftlichen Verhältnissen im Sinne eines besseren Gemeinwohls.

8. AD/HS und Schule

Adam Alfred, Stefanie Liebl-Timm

8.1 Beurteilung der Schulfähigkeit

Kaum ein Begriff der Pädagogischen Psychologie ist so umstritten wie der Begriff der „Schulfähigkeit". Früher sprach man durchgängig von „Schulreife", die sich in erster Linie auf die körperliche Entwicklung bezog. Die körperliche Kleinkindform sollte überschritten sein, und man ging davon aus, dass damit einhergehend auch die seelische Entwicklung vorangeschritten sei, die analytisches Denken, systematischeres und konstruktiveres Herangehen an Aufgaben mit sich führen sollte. Das Kind sollte seinen rechten Arm über den Kopf zum linken Ohr legen („Philippinoprobe"). Später legte man mehr Wert auf die Überprüfung von rein kognitiven Fertigkeiten (Wissen und Können) des Kindes. Aber auch das alleine ist nicht umfassend genug, die allgemeine Schulreife zu bestimmen, die sich altersmäßig derzeit wieder im Umbruch befindet.

Inzwischen wird idealerweise von vier Basiskompetenzen ausgegangen, die im Vorfeld beachtet werden sollten, wenn sich die Frage der (vorzeitigen) Einschulung stellt:

- **Emotionaler** Bereich = Belastbarkeit, Enttäuschungen, Angstfreiheit, Zuversicht
- **Sozialer** Bereich = Zuhören, Gruppengefühl, Regeln, Konfliktlösung
- **Motorischer** Bereich = Visumotorik, Eigeninitiative, Belastungen, Gleichgewicht
- **Kognitiver** Bereich = Konzentration, Gedächtnis, Neugier, folgerichtiges Denken

Erst die Summe aller vier Aspekte ergibt insgesamt die Schulfähigkeit. Wird nur ein Teilbereich überbewertet (meist der kognitive), können trotz bescheinigter Schulfähigkeit später Schulschwierigkeiten auftreten.

8.1.1 Emotionale Schulfähigkeit als grundlegende Fähigkeit

Das Kind sollte weitgehend offen und angstfrei neuen Situationen und Menschen begegnen können. Emotionale Blockaden und gefühlsmäßige Verwirrung können den Prozess des Lernens (trotz kognitiver Fähigkeit) behindern bzw. blockieren. Es ist zudem die Fähigkeit gefordert, Enttäuschungen ertragen zu können. Das Kind wird z.B. nicht immer aufgerufen, wenn es sich meldet, oder nicht immer gelobt, wenn es etwas gut gemacht hat. Zudem sollte es Zuversicht dem eigenen Lernpotenzial gegenüber aufbringen und sich nicht nach einem eventuellen Fehler entmutigen lassen.

- Erkennen von unterschiedlichen Gefühlen
- Fähigkeit zum Ertragen uneindeutiger Situationen
- Verbale Bewältigung von belastenden Gefühlen

- Zufriedenheit mit sich selbst und gegebenen Situationen
- Optimismus

8.1.2 Soziale Schulfähigkeit

Das Kind wird in der Schule mit einer Gruppe von Gleichaltrigen konfrontiert, wobei als wichtige Fähigkeit gegenseitiges Zuhören und die Ansprechbarkeit innerhalb der Gruppe (bei Aufgabenstellungen der Lehrer) gefordert wird. Das Kind sollte sich also angesprochen fühlen, auch wenn das nicht persönlich geschehen ist. Dazu gehört die Fähigkeit, wichtige Regeln im Zusammenleben mit anderen Menschen zu erfassen und überwiegend einhalten zu können. Ein unverzichtbares Merkmal der Schulfähigkeit ist, auch konstruktives Konfliktlöseverhalten zur Verfügung zu haben, um eventuelle Streitigkeiten sozialverträglich regeln zu können.

- Abbau von Vorurteilen, Toleranz
- Verantwortungsbewusstsein, Hilfsbereitschaft
- Zuhören können bei Gesprächen
- Ernsthafte Freundschaften auf- und ausbauen
- Akzeptanz von sozial sinnvollen Regeln

8.1.3 Motorische Schulfähigkeit

Ein wesentlicher Teil des herkömmlichen Schulunterrichts besteht neben der mündlichen Beteiligung vor allem in der Tätigkeit des Schreibens. Das Kind sollte einen Stift entspannt halten können, flüssige Handbewegungsabläufe ausführen und Begrenzungslinien einhalten können. Diese Fähigkeit wird als visu-motorische Koordination mit dem Oberbegriff *Graphomotorik* bezeichnet. Des weiteren sollte das Kind in der Lage sein, bei Überforderung im Unterricht eigeninitiatives Verhalten zu zeigen (z.B. Nachfragen), statt unruhig und unaufmerksam zu werden. Idealerweise sollte außerdem in seiner bisherigen Entwicklungszeit ein Kennenlernen seines eigenen Körpers und damit einhergehend Kräfteeinschätzung und körperliche Sicherheit erlangt worden sein. Dies äußert sich in Gleichgewichtswahrnehmung sowie Tast- und Bewegungswahrnehmung.

- Differenzierter Einsatz der Grob- und Feinmotorik
- Harmonische Gesamtmotorik
- Bewusste Kontrolle eigener Handlungsvorgänge
- Selbstinitiative

8.1.4 Kognitive Schulfähigkeit

Dieser Bereich spielt zwar eine nicht unwesentliche, aber nicht die hauptsächliche Rolle bei der Einschätzung von Schulfähigkeit.

Im Sinne des Lernens scheint es unverzichtbar, dass Kinder sich längerfristig mit einer Aufgabe beschäftigen können, ohne (über die Maßen) abgelenkt zu sein oder nach sehr kurzer Zeit zu ermüden. Somit gehört zur kognitiven Schulfähigkeit ein altersgemäß ausgeprägtes Maß an Konzentrationsfähigkeit, Ausdauer und Aufmerksamkeit. In unserem Altersfenster der Kinder sollte sich ein Kind ca. 15-20 Minuten mit einer aktuellen Fremdthematik beschäftigen können. Zudem wird die Fähigkeit von Kurzzeitgedächtnis, Merkfähigkeit und Gedächtnisleistung gefordert, da im Kommunikationsprozess des Lernens immer wieder Sprünge zwischen bisher Gelerntem und neuen Inhalten erfolgen. Außerdem sollte ein gewisses Maß an eigenem Neugierverhalten und Lerninteresse vorliegen, um auch Lerninhalten, die auf den ersten Blick „langweilig" erscheinen, etwas abgewinnen zu können und diese im besten Fall als persönliche Herausforderung ansehen zu können. Als letzter Baustein wird noch die Fähigkeit zu folgerichtigem, schlussfolgerndem Denken als wichtig erachtet, um Beziehungen und Gesetzmäßigkeiten zu erkennen, d.h. bisher Gelerntes mit Neuem zu verknüpfen und sich zunehmend durch Vernetzung Fachwissen des Erlernten aufzubauen:

- Konzentrationsfähigkeit
- Ausbau des Gedächtnisses
- Differenziertes Sprachgefühl
- Aufbau der Kompetenz für Mengen-, Farb-, Zahl- und Formverständnis
- Erweiterung der logischen Denkfähigkeit

Natürlich richtet sich die Einschätzung der Schulfähigkeit nicht danach, dass alle genannten Merkmale ausgesprochen häufig und immer vorhanden sind. Eine realistische Einschätzung ergibt sich allerdings, wenn im Laufe der letzten Monate vor der geplanten Einschulung das Kind in ganz unterschiedlichen Situationen beobachtet wird. Am besten eignen sich Situationen des Alltags, in denen die Kinder keine künstliche Situation des „Beobachtetwerdens" bemerken. Eltern fällt es nicht immer leicht, realistische Einschätzungen vorzunehmen, da diese oftmals als persönliches Versagen erlebt werden können. Insofern scheint es sehr sinnvoll, Hinweise des Kindergartens, der Tagesmutter, befreundeter Verwandter oder Freunde, bei denen das Kind sich teilweise aufhält, mit einzubeziehen.

8.2 Alternative Schulformen: Montessori- und Waldorfpädagogik

Auf Grund der vielfältigen Schulschwierigkeiten, die in unserer Praxis bekannt und vorstellig werden, ist der Wunsch und die Suche nach alternativen Schulformen verständlich. Eine „ganzheitlichere" Sichtweise, die verschiedene Entwicklungsaspekte und -zeitpunkte ohne Notendruck verspricht, ist nicht nur für Eltern von Kindern mit Teilleistungsschwierigkeiten oder Aufmerksamkeitsproblemen interessant. Es kann allerdings nicht genug betont werden, dass die hier behandelten zwei gängigsten Alternativen zur Regelschule eigene Philosophien und Wertvorstellungen bzgl. der Entwicklung von Kindern zugrundelegen, die von den Eltern mitgetragen werden müssen und sollen, um nicht kontraproduktiv zu arbeiten.

8.2.1 Gemeinsamkeiten der Konzepte Montessori- und Waldorfpädagogik

*   Jedes Kind ist als Individuum in Erziehung und Unterricht zu berücksichtigen.
*   Der Lehrer wird als „Anwalt der Kinder" verstanden.
*   Prinzipiell wird von der Freiheit des Menschen und natürlich des Kindes ausgegangen.
*   Konzept einer „menschlichen" Schule: Freiheit (Montessori) und Entwicklungsgesetze (Waldorfpädagogik nach Steiner) als Grundlage.
*   Beide haben einen stark ausgeprägten philosophisch-geistigen Hintergrund: Steiner: *Anthroposophie* = Weltanschauungslehre, 1913 begründet, nach der der Mensch höhere seelische Fähigkeiten entwickeln und dadurch übersinnliche Erkenntnisse erlangen kann (Duden). Montessori: *Anthropologie* = Wissenschaft vom Menschen und seiner Entwicklung in natur- und geisteswissenschaftlicher Hinsicht.

8.2.2 Unterschiede in Erziehungs- und Unterrichtspraxis, Pädagogik und Weltanschauung

*   Während in der Waldorfpädagogik die intellektuellen Fähigkeiten der Kinder relativ spät angesprochen werden, werden diese in der Montessoripädagogik schon beim kleinen Kind angeregt.
*   Waldorfpädagogik versucht eher Gruppengefühl zu fördern, die Montessoripädagogik eher die Anerkennung und Respektierung der individuellen Bedürfnisse.
*   Die Lehrerrolle in der Waldorfpädagogik wird in einer bewussten Führung des Kindes gesehen. Steiner ging von der unbewussten Nachahmung des Erwachsenen aus. Die Urteilskraft wird dem Kind erst nach der Pubertät zugesprochen. Insofern muss das Kind eine bewusste Führung durch eine Lehrerpersönlichkeit er-

fahren. Eine wichtige Rolle spielen auch die Mitschüler, gegenseitige Achtung und Wohlwollen, ein angenehmes und ermutigendes Schulklima.

- Nach der Montessori-Einstellung bekommt das Kind früh Handlungs- und Entscheidungsfreiheit, wobei die Hilfe des Lehrers eher indirekt durch die vorbereitete Umgebung und das Material bereitet wird. Eine wichtige Rolle spielt hierbei das „Montessori-Material", die Selbsttätigkeit und die Erfahrung, dass Kinder von sich aus an Lernen interessiert sind.
- Waldorfpädagogik versucht die einzelne Schülerpersönlichkeit wahrzunehmen (Entwicklungsaspekt), die Montessoripädagogik mehr der Anerkennung und Respektierung der individuellen Bedürfnisse (vor allem Bewegungsaspekt) nachzukommen.

8.3 Biographievergleich

8.3.1 Maria Montessori

Geboren 1870 in Italien, studierte sie als erste Frau Italiens Medizin und schloss 1896 mit Promotion ab. Sie war engagiert und kämpfte aktiv gegen die soziale Benachteiligung von Frauen (vor allem der unteren sozialen Schichten). Auf dem Frauenkongress 1896 in Berlin war sie zudem Delegierte. Ihre eigene Arztpraxis wurde in Rom eröffnet. Die Beschäftigung mit „geistiger Behinderung" von Kindern wird von ihr als eher pädagogisches und weniger als medizinisches Problem angesehen. 1898 Geburt ihres Sohnes, Mario. Psychologie- und Pädagogikstudium. 1904 eigener Lehrstuhl an der Universität. 1907 Eröffnung des „Kinderhauses" in einem slum-ähnlichen Vorort von Rom. Spezielles senso-motorisches Material. Ab 1909 Einführung der Montessori-Pädagogik. 1929 Gründung der Association Montessori Internationale (AMI), eine internationale Dachorganisation mit Sitz in Amsterdam. In faschistischen Zeiten und kommunistischen Ländern war die Montessori-Pädagogik verboten. Bei Ausbruch des Zweiten Weltkriegs Aufenthalt in Indien mit ihrem Sohn. Nach dem Krieg 1946 Rückkehr nach Europa. 81-jährig im Jahr 1952 verstorben.

8.3.2 Grundlagen der Montossori-Pädagogik

- Erziehung der Sinne wird als wichtiger angesehen als die des Verstandes. Dazu wird spezielles Sinnesmaterial verwendet. Der Sinn wird als „Tor zur Welt" gesehen (Tastsinn, Geschmackssinn, Geruchssinn etc.).
- Es gilt die Berücksichtigung der „sensiblen Phasen" eines Kindes.
- Im Vordergrund stehen Eigeninitiative, Spontaneität und Freiheit des Kindes.
- Jeder Mensch hat eine soziale und kosmische Funktion zu erfüllen.
- Jahrgangsmischung wird empfohlen (1.-3. Klasse). Zudem werden offene Türen im Schulgebäude und zusätzliche Gruppenräume empfohlen.

- Der Lehrer nimmt die Vermittlerfunktion ein; hat insgesamt eine eher passive Haltung, soll jedoch aktiv und wach in seiner Wahrnehmung sein, nach der Maxime: *Hilf mir, es selbst zu tun.* Es gibt je eine/n Lehrer/in und zeitweise eine/n Assistent/in pro Klasse.
- Kernstück ist die *„Freiarbeit"*, der Rest ist gebundener Unterricht (Fachunterricht).
- Bereitstellung von religionspädagogischen Unterrichtsmaterialien; Ort der Stille und Feierlichkeit (Atriumraum oder „stille Ecke").
- Vierjährige Grundschule, danach entweder weiterhin Montessorischule mit Abschluss (vergleichbar Hauptschule) oder Übergang in andere Schule.
- Das Schulgeld beträgt ca. 140 Euro.
- Klassengröße: 24 (12 Jungen, 12 Mädchen).

8.3.3 Rudolf Steiner

Geboren 1861 in Österreich-Ungarn. Studium in Wien (Biologie, Chemie und Physik). Nach Begegnung mit Kräutersammler Beschäftigung mit geistig-übersinnlichen Erlebnissen. Starke Beschäftigung mit den Werken Goethes. Beauftragung des 22-jährigen Studenten mit den Werken Goethes im Rahmen der „Deutschen Nationalliteratur". Nach Abschluss des Studiums Anstellung als Erzieher eines hydrocephalen 10-jährigen Jungen (machte später Abitur und studierte Medizin). Für Steiner war das eigentlich ein Studium der Physiologie und Psychologie. 1899 Heirat mit einer Witwe mit fünf Kindern. Ab 1900 in Berlin im Kreis junger Künstler, Literaten und Wissenschaftler (genannt „Die Kommenden"). Erster Vortrag: „Das Christentum als mystische Tatsache". Grundlegung der Anthroposophie 1904. Zentrale Themen sind der dreigliedrige Mensch (Leib, Seele und Geist), Reinkarnation und Karma. 1913 Bruch mit Theosophischer Gesellschaft und Gründung der Anthroposophischen Gesellschaft. Aufführung von Mysteriendramen in München. In Dornach (Schweiz) Kauf eines geeigneten Grundstücks. Entwicklung der Eurythmie mit seiner zweiten Frau. 1919 Gründung der ersten Waldorfschule (für Arbeiter der Waldorf-Astoria-Zigarettenfabrik in Stuttgart). 1925 Beginn des Goetheanum-Neubaus in Dornach; Steiner verstarb im März desselben Jahres.

8.3.4 Grundlagen der Steiner-Pädagogik

- Verständnis für Schicksalszusammenhänge, in denen ein Mensch lebt (Reinkarnation, Karma). Auch die jeweilige Kombination von Schülern und Lehrern wird als enge Schicksalsgemeinschaft angesehen.
- Die Entwicklung von Kindern wird in *„Jahrsiebte"* eingeteilt:
  – physische Geburt (0-7), wobei das pädagogische Prinzip „Vorbild und Nachahmung" vorherrscht;

– Geburt der Lebenskräfte (7-14), wobei der Lehrer eine „geliebte Autorität" darstellen soll;

– astralische Geburt (Erdenreife) in der Pubertät = „eigene Urteilsfindung".

- Philosophie der Freiheit = Mensch als einziges Wesen mit *Geist* begabt und somit fähig, aus freier Entscheidung zu handeln. Gesunderhalten des Körpers, gefühls- und willenmäßiges Üben der Seelenkräfte und Schulung des Denkens.
- Kinder werden auf Grund verschiedener *Temperamente* erzogen (Choleriker, Sanguiniker, Melancholiker etc.).
- Der Klassenlehrer führt acht Jahre eine Klasse (Klassen werden je nach Alter, Reifegrad, Temperament und individuellem Schicksal des Kindes zusammengesetzt).
- Entwicklung der Klasse macht sich durch wechselnde Farben der Klasse und das „Aufsteigen" im Schulhaus bemerkbar (unten die Erstklässler, oben die Abiturienten).
- Es gibt wenig gekaufte Bücher, eher selbst gestaltetes Unterrichtsmaterial.
- Der Unterricht wird in *„Epochen"* durchgeführt, d.h. es werden wochenweise bestimmte Fächer unterrichtet (wochenweise Themenarbeit, keine Schulstunden).
- Wichtiger Bestandteil ist die *Eurythmie*, die als „subtile Bewegungsebene des Seelischen" verstanden wird. Laute und Töne werden mit Gesten sichtbar gemacht.
- Ur-religiöse Grundhaltung soll erhalten und gefördert werden; in der 3. Klasse ist das Alte Testament Erzählstoff im Hauptunterricht.
- Klasse bleibt bis zur 12. Klasse bestehen (Abschluss entspricht dann Realschulabschluss), danach auch ab 12. Klasse externes Abitur möglich.
- Kosten (einkommensabhängig) von 110 bis 440 Euro.
- Klassengröße: 40 Kinder

8.4 Überlegungen bzgl. der Schulwahl für AD/HS-betroffene Kinder

Beide Schulformen bieten gewisse Vorteile, aber auch Nachteile für AD/HS-Kinder. Die Waldorf-Schule bietet z.B. einerseits mehr Struktur, andererseits ist die Klassengröße mit 40 Kindern relativ groß.

Die Montessori-Schule bietet viel Freiraum, ist aber dadurch auch für Kinder mit erhöhter Impulsivität und zu wenig Selbstkontrolle problematisch.

Es gilt auch zu bedenken, dass die jeweiligen Konzepte mit mehreren hyperaktiven Kindern in einer Klasse nicht zu vereinbaren sind und auf Grund des immer größeren Ansturms auf private Schulen AD/HS-Kinder nicht immer bevorzugt ausgewählt werden.

Vorteile

- Weniger Leistungsdruck
- Individuellere Förderung
- Förderung von Selbstbewusstsein und Sozialkompetenz
- Kein „Sitzenbleiben" im Sinne von sozialer Ausgrenzung

Nachteile

- Wenig Strukturierung, was viel Eigeninitiative und „Lernen-wollen" vom Kind fordert
- Keine (allgemeinen) Lernzielkontrollen im Sinne von Noten, was teilweise Lese-Rechtschreib- oder Rechenstörungen nicht ersichtlich werden lässt
- Teilweise größere Klassen (siehe Waldorfkonzept)
- Trotz individueller pädagogischer Konzepte keine spezielle AD/HS-Behandlung.

Gerade bei Kindern mit einer Aufmerksamkeitsproblematik wünschen sich die Eltern gezielte Förderung, Strukturierung, Verständnis für die Verhaltensauffälligkeiten ihres Kindes und weniger Leistungsdruck. Es gibt inzwischen unbestritten einen Andrang an Privatschulen, und zwar nicht erst seit den Pisa-Untersuchungen. Es gilt bei der Schulwahl allerdings zu beachten, dass jede Schulform und jede Schule (je nach Leitung) auch eigene Grundsätze und Prinzipien verfolgt. Vor allem die Grundstufe (1-4. Klasse) beider o.g. Schulformen weist großen Entfaltungsspielraum für die Entwicklung des Kindes auf. Die Entwicklung der Persönlichkeit steht oftmals mehr im Vordergrund als die reine Wissensvermittlung. In beiden Schulformen sind Leistungsstände der Kinder nicht mit denen der „Regelschule" zu vergleichen (zumindest nicht zu einem objektiv festgesetzten Zeitpunkt).
Es wird inzwischen auch eine Lockerung der bisher gängigen Einstellungen und Dogmen festgestellt. Auch Waldorfschüler können inzwischen Computerunterricht bekommen oder Fußball spielen (was vorher nicht als förderlich angesehen wurde). Die Dogmen der Gründer werden durch den Wunsch nach einem alternativen Lernmodell abgewandelt und immer mehr an die Bedürfnisse der Gegenwart angepasst.
Ein persönliches Gespräch mit Lehrern und Direktoren erscheint insgesamt unerlässlich, um die Vor- und Nachteile der jeweiligen Schulform für das eigene Kind auszumachen.

8.5 Wie lernt unser Gehirn? AD/HS und die neuen Erkenntnisse der Neurobiologie. Wie könnten wir unser Schulsystem ändern?

8.5.1 Bedingungen für das Lernen

Betrachtet man die neuesten Forschungsergebnisse zur Funktionsweise des Gehirns und damit zu den Lernvorgängen, so erhält man ein sehr differenziertes Bild, das sich wesentlich von den üblichen, die Ausbildung unserer Lehrer und die Struktur unseres Schulwesens bestimmenden pädagogisch-psychologischen Konzepten unterscheidet. Die modernen Untersuchungsmethoden ermöglichen es, zusätzlich zum Verhalten einer Person auch noch physiologische Parameter wie Blutfluss (funktionelle Magnetresonanztomographie) oder elektrische Hirnaktivität (EEG = Elektroenzephalogramm) zu untersuchen. Da sich neuronale Aktivität in einer Steigerung des Sauerstoffverbrauchs und damit auch des regionalen Blutflusses widerspiegelt, ist es heutzutage ohne weiteres möglich, durch Messung des Blut-Sauerstoff-Gehalts Hirnaktivität mit einer Genauigkeit von bis zu einem Millimeter darzustellen. Fasst man die neurobiologischen Erkenntnisse von Forschern wie z. B. Bertram Opitz, Universität Saarland, zusammen, so scheint unser Gehirn über zwei Lernsysteme zu verfügen, die bei unterschiedlichen Lernanforderungen aktiv sind. Der Hippocampus, eine bestimmte Region im medialen Schläfenlappen, ist demnach für schnelles, kontextgebundenes, faktenorientiertes Lernen verantwortlich, während dem mittleren Stirnhirn eine besondere Rolle beim langsamen, regelhaften Lernen zukommt. Darüber hinaus wissen wir, dass frühe Erfahrungen und generell auch unsere Emotionen das Erinnerungsvermögen stark beeinflussen (B. Opitz, magazin forschung 1/2004). Auf die Bedeutung der Aufmerksamkeit bzw. ihrer verschiedenen Formen für das Lernen sowie auf die Beeinträchtigungen der für die Aufmerksamkeit zuständigen Gehirnbereiche (das fronto-striatale Netzwerk) bei der AD/HS wurde bereits an anderer Stelle hingewiesen.

Frühe Erfahrungen

Viele Untersuchungen belegen eindrucksvoll, welch besondere Bedeutung die *frühen Erfahrungen* im Leben eines Menschen haben (M. Spitzer, Lernen, Spektrum Akademischer Verlag 2003). Frühes Lernen entscheidet, wie viel Verarbeitungskapazität, d.h. neuronale Netzwerke, wofür angelegt wird. Es ist allerdings nur die *aufmerksame und zugewandte Erfahrung*, die Spuren im Gehirn hinterlässt. Schon Zweijährige versuchen aktiv ihre Umgebung zu begreifen, führen kleine Tests durch und prüfen – ganz ähnlich wie Wissenschaftler – Hypothesen. Dreijährige lernen alle 90 Minuten ein neues Wort, und mit Fünf beherrschen Kinder nicht nur Tausende von Wörtern, sondern die komplizierte Grammatik ihrer Muttersprache. Die grammatikalischen

Regeln bringt ihnen niemand bei: Sie machen es selber! Alles, was sie dazu brauchen, sind *viele Beispiele*.

Lerngeschwindigkeit/Entwicklung

Die Lerngeschwindigkeit in verschiedenen Bereichen der menschlichen Gehirnrinde nimmt im Lauf des Lebens ab. Studien legen nahe, dass bereits bei Teenagern die Plastizität der Gehirnrinde deutlich unter der von Zehnjährigen liegt. Ältere Menschen lernen langsamer als junge, dafür haben sie jedoch bereits sehr viel gelernt und können dieses Wissen sehr gut dazu einsetzen, neues Wissen zu integrieren. Wer schon viele Probleme gelöst hat, kann neu auftauchende Schwierigkeiten *mit Hilfe seines Erfahrungsschatzes* besser einordnen. Das Gehirn bleibt bis ins hohe Alter plastisch, die neuronalen Netzwerke werden erfahrungsabhängig umgebaut, um sie den neuen Anforderungen anzupassen.

Lernen und Emotionen

Entscheidend für den Lernvorgang ist der emotionale Zustand, in dem das Lernen stattfindet. Lernt man z.B. Vokabeln in einem positiven emotionalen Zusammenhang, so werden sie zunächst im Hippocampus gespeichert, bei negativen Emotionen aber im Mandelkern.

- **Die Funktion des Hippocampus**

Im Hippocampus werden Einzelheiten dann aufgenommen, wenn sie neu und bedeutsam sind. Sie werden anschließend nachts abgerufen und innerhalb von Wochen und Monaten in die Großhirnrinde transferiert, wo sie langfristig abgelegt werden. Die Großhirnrinde funktioniert dabei als eine Art Regelextraktionsmaschine. Sie hat die Eigenschaft, regelhafte Erfahrungen landkartenförmig zu organisieren. Es gibt hier Dutzende von „Landkarten", die für das Tasten, Sehen, Hören und auch für höhere geistige Leistungen wie Sprechen, Denken und Wollen zuständig sind. Sind solche Landkarten erst einmal entstanden, können sie nur wenig verändert werden. Wer als Kind z.B. mit dem Gitarrenspiel beginnt, der hat als Erwachsener einige Zentimeter mehr Platz im Gehirn für die Finger der linken Hand.

- **Die Funktion des Mandelkerns**

Die Funktion des Mandelkerns ist es hingegen, bei Abruf von assoziativ in ihm gespeichertem Material Körper und Geist auf Kampf und Flucht vorzubereiten. Puls und Blutdruck steigen, die Muskeln spannen sich an, wir empfinden Angst. Gut überlegte, kreative Problemlösungen sind in dieser Situation nicht möglich. Angst produziert einen kognitiven Stil, der das rasche Ausführen einfacher gelernter Reaktionen erleichtert, aber das lockere Assoziieren erschwert. Das mag früher, vor zigtausend Jahren von Vorteil gewesen sein als es um die Abwehr von permanenter Bedrohung durch wilde Tiere u.Ä. ging. Heute ist es eher hinderlich. Wer Prüfungsangst hat, der kommt nicht auf die einfache, aber etwas Kreativität erfordernde Lösung, die er normalerweise leicht gefunden hätte.

Inneres Belohnungssystem

Andere wissenschaftliche Untersuchungen zeigen, dass es beim Lernen auch auf die inneren Belohnungs- und Wohlfühlsysteme ankommt. Finden wir über Versuch und Irrtum letztlich die richtige Lösung eines Problems, so kommt es kurzzeitig in lernrelevanten Hirnstrukturen zu einem Dopaminausstoß, der als angenehm empfunden wird. Wir belohnen uns selbst! Gleichzeitig wird das Dopamin als Überträgersubstanz benötigt, um die momentane Erfahrung im Langzeitgedächtnis zu speichern.

8.5.2 Was macht eine gute Atmosphäre und den Lernerfolg in der Schule aus?

Das Wichtigste ist wohl die Person und das pädagogische Geschick des Lehrers. Ähnlich wie in der Psychotherapie das Verhältnis zwischen Patient und Therapeut den Verlauf der Behandlung bestimmt, entscheidet die Beziehung zwischen Lehrer und Schüler über den Lernerfolg. Ist diese Beziehung von gegenseitiger Wertschätzung geprägt, ist der Lehrer in der Lage, den Schüler für sich zu gewinnen und den Unterricht anregend und interessant zu gestalten, werden Erfolge nicht ausbleiben. Berücksichtigt man den Aspekt des Lernens und der Emotionen, bedeutet dies: Wenn wir wollen, dass unsere Kinder in der Schule für das Leben lernen, dann muss eines stimmen: die emotionale Atmosphäre beim Lernen.

Das Üben an vielen Beispielen muss ein wichtiger Bestandteil schulischen Alltags sein. Auf stures Faktenlehren, das nicht zur Herstellung allgemeiner Zusammenhänge dient, sollte verzichtet werden, ebenso auf das Pauken von abstrakten, nicht mit Beispielen aus dem täglichen Leben illustrierten Regeln. Insbesondere hinsichtlich des inneren Belohnungssystems heißt das auf die Lernpraxis umgesetzt, dass Kinder individuell zu Erfolgserlebnissen gebracht werden sollten, wobei gelegentliche Misserfolge nicht schaden. Das Gehirn will aktiv sein, es verlangt nach Beispielen, will sich seine Regeln selber machen. Erfolgserlebnisse sind für die Informationsverarbeitung von entscheidender Bedeutung.

8.5.3 Beispiele bereits veränderter Schulsysteme anderer Länder

Die neuerdings vielfach diskutierte und geforderte Vermittlung von Kompetenzen, Kulturtechniken und Problemlösestrategien hat ihre Wurzeln in den Erkenntnissen der Neurobiologie.

Andere Gesellschaften, hier seien beispielhaft die in der PISA-Studie hervorgehobenen skandinavischen Länder erwähnt, sind uns meilenweit voraus. Die Standards für die neunjährige finnische Gemeinschaftsschule gehen nicht von hierarchisch festgelegten Lernzielen aus, sondern fordern die Lehrer auf, nach Bedingungen für das Gelingen der Schule zu suchen: In welchen Lernumgebungen erreichen Schüler hohe Kompetenzen? Was ist der Grundbedarf in unmittelbaren sozialen Situationen? Wie kommt man in anspruchsvollen Situationen zurecht? Die Schulaufsichtsbehörde wurde in Finnland bereits 1995 abgeschafft. Das für das Schulwesen zuständige Zentralamt hat sich zu einer Denkfabrik für die Schulen entwickelt.

Das finnische Parlament hat die „Kommunikationsgesellschaft" als Staatsziel in seine Verfassung aufgenommen. Für die Erziehung folgen daraus die Maximen Respekt, Teilhabe und Lernfähigkeit in der globalisierten Welt. Sodann wurde die geeignete Lernumgebung skizziert.

Verlangt werden eine „gute Ästhetik der Schulen" sowie „psychische und soziale Geborgenheit". Die Wechselwirkung zwischen Lehrern und Schülern sowie unter den Schülern soll gefördert werden. Die Verwirklichung dieser Grundsätze können Kinder und Eltern einfordern, es sind keine unverbindlichen Absichtserklärungen.

Außerdem werden die Arbeitsmethoden beschrieben. Der Unterricht wird am Ziel Denken und Problemlösen ausgerichtet. Für Kinder mit Lernschwierigkeiten werden an normalen Schulen Teams aus Lehrern, Sozialarbeitern, Psychologen, Sonderpädagogen, Beratungslehrern und Kuratoren zusammengestellt, die sich darum kümmern, dass sich die Schüler wohl fühlen. Sonderschulen werden kaum mehr gebraucht, dafür gibt es Förder- und Sonderunterricht, der nicht als Stigma gilt.

Das Fachliche ist nur eine Säule im Abschnitt Lernziele und zentrale Inhalte des Unterrichts. Die anderen Grundpfeiler heißen „Lernen lernen" und „lebenslanges Lernen".

Die einzelnen Schulen sollen sich selbst Gedanken über die Lehrpläne machen, sie müssen sie selbst erstellen. Der Rahmenlehrplan ist so abgefasst, dass ihn alle Eltern verstehen. Ihre Mitwirkung wird ausdrücklich verlangt.

Bei Gesprächen zwischen Lehrern und Eltern sind Schüler, von Ausnahmen abgesehen, grundsätzlich zugegen.

Auch in Schweden wurde die zentrale Schulbehörde aufgelöst, das „nationale Curriculum" steht in schmalen, für jedermann verständlichen Broschüren. Schwedische Schulen verfügen über ihren eigenen Haushalt, egal ob es darum geht, das Dach zu decken oder mit neuen Lehrern individuelle Gehaltsverhandlungen zu führen.

Es verwundert nicht, wenn man hört, dass der Bedarf an medikamentöser Behandlung von AD/HS in Skandinavien wesentlich geringer ist als hierzulande. Natürlich gibt es auch dort Kinder, die von AD/HS betroffen sind und Medikamente einnehmen müssen. Doch vor deren Einsatz werden alle anderen Möglichkeiten von eingespielten Helferteams diskutiert und erprobt, so dass die Medikamentenoption nur in pädagogisch-psychologisch nicht behandelbaren Fällen zur Anwendung kommt. Kommt es einmal zur Medikamentenverschreibung, so ist die Erstellung eines detaillierten, von einem Kinder- und Jugendpsychiater zu verantwortenden Gesamtbehandlungsplans notwendig.

Wer mit AD/HS- Kindern zu tun hat, der kann sich gut vorstellen, wie sehr sie von solchen „revolutionären" Veränderungen an unseren Schulen profitieren würden.

8.5.4   AD/HS und das Lernen am Computer

Schaut man AD/HS-Kindern beim Spielen am PC oder beim Fernsehen zu, so wird man in der Regel im ersten Moment nicht auf die Idee kommen, dass diese Kinder von einer ernsthaften Störung der Aufmerksamkeit oder gar einer Verhaltensstörung betroffen sein könnten. Ganz im Gegenteil: Sie starren gebannt auf den Bildschirm, bleiben ruhig auf ihrem Stuhl oder auf der Fernsehcouch sitzen, scheinen förmlich in der virtuellen Welt aufzugehen. Versuchen die Eltern allerdings den PC-Spiel- bzw. den Fernsehkonsum der Kinder einzuschränken, kommt es in Folge der durch das nervenkitzelnde Spielgeschehen hoch aufgeladenen Affekte und die AD/HS-typische Affektregulierungsschwäche häufig zu massiven Auseinandersetzungen, in denen die AD/HS-Symptome wie Impulsivität, Unbeherrschtheit und auch Aggressivität sichtbar werden. Die AD/HS-bedingte Planungs- und Selbststeuerungsschwäche macht es auch schwer, wirksame Vereinbarungen über die Fernseh- oder Spielzeiten einzuhalten.

In psychologischen Fachkreisen wird bereits von einer neuen Erkrankung, nämlich der PC-Spiel- oder Fernsehsucht gesprochen. Und tatsächlich – uns sind einige Familien bekannt, in denen die Spielleidenschaft der Kinder ein derartiges Ausmaß erreicht hat, dass ein normaler Familienalltag nicht mehr möglich ist. Für diese Kinder scheint es außer der Spielwelt nichts anderes mehr zu geben, keine Freizeitbeschäftigung, keine Hobbies, keinen Sport, keinen Musikunterricht und auch keine Hausaufgaben, kein Lernen. In Extremfällen spielen manche Jugendliche bis spät in die Nacht hinein, wachen morgens zu spät auf, sind auch kaum mehr zu wecken, weigern sich, in die Schule zu gehen. All dies fördert die ohnehin schon häufig vorhandene Isolation der AD/HS-Kinder, und diese verstärkt dann auch wieder im Sinne einer Abwärtsspirale ihre Spielneigung.

Auch wenn ähnliche Schwierigkeiten bei klinisch unauffälligen Kindern und Jugendlichen beobachtet werden können, so sind AD/HS-Betroffene in einem wesentlich stärkeren Grad vor allem von PC-Spielen verführbar. Wissenschaftlichen Studien zufolge verbringen AD/HS-Kinder doppelt so viel Zeit am PC wie ihre „gesunden" Altersgenossen, nämlich im Durchschnitt 11 statt 5,5 Stunden pro Woche. Wie kann man sich dieses Phänomen erklären?

Sicherlich spielt hier vor allem der „Spaßfaktor" eine wichtige Rolle, der – von der Spielindustrie wissenschaftlich untersucht und geschickt verwertet – in immer neue Produkte umgesetzt und samt den dazugehörigen Spielkonsolen, neuesten 3-D-Grafikkarten und anderem unabkömmlichem Equipment vermarktet wird. Von Game-

Programmierern entworfene, intelligent gestaltete, spannende interaktive Spiele, wie z.B. das berühmt-berüchtigte World of Warcraft (unter Jugendlichen auch einfach WoW genannt), finden millionenfachen Absatz und verhelfen der Spielindustrie zu gigantischen Umsätzen. Ihre Attraktivität ist so groß, dass sie scheinbar mühelos AD/HS-Kinder zum Spielen animieren, ihre Aufmerksamkeit fesseln und ihre Unruhe minimieren können. Ihre weite Verbreitung schafft einen ungeheuren Druck der Peer-Group – diese Spiele nicht zu kennen oder gar sie nicht zu spielen wäre äußerst „uncool".

Leider haben diese zugegebenermaßen sehr eindrucksvollen Spiele keinerlei Lerneffekte, außer dass die Fingerfertigkeit bzw. feinmotorische Koordination durch die Handhabung der Controller mit ihren Knöpfen und Tasten deutlich besser wird. Nimmt man die Spielweise der AD/HS-Kinder etwas genauer unter die Lupe, stellt man fest, dass das Spiel in der Regel relativ planlos gespielt und die jeweilige Aufgabe meist durch Versuch und Irrtum bewältigt wird. Dabei ist es für die AD/HS-Kinder subjektiv von Vorteil, dass sie selber zu keiner Planung gedrängt werden oder gar selbstständig in mühevollem Einsatz sich den „Stoff" erarbeiten müssen, sondern einer engen Handlungsanweisung, einem Drehbuch folgen und letztlich durch rasche Rückmeldung über ihren Erfolg bzw. Misserfolg die Fehler relativ schnell korrigieren und das Ziel mehr oder weniger mühelos erreichen können. Ihre Leistung wird nicht von einer Autoritätsperson bewertet, kritische, herabsetzende Bemerkungen bleiben ihnen erspart, ihr Selbstwertgefühl wird nicht beeinträchtigt. Hinzu kommt, dass die meisten Action-Spiele den Erwachsenen, insbesondere den eigenen Eltern und Lehrern, nicht bekannt sind oder gar bei ihnen auf Unverständnis und Ablehnung stoßen und die Kinder/Jugendlichen sich hier durch den Austausch innerhalb der Peer-Group eine eigene, den Erwachsenen unzugängliche Welt schaffen können, die ihren Autonomiewünschen entgegenkommt.

Vergleicht man die auf dem Markt befindliche Lern-Software, wie z.B. Fremdsprachenkurse, Konzentrationsspiele, Rechenspiele usw., mit den Ego-Shootern, Adventure- oder Jump'n'Run-Games, so stellt man sehr bald fest, dass ihr Design und ihr „Spaßfaktor" bei weitem nicht an das Niveau der üblichen Entertainment-Software heranreichen. Es verwundert daher nicht, dass die Marktumsätze der Lern-Software nur einen Bruchteil dessen betragen, was die Games-Industrie erreicht. Hat das Kind auf dem PC die Wahl zwischen einem Lern- und einem Actionspiel, wird es mit Sicherheit das Letztere wählen. Die Enttäuschung darüber, dass die Lerneffekte der Lern-Software sich doch sehr in Grenzen halten, ist inzwischen so groß, dass mancherorts – z.B. an einigen Schulen und Universitäten der USA – die anfängliche Begeisterung für PCs als Lernmittel einer gehörigen Skepsis gewichen ist und der Einsatz von PCs zu Lernzwecken generell in Frage gestellt wird. Viele Schüler scheinen sich lieber stundenlang in Chaträumen aufzuhalten oder irgendwelche Firmencodes knacken zu wollen und mutieren eher zum Super-Mario-Meister als zu einem Mathe-Ass.

Eine vor einiger Zeit veröffentlichte Studie des amerikanischen Bildungsministeriums kommt zu dem Ergebnis, dass es für die Leistungen der Schüler keinen Unterschied mache, ob im Unterricht neue Medien eingesetzt werden oder nicht. „Auch nach sieben Jahren haben wir keinen Beleg dafür, dass der Einsatz von Computern im Unterricht die Leistung der Schüler verbessert hätte", sagt u.a. M. Lawson, Leiter der Schulbehörde in Liverpool/New York. Andererseits schwören aber immer noch sehr viele Medienpädagogen auf den Wert des Computers für den Unterricht (siehe z.B. M. Warschauer in: Laptops and Literacy: Learning in the Wireless Classroom, 2006). S. Aufenanger, Professor für Erziehungswissenschaften und Medienpädagogik in Mainz, ist sich sicher, dass Kinder durch Computerspiele angeregt werden, vernetztes Denken zu lernen, vorausgesetzt, die Software stelle eine gelungene Mischung zwischen Lernen und Spielen dar. Bei PC-Spielen müsse man auf verschiedenen Ebenen navigieren, auf neue Herausforderungen reagieren und vorausdenken. Einige Kinder klickten einfach darauf los, andere gingen strategisch vor. Wer systematisch an so ein Spiel herangehe, könne durchaus etwas lernen. Es komme immer darauf an, in welchem Kontext das Kind spielt und ob die Eltern es dabei begleiten.

Ein vernünftiger Mittelweg müsste also einerseits die Animationsstärke des PCs nutzen, andererseits aber auch auf einen verantwortungsvollen Umgang mit diesem Medium achten. Hierzu gehört z.B. das Wissen um den Aufbau für die Kinder interessanter Spiele und die Umsetzung dieses Wissens in neue, interaktive, spannend gestaltete, mit kreativen, altersgerechten, vorbildhaften Spielcharakteren ausgestattete 3-D-Lernspiele, die mehr sind als Paukprogramme in Form von digitalisierten Arbeitsblättern.

Ein gutes Lernspiel muss z.B. berücksichtigen, dass Spielwelten der erfolgreichen Actionspiele viele Parallelen zu den Lebenswelten der Kinder aufweisen. Wolfgang Fehr und Jürgen Fritz haben bereits in ihrer 1997 erschienen Publikation sieben Spielwelten-Grundmuster herausgearbeitet, die ihr Gegenstück im „wirklichen" Leben haben (Handbuch Medien: Computerspiele. Bundeszentrale für politische Bildung, Bonn). Dazu gehören:

1. Das Erledigen einer bedrohlichen Menge von Aufgaben durch aktives Handeln. Erledigt man diese Aufgaben nicht, wird man von ihnen erledigt. Hier spiegelt sich der Arbeitszwang unserer modernen Gesellschaft wider und in Bezug auf die Kinder speziell der Druck der Hausaufgaben, der Schulvorbereitungen, der Prüfungen und dazu noch die vielen Aufträge und Wünsche der Eltern.
2. Sammeln und bereichern: In jedem Computerspiel kann und muss man etwas ergattern: Punkte, Münzen, Waffen, Munition, Geld, Tarnkappen, da man nur so mehr Macht und Einflussmöglichkeiten bekommt. Das Pendant im Leben der Kinder hierzu: Noten, Zeugnisse, Taschengeld, Ausbildungsplätze usw.
3. Prüfung und Bewährung: Sie sind die Voraussetzung für das Weiterkommen sowohl im Spiel wie auch im wahren Leben.

4. Verbreitung: Gerade bei den sogenannten Simulationsspielen, wie den überaus erfolgreichen Spielen „Siedler" und „Command and Conquer", steht der Kampf um das eigene Einflussgebiet im Vordergrund. Auch Kinder müssen um ihren Einfluss in der Clique, Schulklasse und auch in der Familie, z.B. gegenüber den Geschwistern, kämpfen.

5. Ordnung: Spiele wie Tetris, Kartenlegen usw., bei denen bestimmte Ordnungsvorstellungen verwirklicht werden müssen, spiegeln die Faszination der Ordnung wider. Hier steht im Hintergrund das Bedürfnis, die komplexe Wirklichkeit zu durchschauen und sich verfügbar zu machen, was das Gefühl von Sicherheit und Harmonie vermittelt.

6. Ziellauf: Das vorgegebene Ziel soll möglichst schnell, noch vor den Konkurrenten, erreicht werden. Im wirklichen Leben geht es um Noten, Ausbildungs- und Studienplätze, Überspringen von Klassen, verkürzte Schulzeiten und Ähnliches.

7. Kampf und Selbstbehauptung: In einer feindlichen Welt muss der Spieler sich behaupten, schafft er es nicht, stirbt er den Bildschirmtod. Glücklicherweise ist im Gegensatz zum wirklichen Leben der Bildschirmtod nur vorübergehend; man bekommt auf jeden Fall noch eine zweite und dritte Chance. Der Bildschirmtod ist nicht wirklich ein Symbol für die Niederlage, eher ist er eine Aufforderung zum Neuanfang, auch für einen neuen Weg. Dies ist der Unterschied zum normalen Leben, in dem ein verlorener Kampf gegen die Schule, die Lehrer, die Eltern und Ausbilder einem nur selten die Chance offen lässt, falsches oder fehlerhaftes Verhalten ungeschehen zu machen. Das Computerspiel ermöglicht es, nicht nur neue, bislang ungewohnte Verhaltensweisen zu erproben, es fordert geradezu auf, zu experimentieren und neue Handlungsoptionen zu erforschen. Dies ist eine der wichtigsten Ursachen für seine Erfolgsgeschichte bei Kindern und deshalb auch ein entscheidendes Argument für seinen Einsatz auch als Lernmittel, geeignete Software vorausgesetzt.

Laut Fritz und Fehr liegt der Reiz eines Spiels für die Kinder und Jugendlichen auch darin, eine bereits vorhandene Situation zu kompensieren. Das Spiel macht es praktisch immer möglich, die gestellte Aufgabe erfolgreich zu bewältigen. Es stellt für verschiedene Konfliktstrukturen (Macht/Ohnmacht, Freund/Feind, Erfolg/Misserfolg) symbolische Austragungsmöglichkeiten bereit und ist damit sowohl als Machtmodell als auch Konfliktlösungsmodell verwendbar. In Computerspielen spiegeln sich die Regeln und Anforderungen der Gesellschaft wider. Kinder können sich in einem Computerspiel mit der Komplexität der Welt vertraut machen, um ihr letztlich angstfrei begegnen zu können. So gesehen machen Kinder heute, wenn sie sich dem Computerspiel zuwenden, nichts anderes als Kinder früherer Generationen, die über das Lesen von Märchen und Mythen Werte, Normen, Verhaltensmuster und Handlungsorientierungen verinnerlicht haben. Indem sie das Spiel entfalten, entfalten sie sich selbst im Spiel. Auf Spiele gänzlich zu verzichten, hieße auf diese Entfaltungsmöglichkeit zu verzichten.

Besser ist es allemal, die Spiele so zu konstruieren, dass die Lerneffekte nicht in billiger Effekthascherei enden. Dazu sollte die Spieleentwicklung in Zukunft nicht den Programmierern allein überlassen werden. Vielmehr sollten am Spieldesign Teams von Pädagogen, Psychologen und Softwareentwicklern gemeinsam arbeiten und dabei auch die Eltern und deren Funktion nicht aus den Augen lassen (z.B.: www.brainmonster.de). Für die Eltern ist es wichtig, das Spiel zu testen oder zumindest Besprechungen zu lesen, bevor man es kauft. Es ist auch mehr als sinnvoll, die Spiele zusammen mit den Kindern zu spielen, sich über diese Spiele zu unterhalten und so auch zu erfahren, was die Kinder beschäftigt, wie sie denken und warum das eine Spiel ihnen als reizvoll, ein anderes aber als langweilig erscheint. Ebenso ist es wichtig, klare Zeitfenster festzulegen, in denen das Spielen am PC erlaubt ist.

Eine kleine Hilfe für die Auswahl des geeigneten Lernspiels könnte der folgende Qualitätskriterienkatalog sein:

1. Passt der Inhalt zum Lehrplan und sind die Gestaltungsmittel (Grafik, Sound, Animation) dem Inhalt untergeordnet?
2. Sind die Arbeitsanweisungen verständlich und klar formuliert?
3. Wirken die Aufgabenstellungen und Rückmeldungen motivierend?
4. Gibt es gezielte Hilfestellungen, wenn das Kind eine Aufgabe nicht sofort lösen kann?
5. Stehen verschiedene Schwierigkeitsgrade zur Auswahl?
6. Ist das Programm sowohl für kurze wie auch für längere Lernphasen geeignet?
7. Passt sich der Schwierigkeitsgrad der Aufgaben automatisch an den Lernfortschritt an?
8. Wird die Abfolge der Aufgaben von Mal zu Mal durch einen Zufallsgenerator variiert?
9. Fördert die Software die Kreativität und Selbstständigkeit des Schülers?
10. Ist es möglich, ein detailliertes Protokoll zu erstellen?
11. Können zusätzliche Arbeitsblätter ausgedruckt werden?
12. Sind die technischen Elemente auf dem neuesten Stand, d.h., lässt sich das Programm einfach installieren und bedienen, läuft es absturzfrei auch an älteren Computern? Ist die Grafik in 3-D-Qualität und auch kindgemäß gestaltet? Kommt man jederzeit zur Auswahl der Lerninhalte zurück? Gibt es für Schulen eine netzwerktaugliche Version?

9. Therapieformen

Christian Schaipp, Stefanie Liebl-Timm, Stefanie Eiden

9.1 Verhaltenstherapie

Verhaltenstherapeutische Methoden zur Behandlung von Kindern/Jugendlichen, die an einer Aufmerksamkeitsdefizit-/Hyperaktivitätsstörung leiden, erfreuen sich in den letzten Jahren immer größer werdender Beachtung und Anerkennung. Dies liegt vor allem auch daran, dass in der letzten Zeit für diese Störungen spezielle verhaltenstherapeutisch orientierte Therapieprogramme entwickelt wurden.

Vor Beginn der verhaltenstherapeutischen Behandlung ist durch eine gründliche psychiatrische/psychologische Diagnostik zu klären, welche einzelnen Symptome der AD/HS beim einzelnen Kind vorliegen und wie gravierend diese ausgeprägt sind (s. Kap. 1.4.). Unten erwähnte Beispiele mögen auch zeigen, dass die AD/HS-Symptome in Abhängigkeit vom Alter des betroffenen Kindes variieren können.

9.1.1 Wesentliche Symptome der AD/HS und Fallbeispiele

Defizite bzgl. Aufmerksamkeit und Konzentration

Diese treten vor allem dann auf, wenn sich das Kind längerfristig konzentrieren muss, z.B. bei den Hausaufgaben oder in der Schule. Vielen Kindern fällt auch die Planung und Organisation von Tätigkeiten in der Schule oder bei den Hausaufgaben, die Daueraufmerksamkeit erfordern, schwer. Defizite bzgl. der Merkfähigkeit von Lerninhalten, eine erhöhte Vergesslichkeit treten ebenfalls häufig auf. Die Folgen dieser Störung sind, dass diese Kinder ihre Hausaufgaben oft nicht selbstständig erledigen können. Sie benötigen ständige Betreuung und Hilfestellung der Eltern. Im Unterricht sind diese Kinder oft leicht abgelenkt, unaufmerksam oder auch verträumt. Tätigkeiten, die mehrere Denkschritte und ein planvolles Vorgehen voraussetzen, z.B. beim Aufsatzschreiben, Lösen von Sachaufgaben in Mathematik, fallen diesen Kindern oft besonders schwer.

Beispiel: Die 8-jährige K. wird von ihren Eltern wegen Aufmerksamkeits- und Konzentrationsschwierigkeiten im Unterricht und bei den Hausaufgaben, gravierenden Problemen im Fach Mathematik und einem deutlich gering ausgeprägten Selbstwertgefühl vorgestellt. K. besuche im nächsten Schuljahr die 3. Klasse einer Grundschule. Den Zeugnissen der 2. Klasse ist zu entnehmen, dass sie sich bemühe, in der Schule Aufgaben selbstständig zu lösen. Sie überhöre aber oft Erklärungen, verstehe Anweisungen nicht immer alleine. Sich konzentriert und ausschließlich mit einer Sache zu beschäftigen gelinge selten. Beim Bearbeiten ihrer Aufgaben müsse sie mehr Geduld aufbringen, Anweisungen genau lesen und dementsprechend handeln. Oft brauche sie

Denkanstöße, um zu richtigen Ergebnissen zu kommen. Gelerntes dauerhaft im Gedächtnis zu behalten und es in anderen Situationen wieder anzuwenden falle ihr nicht leicht. Obwohl K. Interesse an den Unterrichtsthemen habe, falle es ihr schwer, sich ausdauernd mit Themen des Unterrichts zu beschäftigen, ihre Aufmerksamkeit lasse rasch nach, und sie müsse wiederholt zur Mitarbeit aufgefordert werden. Die Eltern berichten, dass K. bei den Hausaufgaben sehr unruhig sei. Sie löse Aufgaben oft unüberlegt und vorschnell. K. sei im Gespräch, beim Spiel und bei der Bearbeitung schulischer Dinge oft sprunghaft, könne sich schlecht konzentrieren. Sie habe in der Schule Schwierigkeiten, neue Lerninhalte zu begreifen, anzuwenden und im Gedächtnis zu behalten, gelernte Sprach- und Rechtschreibregeln seien noch nicht gefestigt. Vor allem im Fach Mathematik habe K. große Schwierigkeiten: sie schreibe oft willkürliche Lösungen hin, rechne Aufgaben mit Zehnerübergängen, indem sie – unter Zuhilfenahme der Finger – herauf- bzw. herunterzähle. Die Eltern berichten, dass K. unter ihren schulischen Problemen sehr leide. Sie versuche sich mit ihren Freundinnen gleichzusetzen, die keine Schwierigkeiten in der Schule haben, versuche sich einzureden, besser zu sein, als sie ist. K. benötige sehr viel Zeit für die Bewältigung ihrer Hausaufgaben, sie arbeite unselbstständig, benötige ständig die Kontrolle ihrer Mutter. Wenn die Eltern mit K. schulische Dinge üben wollen, versuche K. auszuweichen oder sie blockiere, fange an zu weinen. Der Vater habe seit einiger Zeit aufgegeben, mit K. Mathematik zu üben. Er sei enttäuscht darüber, dass K. seine Erklärungen nicht annehmen könne, obwohl er sich sehr bemüht habe, ihr Mathematik anschaulich zu erklären. Eine diagnostische Untersuchung bei einem Kinder- und Jugendpsychiater ergab neben einer Aktivitäts- und Aufmerksamkeitsstörung auch eine Rechenstörung.

Beispiel: Der 11-jährige A. besucht die 5. Klasse eines Gymnasiums. Während der Grundschulzeit zeigte A. in Deutsch, Mathematik und HSK gute Leistungen. Die Lehrerin der 4. Klasse wies die Eltern jedoch darauf hin, dass A. bzgl. seiner Arbeitsorganisation erhebliche Defizite zeige, z.B. vergesse er häufig Arbeitsmaterialien für die Schule, Hausaufgaben erledige er teilweise unvollständig, im Unterricht sei er oft nicht ganz bei der Sache. A. konnte jedoch diese Defizite in der Grundschulzeit durch ein überdurchschnittlich ausgeprägtes logisches Denkvermögen, ein sehr gutes Gedächtnis und durch eine stabile Beziehung zu seiner Lehrerin, die ihn in allen Fächern unterrichtete, ausgleichen. In der 5. Klasse Gymnasium führten eben genannte Defizite zu einem Absinken seiner Leistungen in beinahe allen Fächern. A. litt daran, in einzelnen Fächern von verschiedenen Lehrern unterrichtet zu werden, so dass es schwer für ihn war, in persönlichen Kontakt zu den Lehrern zu kommen. A. vergaß häufig, für einzelne Fächer notwendige Arbeitsmaterialien mitzunehmen. Da er kein Hausaufgabenheft führte, musste die Mutter in täglicher Detektivarbeit telefonisch bei den Klassenkameraden erfragen, welche Hausaufgaben gestellt waren. Die tägliche Unterrichtszeit erlebte A. als Stress: wechselnde Lehrer, unterschiedliche Fächer, Probleme mit unvollständigen Hausaufgaben, wegen vergessener Arbeitsmaterialien. A. musste auch auf zusätzliche Motivationshilfen verzichten, die er noch in der Grundschulzeit durch seine Lehrerin erhalten hatte.

Nach der Schule war A. zumeist erschöpft. Er war nicht in der Lage, seine Hausaufgaben in den einzelnen Fächern selbstständig zu erledigen, seine Schultasche für den nächsten Tag selbstständig zu packen. Sein Schreibtisch war völlig chaotisch, so dass er durch viele Dinge abgelenkt, beim Arbeiten behindert wurde. Ihm fehlte der Überblick, welche Hausaufgaben zu erledigen waren, auf welche Proben und Schulaufgaben er sich vorbereiten musste, wie und was er in einzelnen Fächern lernen sollte. A. war bzgl. seiner Unterrichtsvorbereitung sehr nachlässig: er sah nicht ein, solche Fächer wie Erdkunde oder Biologie überhaupt lernen zu müssen. Da er Englischvokabeln lernte, indem er diese lediglich ein- oder zweimal durchlas, vergaß er sie oft wieder, konnte sie sich nicht dauerhaft einprägen. In Mathematik schaffte er ein „Ausreichend" auch ohne häusliche Vorbereitung. Diese Defizite bzgl. Arbeitsorganisation und Lerntechniken hatten zur Folge, dass A. von seiner Mutter in den meisten schulischen Angelegenheiten kontrolliert werden musste. A. musste ständig ermahnt werden, mit den Hausaufgaben zu beginnen; die Mutter musste in Erfahrung bringen, was er überhaupt auf hatte, welche Fächer für den nächsten Tag vorbereitet werden mussten und auf welche Prüfungen zukünftig gelernt werden müsse. Dadurch, dass sich A. folglich immer mehr von seiner Mutter bevormundet fühlte und seine Mutter durch die ständig auszuübende Kontrolle überbeansprucht wurde, kam es zu heftigen Streitigkeiten zwischen A. und seiner Mutter. A. verschwieg seiner Mutter Hausaufgaben; schlechte Zensuren ließ er einfach verschwinden, oder er weigerte sich, diese aus Angst vor weiteren Ermahnungen seiner Mutter zu zeigen. Diese Situation führte zu einer ernstlichen Störung der Beziehung zwischen A. und seiner Mutter, und als zudem die Versetzung von A. in die 6. Klasse ernstlich gefährdet schien, wurde A. einem Kinder- und Jugendpsychiater vorgestellt.

Motorische Unruhe

Hierunter fallen Schwierigkeiten, still zu sitzen, ein auffällig erhöhter Bewegungsdrang, Zappeligkeit, Unruhe. Diese Symptome sind vor allem in strukturierten Situationen, d.h. in Situationen, welche ein ruhiges Sitzen erfordern, z.B. in der Schule oder in der Hausaufgabensituation, bemerkbar.

Beispiel: Der 8-jährige D. hat große Schwierigkeiten, still zu sitzen. In der S-Bahn bewegt er beim Sitzen ständig seine Beine vor und zurück. Er habe schon häufig andere Fahrgäste auf diese Weise getreten. Die Mutter sei sehr genervt über diese motorische Unruhe, die sich z.B. auch beim Sitzen am Tisch, bei den Hausaufgaben, beim Abendessen oder bei Gesellschaftsspielen zeige. Dies führe dazu, dass die Mutter D. wegen dieser motorischen Unruhe ständig ermahne. Die Mutter berichtet, dass sie D.

dieses Verhalten nur unter Androhung von Strafen in der S-Bahn zu 90% habe abgewöhnen können, in den anderen eben genannten Situationen jedoch nicht. In der Therapie wurde die Mutter angeleitet, D. nur dann zu ermahnen, wenn er durch seine motorische Unruhe andere Personen belästige, z.B. in der S-Bahn. In Situationen, in welchen D. jedoch dadurch niemanden gefährde, solle die Mutter versuchen, über dieses Verhalten hinwegzusehen. Man kann davon ausgehen, dass „Dauerermahnungen" keinen positiven Effekt, sondern eher deutlich negative Effekte haben, wie dass die Mutter-Kind-Beziehung darunter leidet und sich D. an ständige Ermahnungen gewöhnt, ohne aber sein Verhalten zu ändern.

Impulsivität

Kinder mit AD/HS haben oft Probleme, ihr Verhalten zu steuern, sich an Regeln zu halten. Sie handeln oft, ohne die Konsequenzen ihres Handelns abzuwägen. Gedanken oder Ideen, die ihnen gerade durch den Kopf gehen, können sie schwer zurückhalten und sie platzen einfach damit heraus. So haben sie auch häufig Probleme im Kontakt mit Gleichaltrigen, da sie diesen oft als sehr ungestüm oder rücksichtslos erscheinen. Ein Vater berichtet, dass sein 5-jähriger Sohn F. im Kindergarten keinen Freund habe. Es falle F. sehr schwer, mit anderen Kindern rücksichtsvoll umzugehen, deren Bedürfnisse zu akzeptieren. Zum Beispiel frage F. nicht andere Kinder, ob sie z.B. mit ihm Kaufladen spielen wollen, sondern er stelle sich einfach hinter den Kaufladen und brülle „Kauft bei mir ein", wodurch sich viele Kinder erschrecken und abwenden.

9.1.2   Notwendigkeit einer Behandlung

Man wird in erster Linie an eine Behandlung denken, wenn beim Kind oder den Bezugspersonen ein Leidensdruck entstanden ist. Dies kann dann der Fall sein, wenn das Kind aufgrund seiner Impulsivität keine Freunde findet, zum sozialen Außenseiter wird oder wenn ein Schulkind aufgrund seiner Aufmerksamkeitsstörung im Unterricht und bei den Hausaufgaben so gravierend behindert wird, dass seine in Proben und im Zeugnis gezeigten Leistungen längst nicht mehr den Stand seiner intellektuellen Begabung widerspiegeln. Sehr viele Kinder mit Aufmerksamkeitsstörungen entwickeln im Laufe ihrer Grundschulzeit auch sogenannte komorbide Störungen, z.B. eine Rechenstörung oder -schwäche, eine Lese- und Rechtschreibstörung oder -schwäche. Die Motivation zum Lernen schwindet bei diesen Kindern oft merklich, die Eltern müssen immer mehr kontrollieren und „antreiben", um ihre Kinder zum schulischen Arbeiten zu bewegen, eine Folge sind oft gestörte Eltern-Kind-Beziehungen (die Beziehungen sind oft wenig liebevoll und auf beiden Seiten gestresst). Auch die Lehrer-Kind-Beziehung kann sich aufgrund einer Aufmerksamkeitsstörung des Kindes sehr gestört entwickeln: Die Lehrer verzweifeln, strafen das Kind immer mehr durch Ermahnungen, schlechte Noten und schlagen – völlig entnervt – den Eltern sogar eine Beschulung in einer Sonderschule vor. Das Selbstwertgefühl der Kinder mit Aufmerksamkeitsstörungen ist meistens erheblich beeinträchtigt. Diese Kinder fühlen sich oft als „Versager": „die Schule mache ihnen oft keinen Spaß", „der Unterricht dauere immer so lange", „die Hausaufgaben seien sehr anstrengend", „die Gleichaltrigen könnten sowieso alles besser", „Eltern und Lehrer würden immer schimpfen, alles an ihnen kritisieren".

9.1.3 Verhaltenstherapeutische Behandlung (Verhaltenstherapie)

Die verhaltenstherapeutische Behandlung ist die wichtigste psychologische Behandlungsmaßnahme bei AD/HS. Sie kann in leichteren Fällen die medikamentöse Behandlung ersetzen; in schwereren Fällen ist sie neben der medikamentösen Therapie der wichtigste Bestandteil einer multimodalen, d.h. mehrere Bereiche umfassenden, ganzheitlich konzipierten Behandlungsstrategie. Dieses multimodale Behandlungskonzept kann den jeweiligen Bedürfnissen des Kindes/Jugendlichen entsprechend auch noch Ergotherapie, Familientherapie, heilpädagogische Behandlung und/oder tiefenpsychologische Psychotherapie beinhalten. Welche Behandlungsmöglichkeit im Einzelfall zu wählen ist, sollte ein Facharzt für Kinder- und Jugendpsychiatrie oder ein auf dem Gebiet AD/HS erfahrener Kinderarzt nach einer gründlichen Diagnostik entscheiden.

Unter dem Begriff „Verhaltenstherapie" lassen sich eine Vielzahl verschiedener therapeutischer Methoden subsummieren, wie z.B. Kontingenzmanagement, Rollenspiel, Selbstkontrollverfahren, kognitives Modellieren, Selbstinstruktionstraining, therapeutische Hausaufgaben und Verhaltensverträge, Entspannungstraining, systematische Desensibilisierung und Reizkonfrontation, der Einsatz von Bezugspersonen als Cotherapeuten, Biofeedback-Verfahren und neuropsychologische Interventionsverfahren. Diese sind bei einer Vielzahl von Störungen im Kindes- und Jugendalter anwendbar. Im Gegensatz etwa zu einer tiefenpsychologisch oder psychoanalytisch orientierten Psychotherapie, bei welcher oft davon ausgegangen wird, dass emotionale Probleme und unbewusste Konflikte des Kindes sekundär zu Konzentrations- und Aufmerksamkeitsstörungen führen, geht die Verhaltenstherapie eher davon aus, dass Konzentrations- und Aufmerksamkeitsstörungen, oft verknüpft mit einer Legasthenie, Rechenstörung oder anderen Teilleistungsstörungen, als primäre psychische Störungen des Kindes direkt behandelt werden müssen, da sie unbehandelt zwangsläufig zu einer emotionalen Störung des Kindes und Interaktionsstörungen des Kindes mit Eltern und Lehrern führen können. Ziel der Verhaltenstherapie ist es, die Aufmerksamkeit und Konzentration des Kindes zu fördern, sein Selbstwertgefühl zu verbessern und eventuell vorhandene Interaktionsstörungen abzubauen. Zunächst ist es notwendig, genau festzustellen, in welchen Bereichen das Kind Probleme hat und wo seine Stärken liegen. Im Folgenden werden exemplarisch Behandlungspläne dargestellt.

Beispiel 1: Der 12-jährige A. (Diagnose: Aktivitäts- und Aufmerksamkeitsstörung, Rechtschreibstörung, Leseschwäche, bei einer überdurchschnittlich ausgeprägten intellektuellen Entwicklung) zeigt beim Lesen, Rechtschreiben, Aufsatz-schreiben und Vokabellernen die geringste Konzentrationsfähigkeit, Ausdauer und Lernbereitschaft. Vokabeln hat A. noch nie alleine gelernt, die Mutter muss mit ihm zusammen lernen, mit ihm zusammen jeden Tag die Hausaufgaben in Englisch und Deutsch erledigen, dabei kommt es in letzter Zeit zu immer heftigeren Streitigkeiten zwischen den beiden. Seine logische Denkfähigkeit ist hingegen sehr gut entwickelt, im Probeunterricht für das Gymnasium, welche A. bestand, schaffte er im Fach Mathematik die Note 2. Gravierende Defizite in den oben genannten Bereichen veranlassten die Mutter, A. psychotherapeutisch (verhaltenstherapeutisch) behandeln zu lassen, nachdem eine eingeleitete medikamentöse Behandlung mit Ritalin seine Aufmerksamkeits- und Konzentrationsfähigkeit im Unterricht verbessern konnte.

9.1.4 Inhalte der Therapie (Beispiel 1)

Der Therapeut führt mit A. 15-minütige Übungen des Lesens und Rechtschreibens unter unmittelbarer Münzverstärkung durch. Diese Übungen werden den Eltern auf Video gezeigt und die Eltern somit in die Lage versetzt, diese Übungen mit A. weiterzuführen.

Der Therapeut übt mit A., wie er selbstständig und gründlich Vokabeln lernen kann. Auch Übungen zum Aufsatzschreiben werden durchgeführt. A. soll in seiner Fähigkeit zu einer schnelleren, effektiveren, selbstständigen Erledigung seiner Hausaufgaben und einer effektiven Zeitplanung, Einteilung von Arbeitszeit und Freizeit mit Hilfe von Terminkalendern und Hausaufgabenheften angeleitet werden.

A. zeigt in Stresssituationen, z.B. in der Hausaufgabensituation, Zeichen von Anspannung. Mit Hilfe von Entspannungsübungen (z.B. durch Entspannungsgeschichten, siehe Petermann 2001, oder Übungen des Autogenen Trainings bzw. der progressiven Muskelrelaxation) soll A. lernen, sich in Stresssituationen zu entspannen. Hierbei ist auch der Einsatz eines Biofeedback-Instruments sehr günstig. Zum einen kann den Kindern/Jugendlichen die Bedeutung körperlicher Prozesse (z.B. Hautleitfähigkeit, Hauttemperatur, Puls etc.), welche Anspannung und Entspannung begleiten, transparent gemacht werden. Kinder/Jugendliche können so motiviert werden, Entspannungstechniken zu erlernen, um somit in Lern- und Leistungssituationen entspannter, konzentrierter und ausdauernder vorzugehen als bisher.

Seine Eltern sollen angeleitet werden, A. für selbstständiges Erledigen von Hausaufgaben, selbstständiges Vorbereiten auf Schulaufgaben zu bestärken. Es ist wichtig, A. zu unterstützen, dass er für seine schulischen Belange mehr Eigenverantwortlichkeit übernimmt. Falls A. Nachhilfe in einzelnen Fächern benötigt, wäre eine außerhäusliche Nachhilfe sinnvoll, auch um seine Mutter zu entlasten.

Beispiel 2: Bei der schon oben vorgestellten 8-jährigen K. waren wesentliche Ziele der Therapie eine Verbesserung ihrer Aufmerksamkeit, Konzentration und ihrer rechnerischen Fähigkeiten.

9.1.5 Inhalte der Therapie (Beispiel 2)

Den Eltern wurde das Störungsbild einer Aktivitäts- und Aufmerksamkeitsstörung, unter welcher K. leidet, vermittelt. Sie wurden auch über medikamentöse Behandlungsmöglichkeiten zur Unterstützung der Verhaltenstherapie aufgeklärt.

Übungen zur Verbesserung von Konzentration und Aufmerksamkeit aus dem Marburger Konzentrationstraining von Krowatschek, Trainingsprogramm von Lauth und Schlottke, Anleitungen zur Verbesserung der visuellen Wahrnehmung (z.B. Differix, Schau genau) wurden durchgeführt. Mit K. wurde die Bedeutung von handlungsbegleitendem Sprechen bei der Lösung von kognitiven Aufgaben eingeübt. K. soll lernen, sich bei der Lösung von Aufgaben Zeit zu lassen, weniger impulsiv und mehr reflexiv vorzugehen, Aufgaben schrittweise zu lösen.

Es wurden Übungen zur Verbesserung ihrer rechnerischen Fähigkeiten, zur Behandlung ihrer schweren Dyskalkulie durchgeführt. Ziele waren: Beseitigung von Unsicherheiten im Zahlenraum bis 10. Sichere Beherrschung von Plus- und Minusaufgaben im Zahlenraum bis 10. Übungen zum Zahlenzerlegen, Ergänzen zum vollen Zehner. Anschließend Unterscheidung Zehner, Einer, Zahlenaufbau bis 100, Zehnerübergänge Plus und Minus schriftlich, später auch Kopfrechnen. Übungen zur Bewältigung von Platzhalteraufgaben und Sachaufgaben. Unterscheidung von Mal- und Geteiltaufgaben.

Des weiteren Einübung von Selbstmanagement und Selbstkontrolltechniken bzgl. einer selbstständigen Bewältigung der Hausaufgaben aus dem THOP von Döpfner et al., 1998; Einübung von Entspannungsverfahren bei Gefühlen der innerlichen Anspannung und Übungen zur Verbesserung des Selbstwertgefühls (z.B. Reise zu den Stärken von Görlitz etc.).

Geeignete Übungen zur Verbesserung von Konzentration und rechnerischen Fähigkeiten werden den Eltern mitgeteilt, und die Eltern werden angeleitet, wie sie mit K. sinnvoll und effizient üben können (Einsatz von Videoaufnahmen, wobei der Therapeut als Modell dient).

9.1.6 Rolle der Eltern in der Therapie

Eltern können den Erfolg einer Therapie maßgeblich unterstützen. Das Kind verbringt 50 Minuten in der Woche mit dem Therapeuten, während die Eltern und das Kind miteinander leben, also die meiste Zeit zusammen sind.

Delegation von Übungen an die Eltern

Zum einen kann der Therapeut den Eltern Übungen, die er mit dem Kind durchführt, mitteilen, so dass die Eltern mit den Kindern auch zuhause üben können. Eine Voraussetzung hierfür ist jedoch, dass Eltern und Kinder miteinander üben können, d.h. dass beide Seiten Freude am Üben haben. Der Therapeut kann z.B. auf Video aufnehmen, wie er mit dem Kind übt, dieses Modellverhalten den Eltern zeigen und diese anleiten, dieselben Übungen mit dem Kind durchzuführen. Übungen, die hierfür in Frage kommen, beziehen sich z.B. auf folgende Bereiche:

- **Lesen**: Es wird eine bestimmte Zeit (z.B. 10 Minuten), konzentriert und ohne sich ablenken zu lassen, ein dem Alter und Können des Kindes entsprechendes Buch gelesen. Für jedes richtig gelesene Wort (bei geübteren Lesern: bei jedem richtig gelesenen Satz) wird ein Cent in eine Tasse fallen gelassen (um dem Kind zu signalisieren, dass es richtig gelesen hat). Bei falsch gelesenen Wörtern sagt der Therapeut bzw. die Eltern unmittelbar „nochmal", damit sich das Kind verbessern kann. Bei einem wiederholten Fehler liest der Therapeut das Wort richtig vor. Anschließend kann ausgezählt werden, wie viele richtige Wörter oder Sätze das Kind in dieser bestimmten Zeit erreicht hat, um das Kind zu motivieren, sich zu steigern.

- **Rechtschreiben**: Es werden in einer bestimmten Zeit (z.B. 10 Minuten) dem Alter und Können des Kindes entsprechende Wörter einzeln, deutlich ausgesprochen, diktiert. Für jedes richtig geschriebene Wort wird ein Cent in eine Tasse fallen gelassen, um dem Kind zu signalisieren, dass es das Wort richtig geschrieben hat. Bei falsch geschriebenen Wörtern sagt der Therapeut unmittelbar „nochmal", damit sich das Kind verbessern kann. Bei einem wiederholten Fehler buchstabiert der Therapeut das Wort und das Kind schreibt das Wort richtig nochmal. Anschließend kann ausgezählt werden, wie viele richtige Wörter das Kind in dieser bestimmten Zeit geschrieben hat, um das Kind zu motivieren, sich zu steigern.

- **Auditive Differenzierungs- und Merkfähigkeit**: Zahlenreihen (1-8-7-2-5) oder Phantasiewörter, die aus mehreren Silben zusammengesetzt sind, z.B. „gabodila", werden vorgesprochen und sollen wiedergegeben werden.

- **Gedächtnisübungen**: „Kofferpacken"-Spiel, Memory etc.

- **Visuelle Differenzierungsfähigkeit**: Differix, Simile, Schau genau.

- **Sprachliche Ausdrucksfähigkeit**: Bilderbücher anschauen (das Kind soll Bilder beschreiben, dazu erzählen); mittels geeigneter Bilder, z.B. Papa-Moll-Geschichten, kann die Erfassung von Handlungsabläufen, das Erzählen spannender Geschichten geübt werden.

- **Mathematik**: Kopfrechenaufgaben, z.B. Zehnerübergänge Plus und Minus, Hunderterübergänge Plus und Minus, Einmaleins- und dazugehörige Geteiltaufgaben. Training zur Bewältigung komplexerer Sachaufgaben.

In den eingangs zitierten verhaltenstherapeutischen Trainingsprogrammen sind noch viele weitere Übungen aufgeführt, auf die hier nicht mehr eingegangen werden kann. Ein umfangreiches Programm an Lernspielen bieten übrigens der Schubi-Verlag (www.schubi.de) oder Traeger-Verlag (www.etverlag.de) an. Wichtig ist, dass die Eltern nicht einfach wild mit ihrem Kind drauf los üben – da hierbei oft die Gefahr einer Überforderung des Kindes und somit weiterer Verschlechterung der Eltern-Kind-Beziehungen gegeben ist –, sondern dass sie in Absprache und unter der Anleitung des Therapeuten von diesem empfohlene Übungen durchführen.

9.1.7 Eltern als Cotherapeuten

Wenn das Kind/der Jugendliche Probleme bei der Arbeitsorganisation hat, ist der Therapeut auf eine Zusammenarbeit mit den Eltern angewiesen. Schwierigkeiten können z.B. folgende Bereiche betreffen:
- die Führung des Hausaufgabenheftes
- die gewissenhafte Erledigung der Hausaufgaben (wann werden die Hausaufgaben begonnen, sind Pausen während des Arbeitens sinnvoll, welche Abfolge wird bei den Hausaufgaben gewählt)
- ein selbstständiges Packen des Schulranzens
- eine zuverlässige Vorbereitung auf Proben, Schulaufgaben
- die Ordnung und Übersichtlichkeit des Arbeitsplatzes
- eine adäquate Zeiteinteilung in Arbeits- und Freizeit
- Beherrschung von Lerntechniken, etwa beim Vokabellernen

Der Therapeut kann mit dem Kind/Jugendlichen in den Therapiesitzungen eine richtige Führung des Hausaufgabenheftes oder effektive Formen des Vokabellernens üben. Man kann besprechen, dass es sinnvoll ist, jeden Tag zu einer bestimmten Zeit mit den Hausaufgaben zu beginnen, Fach für Fach die Hausaufgaben zu erledigen, dabei Pausen einzulegen. Der Therapeut kann auch gemeinsam mit dem Kind das Packen des Schulranzens üben. Mit Hilfe von Zeichnungen kann die Bedeutung eines übersichtlichen, aufgeräumten Arbeitsplatzes demonstriert werden, an welchem man sich auf die Erledigung der Hausaufgaben konzentrieren kann und der wenig Ablenkungsmöglichkeiten bietet. Mit Hilfe von Terminkalendern, Wochen- oder Jahreskalendern kann eine effektive Zeiteinteilung geübt werden. Man kann dem Kind/Jugendlichen beibringen, dass es wichtig ist, Termine für Schulaufgaben, Proben im Kalender einzutragen, besprechen, wie eine effektive Vorbereitung auf Prüfungen aussehen muss.

In vielen Fällen reichen aber diese Erklärungen oder Demonstrationen nicht aus, da das Kind/der Jugendliche nicht in der Lage ist, ohne Hilfestellung das Gelernte im Alltag zu praktizieren. Hierbei können Punktepläne helfen. Der Therapeut bespricht gemeinsam mit Eltern/Kind, welche Verhaltensweisen das Kind im Alltag praktizieren soll – wobei es günstig ist, anfangs wenige Zielverhaltensweisen zu definieren, z.B. Hausaufgabenheft führen, selbstständig mit den Hausaufgaben zu einem bestimmten Zeitpunkt beginnen, den Schulranzen selbstständig packen. Wenn es dem Kind gelingt, eine der definierten Zielverhaltensweisen zu praktizieren, wird dies mit einem Punkt belohnt, bei einer bestimmten Anzahl von Punkten erhält das Kind ein Geschenk. Der Abdruck eines solchen Punkteplanes findet sich z.B. im Informationsheft zum Hyperkinetischen Syndrom (HKS) der Klinik und Poliklinik für Kinder- und Jugendpsychiatrie der Julius-Maximilians-Universität Würzburg. Punktepläne können auch zum Abbau unerwünschter Verhaltensweisen eingesetzt werden, z.B. der sogenannte „Kampf um lachende Gesichter" aus dem THOP von Döpfner et al. (1998).

Wenn Interaktionen zwischen dem Kind und den Eltern gestört sind, ist das Ziel einer verhaltenstherapeutischen Behandlung eine Verbesserung der familiären Atmosphäre. Bei einem Übermaß an strafenden Verhaltensweisen durch die Eltern ist z.B. folgendes Vorgehen effektiv: Mit den Eltern wird vereinbart, dass sie für jede pro Tag ausgesprochene positive Verstärkung des Kindes (Lob, Belohnung) jeweils eine z.B. rote Spielmarke und für jede Maßregelung jeweils z.B. eine gelbe Spielmarke in zwei verschiedene Schalen legen. Dadurch kann den Eltern ein eventuell vorhandenes Übermaß an strafenden Verhaltensweisen bewusst gemacht werden. Die Eltern können angeleitet werden, ihr Kind für günstige Verhaltensweisen zu loben, wobei ein direktes Ansprechen und Augenkontakt wichtig sind. Störende Verhaltensweisen sollten besser ignoriert werden, da diese häufig durch Beachtung der Eltern eher noch verstärkt werden.

Eltern und Kinder können angeleitet werden, ein Positiv-Tagebuch zu führen (siehe Döpfner et al., 1998). Hierbei sollen Eltern und Kinder positive Erlebnisse, die sie am Tag miteinander hatten, vermerken und auch darauf achten, wie sie darauf reagiert haben.

Ebenso ist eine Einführung von Spielzeiten (siehe Döpfner et al., 1998) ein geeignetes Mittel, um gestresste Interaktionsmuster in einer Familie zu verbessern. Hierbei sollen sich die Familienmitglieder in der Woche gewisse Zeiträume freihalten, an denen Gesellschaftsspiele oder Ausflüge unternommen werden können.

Wenn sich Eltern-Kind-Interaktionen durch diese Maßnahmen nicht positiv beeinflussen lassen und Feindseligkeiten zwischen Eltern und Kindern ein gravierendes Ausmaß annehmen, so wäre eine zusätzliche familientherapeutische Behandlung dringend zu empfehlen.

9.2 Psychotherapie

Die Psychotherapie des Kindes- und Jugendalters fußt auf den Grundlagen der Psychoanalyse, wie sie hauptsächlich von **Sigmund Freud** zu Beginn des 20. Jahrhunderts entwickelt wurden.

Das psychoanalytische Modell basiert auf mindestens vier zentralen Grundannahmen:
- Die beobachteten Symptome stehen im Zusammenhang mit frühkindlichen Konflikten, die ungelöst verinnerlicht wurden.
- Die zu Grunde liegende Problematik ist unbewusst.
- Die Krankheitszeichen haben eine lebensgeschichtliche Bedeutung für das Individuum und wirken sich negativ auf seine Anpassung an die Umwelt aus.
- Die Erkrankung lässt sich durch die sogenannte Übertragung, d.h. durch die Wiederholung der zentralen Konflikte in der Beziehung zum Therapeuten, verstehen und auf eine kindgerechte Weise (Spiel, Gespräch) einer Bearbeitung und Auflösung zuführen.

Die in der Psychotherapie mit Kindern und Jugendlichen eingesetzten Kommunikationskanäle sind das Spiel und die Sprache. Neben der Körpersprache steht das symbolische Spiel ohne Sprache und neben dem sprachlich kommentierten Spiel die ausschließlich verbale Kommunikation.

In der Therapie mit Kindern wird typischerweise das Spiel unter Verwendung von Puppen, Spielsachen, Malen und Zeichnen als Kommunikationsmittel eingesetzt. Es ermöglicht den Ausdruck von Gefühlen und Erfahrungen in der Form von Abreagieren und Bewältigung. Zugleich erfolgt über das Spiel des Kindes die Verbalisierung und Kommentierung, wobei der Therapeut die Brücke von Gefühlen und Handeln zu Denken und Reflexion baut.

Sehr wesentlich wird die Psychotherapie auch durch den therapeutischen Prozess bestimmt. Hierunter versteht man die Art der therapeutischen Beziehung und des therapeutischen Handelns.

Die klassische Kinderpsychoanalyse mit 3 bis 5 Sitzungen pro Woche und Verläufen von 2 bis über 4 Jahren wird heute nur noch selten praktiziert.

An ihre Stelle traten tiefenpsychologisch fundierte, stützende Therapien mit meist kürzerer Verlaufsdauer (mehrere Monate bis selten länger als 2 Jahre) und niedrigerer Stundenfrequenz (1- bis 2-mal pro Woche).

Indikationen für eine kindliche Psychotherapie bei AD/HS können sein:
- emotionale Störungen einschließlich Angst- und Verstimmungszuständen
- Selbstwertprobleme
- Schulverweigerung und leichte dissoziale Störungen

- Eltern-Kind-Konflikte, zu denen auch die Folgen von Trennungen/Scheidungen gehören, die zur Beeinträchtigung des Selbstwertgefühls und der Leistungsfähigkeit des Kindes führen

Psychotherapeutische Forschung beschäftigt sich heute intensiv mit den allgemeinen Risikofaktoren für eine psychische Erkrankung sowie mit den schützenden Einflüssen. In einer großen prospektiven Langzeitstudie (Kauai-Studie), die an rund 700 Kindern einer kleinen Hawaii-Insel über den Zeitraum von 40 Jahren durchgeführt und 2002 vorgestellt wurde, konnte gezeigt werden, dass eine emotional schlechte Beziehung zu den Eltern, körperliche Misshandlung, sexueller Missbrauch, berufliche Anspannung der Eltern von Anfang an, Altersabstand zu Geschwistern von weniger als 18 Monaten, schlechte finanzielle Situation, Folgen elterlicher Trennung, chronisch psychisch oder körperlich kranke Eltern sowie Tod der Eltern sich als belastend erweisen können. Umgekehrt schützen adäquate frühkindliche Eltern-Kind-Bindungen, Großfamilie, gutes Ersatzmilieu nach Verlust der Eltern, überdurchschnittliche Intelligenz, robustes aktives Temperament, weibliches Geschlecht und stabile Partnerschaft vor einer psychischen Erkrankung. Diese Untersuchungen zeigen indirekt, wie wichtig es ist, den von familiärer Zerrüttung überdurchschnittlich häufig bedrohten AD/HS-Kindern durch adäquate Therapiemaßnahmen zu helfen, ein stabiles und wohlwollendes Umfeld zu sichern.

9.3 Psychoanalyse des hyperkinetischen Syndroms

9.3.1 Einführung

Analytische Kinderpsychotherapeuten gehen dem individuellen Sinn und Ursprung der Erkrankung nach, beziehen die Eltern in die Arbeit mit ein und wollen die verborgenen, unbewussten Konflikte klären, die sich hinter Konzentrationsschwierigkeiten, erhöhter Impulsivität und/oder körperlicher Unruhe verbergen. Ein medikamentöser Eingriff wird höchstens als kurzfristige Entlastung bzw. als „Türöffner" akzeptiert, um das Kind zu beruhigen und zugänglich zu machen und somit „die Spirale des hilflosen Ausgeliefertseins, das unerträgliche Ausagieren des Kindes, die darauf folgenden Bestrafungen und das damit verbundene Schuldgefühl (von Eltern und Kind)" zu unterbrechen.

Hyperaktivität wird im psychoanalytischen Verständnis als vertrautes Phänomen kindlichen Verhaltens angesehen, allerdings nicht als spezifisches Krankheitsbild, sondern als individuelle Bewältigungsstrategie bei ganz unterschiedlichen Entwicklungskrisen. Das Erkennen und Verstehen der ursächlichen Zusammenhänge auf psychischer, körperlicher und sozialer Ebene ist in psychoanalytischer Hinsicht für Diagnose und Therapie entscheidend. Hyperaktivität wird also verstanden als ein Signal auf dem Hintergrund eines psychischen Konflikts des Kindes, der auf ganz unterschiedlichen Entwicklungsebenen angesiedelt werden kann.

Zur Auflösung bedarf es der therapeutischen Zweiersituation, die es ermöglichen kann, dass das Kind die Fähigkeit zum angemessenen Ausdruck innerer Zustände entwickelt. Diese wiederum werden vom Therapeuten wahrgenommen, ausgehalten und beantwortet. Bei Kindern wird dies mit Worten, aber meist im (therapeutischen) Spiel erreicht. Damit könnte allmählich die „Bühne des körperlichen Agierens", des körperlichen Handelns und Ausdrucks verlassen werden und die verborgene seelische Problematik anerkannt und aufgelöst werden.

9.3.2 Psychoanalytische und bindungstheoretische Perspektiven

Körperliche Bewegung wird in der Psychoanalyse als Ausdruck eines wichtigen menschlichen Entwicklungsschrittes aufgefasst. Gesteigertes Bewegungsbedürfnis wird als Trieb- bzw. Energieabfuhr angesehen. Unzureichende Kontrolle derselben wird als Zeichen der Beeinträchtigung der altersgemäß zu erwartenden Fähigkeit des Kindes gedeutet, unangenehme Gefühle oder konflikthafte Phantasien ausreichend bei sich zu behalten und psychisch zu verarbeiten. Eine bedeutende analytisch orientierte Entwicklungspsychologin (Margaret Mahler, 1964) nennt diesen Zustand „Gefühlsinkontinenz". Alles was Spannungen, Unlust oder Angst verursacht, kann nicht ausgehalten werden und „muss sofort raus". Auch Bitten oder Anforderungen, die in erster Linie unangenehm sind, gehen „zu einem Ohr rein und zum anderen wieder heraus" und damit auch verloren.

In der Säuglingsforschung und in der Weiterentwicklung der Objektbeziehungstheorie geht man davon aus, dass eine gelungene Interaktion in der allerfrühesten Mutter-Kind-Interaktion die Fähigkeit zum „Containment" (Bion, 1964) ausbildet, d.h. die Fähigkeit zum Aushalten, inneren Verarbeiten und später auch zum Ausdruck von Gefühlserlebnissen. Diese Funktion diene der Selbstberuhigung, sei zentral für die emotionale Stabilität eines Kindes und wichtig für die weitere seelische Entwicklung. Mangelhaft entwickelte Fähigkeit zum Containment führe u.a. zu überaktivem Verhalten, im Sinne von „manischer Abwehr". Diese Aspekte seien insgesamt nicht spezifisch für eine Aufmerksamkeitsstörung mit Hyperaktivität, könnten dort aber auch auftreten. Die Beobachtung der Psychomotorik gebe insgesamt einen wichtigen Hinweis auf die innere Befindlichkeit, die Beziehungserfahrungen und die Gefühle von Kindern.

Meist wird durch eine depressive, d.h. phasenweise emotional abwesende Mutter ein Beziehungsmuster beim Kind geprägt, das die Notwendigkeit einer permanenten Bewegung von Selbst und Objekt kennzeichnet, um sich und den anderen zu spüren. Nur das angeregte (stimulierte) Objekt sei ein anwesendes Objekt. **Die Stimulation des Körpers werde also zum primären Mutterersatz.**

Das Angewiesensein des Säuglings auf eine liebende, einfühlsame Beziehung biete die Grundlage für eine die inneren und äußeren Gefühle regulierende Beziehungsfähigkeit. Ein Kind, das sich in seinem Gleichgewicht bedroht fühlt, könne mit motorischer Abfuhr, hypermotorisch und/oder impulsiv und aufmerksamkeits-/konzentrationsgestört reagieren.

Auffällig bei Kindern mit Aufmerksamkeitsstörungen sei, dass ihre Eltern sie weniger als eigenständige, klar abgegrenzte und unabhängige Persönlichkeiten mit ihren spezifischen Besonderheiten und Eigenarten wahrnehmen würden. Sie gingen zu stark von sich aus und würden sich ständig selbst in ihren Kindern sehen. Eine solchermaßen **unterdrückte Entfaltung der eigenen Persönlichkeit** führe im Gegenzug bei den Kindern zu einer Suche nach Befreiung, Aggression und Identität. Dieser Suche würden dann wiederum strenge Erwartungen und Forderungen von Seiten der Eltern gegenüberstehen, was ständige ernsthafte Auseinandersetzungen nach sich ziehe.

In der Lebensgeschichte von AD/HS-Kindern wären häufig **Trennungserfahrungen** zu finden, wobei schmerzhafte, depressive Gefühle der Leere durch motorische Unruhe und vermehrte Reizsuche abgewehrt würden. Auffallend hoch scheine der Anteil alleinerziehender Mütter oder der Anteil von Kindern mit psychisch wenig präsenten Vätern zu sein. **Mangelnde Triangulierung** könne eine Rolle spielen, d.h. das Kind nimmt zu wenig Beziehung zu Vater und/oder Mutter auf und kann deshalb auch nicht die Liebesbeziehung zwischen den Eltern anerkennen. Kommt es aus irgendeinem Grund nicht zu einer ausgewogenen „Dreiecksbeziehung" zwischen Kind, Mutter und Vater, kann damit eine verstärkte Nähe der Jungen zu den Müttern einhergehen; diese könne unbewusst als zu intensiv und deshalb beängstigend erlebt werden und würde oftmals mit verstärkter motorischer Unruhe beantwortet.

Aus psychoanalytischer Sicht sei es somit kein Zufall, dass mehr Jungen als Mädchen von AD/HS betroffen sind, da die psychische Verarbeitung von Konflikten bei Jungen stärker nach außen gerichtete, aggressive und motorische Verarbeitungsformen finde als bei Mädchen. Erforschendes, selbstständiges, loslösendes Verhalten würde von den Eltern in der Erziehung stärker narzisstisch bestärkt, so dass die „kinetische Funktion", d.h. nach außen gerichtete Bewegung, stärker lustbetont wäre.

9.3.3 Psychoanalytische Therapie

Die Gabe von Medikamenten trübt aus psychoanalytischer Sicht die Wahrnehmung für die vorhandenen intrapsychischen und interpersonellen Konflikte und diene in erster Linie der Verleugnung und der Abwehr der zugrunde liegenden Konflikte. Es sollte besser ein therapeutisches Arbeitsbündnis hergestellt werden, das den betroffenen Kindern und Eltern einen sicheren äußeren Rahmen bietet, um auch einen sicheren psychischen Raum aufzubauen. Die **Behandlung** sollte nicht nur auf der Verhaltensebene, sondern **auf einer Beziehungsebene** unter Berücksichtigung der zugrunde liegenden persönlichen Lebensgeschichte erfolgen.

Das hyperkinetische Kind wird in seiner überrollenden Impulsivität dem Therapeuten nachdrücklich seinen unbewussten Wunsch nach verlässlicher Begrenzung mitteilen. Der Therapeut soll quasi als greifbare Bezugsperson zur Verfügung stehen und versucht, beobachtetes Verhalten in Worte zu fassen, um eine symbolische Umwandlung des hyperaktiven Verhaltens zu erreichen.

Unter Medikamentengabe werde lediglich ein Pseudogespräch erreicht, das von keiner echten gefühlsmäßigen Beteiligung von Seiten des Kindes begleitet sei. Die Heftigkeit des Gefühlslebens werde reduziert, aber das „Selbst" gleiche einem „falschen Selbst" (Winnicott 1965) im Sinne von gewünschter Anpassung. Die Funktion des Über-Ichs (kontrollierende Instanz) würde vom Medikament ersetzt. Ritalin®-freie Zeiten würden daher teilweise noch unbeherrschter und ungebärdiger erlebt. Außerdem würde in der Zuschreibung als „hirnorganische Störung" dem Kind zusätzlich eine narzisstische Kränkung bzw. Beschämung zugefügt, was das ohnehin beeinträchtigte Selbstwertgefühl zusätzlich belaste.

Es wird zudem davon ausgegangen, dass sich die neuronalen Strukturen des Gehirns nachgeburtlich und im gegenseitigen Wechselspiel von physiologischem Erbe und Umwelterfahrung aufbauen. **Neuronale Bewegungen** wären somit auch im späteren **Leben durch Beziehungserfahrungen beeinflussbar**. Letztendlich sei somit also auch eine langfristige Psychotherapie wie die Psychoanalyse einflussreich hinsichtlich der Struktur der chemischen Prozessabläufe im Gehirn.

Das Beschreiten von langwierigen Umwegen im Vorfeld der psychoanalytischen Behandlungen stelle ein „Unterwegs-Sein" dar, das dem motorischen Unterwegs-Sein der Kinder gleichkomme.

9.4 Familientherapie

Zu Beginn psychoanalytischer Behandlung, d.h. in der ersten Hälfte des letzten Jahrhunderts, war Psychotherapie ausschließlich eine Angelegenheit zwischen zwei Personen: dem Therapeuten und seinem Patienten. Erst in den 50er Jahren begann sich dies langsam zu ändern. Immer mehr Therapeuten begannen die Familien der Patienten mit einzubeziehen. Psychische Störungen konnten nicht mehr als ganz eigene Verläufe gesehen werden; sogar der Begriff „Krankheit" selbst wurde als nicht mehr angemessen für Erscheinungen gesehen, die offensichtlich eng verbunden mit gesellschaftlichen Prozessen sind.

9.4.1 Sinn und Zweck der Familientherapie

Im alltäglichen Sprachgebrauch wird oftmals der Begriff Familientherapie verwendet; nach abgeschlossener Diagnostik wird z.B. eine Familientherapie oder eine Beratung empfohlen, oder es wird an einen Therapeuten weiterverwiesen, der auch familientherapeutisch arbeitet, usw. Im Grunde genommen muss man aber sagen, dass es „die

Familientherapie" nicht gibt. Hinter dem Begriff können sich verschiedenste therapeutische Ansätze, Schulen und auch therapeutische Stile verbergen. Auch der Begriff Familientherapie ist insofern nicht ganz korrekt, als häufig neben Familien auch ganz gezielt ein Ehepaar, die Partner oder ein Elternpaar behandelt werden.

Wird eine solche Empfehlung z.B. im Arztgespräch, im Kurzbefund oder Gutachten ausgesprochen, so verbirgt sich dahinter meist der Grund, dass die Symptomatik, die das Kind oder der Jugendliche aufweist, nach medizinisch-psychologischer Einschätzung nicht allein „seine Sache" ist, sondern es gute Chancen gibt, bestimmte Symptome mit der ganzen Familie, in der das Kind lebt, weitestgehend zu lösen.

Manche familientherapeutischen Modelle gehen z.B. davon aus, dass es einen Zusammenhang gibt zwischen den Problemen oder Symptomen, die ein Mensch zeigt, und seinem familiären Beziehungsgefüge. D.h. seine gezeigte Störung ist nicht seine ganz persönliche, sondern ist als eine Störung im familiären Gesamtzusammenhang zu sehen; hinter der persönlichen Symptomatik werden gestörte familiäre Beziehungsmuster vermutet. Häufig sieht die Familie selbst jedoch nur die persönliche Symptomatik des „identifizierten Patienten" (auch Indexpatient oder IP genannt), d.h. häufig des Kindes, das irgendwelche Auffälligkeiten zeigt. Es heißt dann z.B.: „Bei uns wäre alles super, wenn nur Felix nicht seit einiger Zeit solche Schwierigkeiten in der Schule machen würde" (ohne die Diagnose AD/HS).

Hinter solchen Aussagen wird folgender Sinn vermutet: Indem die Familie sich auf die Symptome und den „Symptomträger" konzentriert, viel ihrer Energie und Zeit dafür verwendet, lenkt sie von verdeckten Konflikten ab und versucht dadurch, die Situation in der Familie aufrechtzuerhalten und anstehende Veränderungen zu vermeiden. Es kann nicht davon ausgegangen werden, dass diese Abläufe bewusst und gezielt oder gar in böser Absicht geschehen. Im Gegenteil: Die Eltern tun das, was sie für richtig und nötig halten, und engagieren sich meist sehr. Unter Umständen stecken jedoch große Ängste bei den einzelnen Personen des Familiensystems dahinter, wirkliche Veränderungen zu bewirken, und alles was sie tun, ist in Wirklichkeit von diesen unbewussten inneren Ängsten begleitet. Sie können sozusagen auch nicht „raus aus ihrer Haut".

Für den therapeutischen Ansatz gilt demnach: Soll sich das Individuum ändern, muss sich das Umfeld, in dem es sich bewegt, auch ändern. Von daher macht es Sinn, nicht nur die Einzelperson zu behandeln, sondern auch das Beziehungsnetz, in dem sie lebt. Manchmal ist es sogar notwendig, so vertreten es die Systemische Therapie und Beratung, dass hier nicht nur die Familie des zu behandelnden Klienten mit eingeschlossen wird, sondern alle Personen, die in das Problem, das zur Beratung ansteht, verwickelt sind.

9.4.2 Familiendiagnostischer Prozess

Im Verlauf der Therapien versuchen die TherapeutInnen die Familie aus verschiedenen Blickwinkeln zu betrachten Je nach Therapieschule der TherapeutInnen wird mehr oder weniger Gewicht auf einzelne Punkte gelegt, die in der Familientherapie vorkommen. Bei manchen wird besonderes Augenmerk darauf gelegt, welche Beziehungen die einzelnen Personen untereinander haben, welche Abhängigkeiten bestehen, welche gegenseitigen Beeinflussungen es gibt, wer Macht und Kontrolle hat, wo es Abgrenzung gibt, wo Koalitionen, also Bündnisse bestehen. Zudem wird jede einzelne Person mit ihren eigenen Strukturen und Eigenschaften, mit dem, was sie mitbringt, betrachtet. Die sogenannten „Subsysteme" (Untergruppen in der Familie) finden Beachtung, wie z.B. eine enge Verbundenheit – ein quasi internes Zweiersystem – des einen Geschwisters mit dem Vater oder zwischen der Oma und der Mutter oder auch ein Subsystem, welches die Geschwister untereinander bilden, usw. Außerdem gibt es den Blick auf das gesamte Familiensystem. Wie funktioniert die Familie? Wie geht die Kernfamilie (Mutter, Vater, Kinder) mit ihren Herkunftsfamilien (die engere und weitere Verwandtschaft, „aus der sie kommen") um? Welche Werte und Normen gibt es, welche Regeln herrschen in den Familien, wer hat welche Rolle, gibt es Hierarchien, was ist über Generationen weitergegeben worden, welche Grenzen gibt es, wie offen ist das Familiensystem, wie anpassungsfähig und flexibel ist es u.v.a.m. Natürlich ist auch zu berücksichtigen, welchen äußeren Einflüssen die Familie ausgesetzt ist, welches soziale Umfeld sie umgibt.

Genogrammarbeit

Als spezielles diagnostisches Verfahren gilt die Genogrammarbeit. Hier wird eine Art Stammbaum der Familie erstellt, d.h. nicht nur die Kernfamilie (Vater, Mutter, Kind) wird betrachtet, sondern auch die erweiterte Familie, die Herkunftsfamilie der beiden Elternteile usw. Die Daten beschränken sich allerdings nicht nur auf Auskünfte über Alter und Wohnort, sondern auch Beruf, Heirats- und Sterbedaten, Trennungen etc. werden mit einbezogen. Sämtliche Zusatzinformationen sind von Interesse, wie körperliche oder psychische Erkrankungen, Umzüge, Arbeitslosigkeit, gesellschaftliche und politische Ereignisse sowie die gefühlsmäßige Beziehung zwischen den Familienmitgliedern. In der Regel werden mindestens drei Generationen erfasst (Eltern, Kinder, Großeltern). Ein solches Genogramm hat den Zweck, Informationen über die Familie und alles, was sie betrifft, zu sammeln, es lässt deutlicher werden, wie die aktuelle Problematik in den Lebenszusammenhang der Familie eingeordnet werden kann und dass die Angelegenheit meist umfassender und vielschichtiger ist, als zunächst angenommen.

Familienskulptur

Die Familienskulptur ist ein Verfahren, bei dem ein Familienmitglied wie ein Bildhauer eine Skulptur, ein lebendes Bild seiner Familie schafft. Durch räumliche Nähe und Distanz wird die gefühlsmäßige Nähe oder Entfernung zwischen den Personen abgebildet. Durch Darstellung in der Höhe, etwa Person auf einen Stuhl stellen oder auf den Boden setzen, kann die Machtstruktur in der Familie dargestellt werden. Es geht nie um ein richtig oder falsch, sondern darum, das innere momentane Bild der Person nach außen zu bringen. Jeder Person im Bild wird eine charakteristische Haltung, ein Blick, eine Geste zugeteilt. Nach Fertigstellung verharren die Personen für kurze Zeit in ihrer Position, und anschließend wird darüber gesprochen, wie sie sich in der Rolle, in der Haltung gefühlt haben. Das Besondere an diesem Verfahren ist, dass es zunächst ohne Sprache funktioniert und somit die Gefühlsebene direkter angesprochen werden kann, d.h. auch für die Familienmitglieder gleichzeitig unmittelbar erfahrbar ist. So ist es nicht nur ein diagnostisches Instrument, sondern auch ein therapeutisches Mittel; manchmal ist es leichter, Verständnis für Situationen zu bekommen, wenn man sie erfühlen kann, statt sie durch Sprache und Zuhören zu erfahren. Zudem ist es oftmals nicht so leicht, die richtigen Worte zu finden, wenn man Gefühle vermitteln will oder soll. Häufig genug sorgen die Vernunft, die Vorsicht, dem anderen nicht weh zu tun, das Gewissen und was auch immer dafür, dass es eine innere Bremse gibt, die aber nicht unbedingt hilfreich sein muss, wenn es darum geht, Klarheit zu schaffen.

9.4.3 Methoden systemischer Familientherapien

Das Mittel der Wahl ist in den Familientherapien die Sprache. Gemeint ist damit die Kunst, durch eine gut eingesetzte Fragetechnik gewohnte Sichtweisen in Frage zu stellen, neues Denken und Handeln anzuregen. Eine klassische Frageform ist die des „zirkulären" Fragens, in dem ein Familienmitglied angeregt wird, über die Beziehung zwischen zwei anderen Familienmitgliedern nachzudenken: „Was, glaubst du, wollte dein Bruder damit bei deinen Eltern erreichen? Wen, denkst du, trifft er mit seinem Verhalten am meisten?" usw. Je nach Schule und Haltung der TherapeutInnen wird in den Sitzungen mehr oder weniger direkt vorgegangen bzw. ist der Anteil an begleitendem Verstehen mehr oder weniger hoch. Bei strukturellem Hintergrund (s. Kap. 9.4.6) wird darauf geachtet, dass bestimmte Gesprächsregeln strikt eingehalten werden, wie etwa, dass alle zu Wort kommen oder dass keiner für den anderen spricht. So sollen Beziehungsmuster, die Struktur, verändert werden. Im systemischen Modell (s. Kap. 9.4.6) versuchen die TherapeutInnen der Familie gegenüber eine neutrale Haltung einzunehmen, alle Familienmitglieder werden gleichermaßen akzeptiert und verständnisvoll behandelt.

9.4.4 Wirksamkeit von Familientherapien

In der Zusammenfassung der Ergebnisstudien zur Familientherapie gilt der Nachweis der allgemeinen Wirksamkeit als erbracht. Ungeklärt bleibt bislang die Frage nach der Überlegenheit der Familientherapie gegenüber anderen Therapieformen. Ein Forschungsprojekt (Wälte, 1990), welches sich mit der Indikation zur Familientherapie (Wann ist Familientherapie sinnvoll?) beschäftigt, kommt zu dem Ergebnis, dass sie insbesondere dann als sinnvoll zu betrachten sei, wenn es sich um kritische Lebensereignisse handelt, die die ganze Familie betreffen, bei speziellen Symptomen der Kinder und bei Problemen der Eltern im Erziehungsbereich. Positive Effekte sind demnach teilweise nach recht kurzer Behandlungsdauer zu verzeichnen, und die Zahl der benötigten Sitzungen ist deutlich niedriger als bei anderen Therapieverfahren.

9.4.5 Wann empfehlen wir Familientherapie?

Wird die Diagnose AD/HS oder ADS gestellt, so wird die Familientherapie nicht als Mittel der Wahl empfohlen, die AD/HS zu behandeln. Es gibt jedoch eine Vielzahl von Umständen, in denen eine Familientherapie oder eine familientherapeutische Beratung trotzdem sinnvoll wäre und deutliche Entlastung schaffen könnte. Stellt sich z.B. heraus, dass die familiäre Situation neben der Diagnose einer AD/HS in eine gewisse Schräglage geraten und belastet ist, sei es durch starke Geschwisterrivalitäten, extrem verschiedene Erziehungsstile der Eltern, viele Uneinigkeiten auf der Eltern- oder Paarebene, kritische Lebensereignisse wie Tod eines Familienmitglieds, Trennung der Eltern, Geburt eines Geschwisters o.Ä., Auffälligkeiten des Kindes, die im Besonderen die Gefühlsebene betreffen, so ist durchaus angeraten, sich entsprechende Unterstützung für das Familiensystem zu holen. Denn nicht alles, was sich in einer Familie mit einem von AD/HS betroffenen Kind abspielt und sie belastet, ist durch die AD/HS erklärbar. Vieles wird vielleicht im Laufe der Zeit darauf geschoben oder der Blick für anderes versperrt.

Im besten Falle hat die Therapeutin selbst ein umfassendes Wissen über das Thema AD/HS, da zum einen sicherlich manche Verhaltensweisen sonst schnell in die Irre führen können, zum anderen klare Aussagen und Struktur notwendiger sind als u.U. in anderen Personenkreisen, zumal das AD/HS-Betroffensein eines Elternteils ebenfalls sehr wahrscheinlich ist. Da durch eine AD/HS nicht nur oftmals das ganze Familiensystem als sehr belastet gilt, sondern insbesondere die Paarbeziehung, ist es häufig ratsam, sich zunächst durch eine Paartherapie Unterstützung zu holen, mit dem Ziel, wieder zueinander zu finden, die Stärken und die Kräfte wiederzuentdecken oder auch im anderen Falle zu einer guten Trennung zu finden.

Leider sind die familientherapeutischen Verfahren bis heute nicht in den Leistungskatalog der Krankenversicherungen aufgenommen worden. Sollte die Finanzierung eher schwierig sein, so lohnt es sich zumindest nach Therapeuten Ausschau zu halten, die auch familientherapeutische Elemente mit einbeziehen.

9.4.6 Verschiedene Modelle in der Familientherapie im Überblick

Im Folgenden werden die verschiedene Modelle, die sich im Laufe der Jahre im Rahmen der Familientherapie entwickelt haben, in einem kurzen Überblick dargestellt.

Systemische Modelle

Gemeinsam ist allen systemischen Ansätzen die Sichtweise, Probleme und Symptome nicht als Krankhaftes einer einzelnen Person zu sehen, sondern diese Problembeschreibungen im Gesamtzusammenhang mit einem familiären Bezugssystem zu beurteilen

Zu systemischen Ansätzen zählen das **strukturelle** Modell von Minuchin et al., welches in den 70er und 80er Jahren bekannt wurde. Im strukturellen Modell versucht der Therapeut zunächst Zugang zur spezifischen „Kultur" einer Familie zu bekommen – „Zugänge zu Wirklichkeitskonstruktionen". Dann geht der Therapeut von dem Veränderungsauftrag der Familie aus und sucht nach Wegen, die Strukturen und damit die Kultur zu verändern. Minuchins Augenmerk ist vor allem auf die Struktur gerichtet, d.h. auf Punkte wie Grenzen und Hierarchie: Wie sind die Grenzen zwischen Eltern und Kindern? Wie sind die Untersysteme (Subsysteme) organisiert? Funktioniert das elterliche Subsystem gut oder ist ein Kind einbezogen? Entscheidet z.B. ein Kind, was zu tun ist, ist ein Elternteil ausgeschlossen (gibt es eine sog. „heimliche Koalition", ein Bündnis gegenüber einem Dritten)?

Ebenso zählen **strategische** Modelle wie etwa die lösungsorientierte Kurzzeittherapie von de Shazer oder der Palo-Alto-Gruppe zu den systemischen Ansätzen. Die Familie gilt hier als offenes System, welches darauf bedacht ist, im Gleichgewicht zu bleiben. Es ist aber auch von außen beeinflussbar. Durch z.B. Pubertät der Kinder kann der Gleichgewichtszustand gefährdet werden, indem Veränderungen nötig werden, die durchaus Angst machen können. Ein möglicher Weg, beängstigende Veränderungen zu vermeiden und die alten und vertrauten Verhaltensmuster beizubehalten, kann die Ausbildung von Symptomen (Krankheit, Störungen, bestimmte Verhaltensauffälligkeiten oder Ähnliches) sein.

Eine strategische Grundannahme besagt, dass Familien oft selbst mit ihren Mitteln versuchen, Lösungsansätze zu finden, dabei aber über das herkömmliche nicht hinauskönnen. Eine Neuorganisation des Familiensystems in Gang zu bringen könnte etwa Aufgabe der strategischen Therapie sein. Das Augenmerk der strategischen Therapie liegt auf der Lösung des dargebotenen Problems. Hier werden Stärken und Ressourcen der KlientInnen sehr betont.

Das **systemische** Modell nach Selvini-Palazzoli et al. in den 80er und 90er Jahren greift weniger korrigierend ein. Sie geben Anregungen für Veränderungen, die ihrer Ansicht nach nur dann wirken, wenn sie zu der Struktur des Systems passen und diese die Anregungen aufnehmen wollen und können. Besonderes Interesse gilt hier der Bedeutung von Familienregeln, -spielen und -methaphern (Bildern). Zentrale Begriffe sind Hypothese, Zirkularität, Neutralität des Therapeuten.

Nicht-systemische Modelle

Nicht-systemische Modelle haben außer der Ansicht, dass die Familie als Ganzes behandelt wird, wenig gemeinsam. Zu nicht-systemischen Ansätzen zählen die Schulen, die sich unabhängig entwickelt haben und nur einige systemische Aspekte einbeziehen. Dies gilt z.B. in den 80er und 90er Jahren für die **kontextuelle** Therapie nach Boszormenyi-Nagy et al. (Mehrgenerationenperspektive, **historisches Modell**), welche psychoanalytisches Denken zur Grundlage hat. Störungen in der Kernfamilie sind demnach Ausdruck von Konflikten und Störungen, die bereits in den jeweiligen Herkunftsfamilien angelegt worden sind. Besonderes Interesse gilt hier der Familiengeschichte über mehrere Generationen, den sog. Familienaufträgen, die den Personen quasi mitüberliefert worden sind und auch erfüllt werden sollen, sowie der Balance von Geben und Nehmen. Die wachstumsorientierte Familientherapie (**erfahrungsorientiertes Modell**) nach Satir hat zum Ziel, die persönliche Entwicklung eines Menschen bestmöglich zu gestalten und die Familienmitglieder zu unterstützen, den Einzelnen diese Möglichkeiten zu Wachstum und persönlicher Entfaltung zu geben. Die funktionale Familientherapie (**verhaltensorientiertes Modell**) nach Alexander& Parsons hat die Erkenntnisse der Lerntheorien in Bezug auf Veränderbarkeit von Verhalten zur Grundlage. Konkrete Symptome werden als erlerntes und wieder verlernbares Fehlverhalten betrachtet.

9.5 Heilpädagogik

Die Heilpädagogik beschäftigt sich mit Kindern (und auch Erwachsenen), deren Entwicklung unter erschwerten Bedingungen verläuft, z.B. durch leichte oder schwerere Beeinträchtigungen in körperlichen, geistigen, sensorischen, sprachlichen, seelischen und sozialen Bereichen. Durch diese Beeinträchtigungen ist die Entwicklung des gesamten Menschen behindert.
Die Heilpädagogik ist eine wissenschaftliche Disziplin der Pädagogik. Es geht hier nicht in erster Linie um die Behebung eines Defizits, sondern um die ganzheitliche Förderung der Persönlichkeit des Menschen in seinem gesamten sozialen Umfeld. Die heilpädagogische Behandlung fördert Stärken und integriert Defizite. Sie findet in einer Einzel- oder einer Gruppensituation statt. Die Behandlung wird je nach erforderlichen Schwerpunkten individuell gestaltet. Dies reicht von erlebnispädagogischen Elementen über interaktive Rollenspiele, musische und musikalische Anteile, Rhythmik, kreatives Gestalten, verhaltenstherapeutische Programme bis hin zur Förderung der Wahrnehmung, der Fein- und Grobmotorik und der Konzentration. In der heil-

pädagogischen Behandlung ist Beziehungsarbeit sowie die Einbeziehung der Eltern und deren Beratung sehr wichtig. Die Elternarbeit umfasst die systemische Familienberatung, Erziehungsberatung, Eltern-Kind-Interaktionstraining, Hausbesuche, wobei die familiären Beziehungsmuster eventuell anhand von Videoaufnahmen verdeutlicht werden können.

Zu Beginn der Behandlung werden die verschiedenen Entwicklungsbereiche mit Hilfe standardisierter Testverfahren überprüft, um dann anhand eines differenzierten Berichts ein entsprechendes Förderprogramm zu erstellen. Da Kinder nicht isoliert über einen Wahrnehmungsbereich lernen, sondern die Informationen aus verschiedenen Sinneskanälen zu einem Bild zusammenfügen, versucht man in der heilpädagogischen Übungssituation, das Kind in die Lage zu versetzen, mit allen Sinnessystemen und mit seinem ganzen Körper vielfältige Erfahrungen zu machen und aktiv zu handeln. So kann es seine Umwelt im Sinne von „Anfassen" begreifen. Dabei ist das Spiel- und Lernangebot so gestaltet, dass die Kinder genügend Raum zur Verwirklichung ihrer eigenen Ideen haben. Spielsituationen, frei gewählt oder vorgegeben, können auch zur Spiegelung von sozialem Verhalten dienen. Dies ermöglicht es den Kindern, ihr Verhalten zu erkennen und gegebenenfalls eine konstruktive Konfliktbewältigung zu erlernen.

Sind die Möglichkeiten zur Förderung ausgeschöpft, so geht es um die Vermittlung eines konstruktiven Umgangs mit vorhandenen Beeinträchtigungen. Für AD/HS-Kinder ist es von besonderer Bedeutung, die Freude am Lernen und Erfahren immer wieder von neuem zu erwecken, was vor allem über die spielerische Annäherung an den Lernstoff erreicht wird. Das Ziel ist, dass die Betroffenen Strategien zur selbstständigen Aufgaben- und Problemlösung erlernen.

Die heilpädagogische Behandlung ist längerfristig angelegt, z.B. ambulant für 40 bis 60 Stunden, einmal wöchentlich oder teilstationär/vollstationär im Rahmen von heilpädagogischen Tagesstätten oder Heimen. Sie wird im Allgemeinen nicht von den Krankenkassen, sondern nach Vorlage eines entsprechenden kinder- und jugendpsychiatrischen Gutachtens vom Jugendamt entsprechend dem BSHG (Bundessozialhilfegesetz) finanziert, das bei Kindern und Jugendlichen Anwendung findet, denen ohne Behandlung ihrer grundlegenden Störung die Entwicklung einer seelischen Behinderung droht.

9.6 Ergotherapie

Die Ergotherapie behandelt funktional, gezielt und konsequent alle Störungen, die die Entwicklung eines Kindes beeinträchtigen. Dies können z.B. Teilleistungsstörungen sein bezüglich der Motorik (Fein-, Grob-, Graphomotorik: Kinder zeichnen oder schneiden nicht altersgemäß, sind von ihren Bewegungsabläufen nicht altersgemäß entwickelt, auffallend ungeschickt) und/oder der Wahrnehmung (visuell, taktil, kinästhetisch, vestibulär, Körperwahrnehmung etc.: Kinder haben Schwierigkeiten mit der

Formkonstanz, Figur-Grund-Wahrnehmung etc.). Die ergotherapeutische Behandlung bezieht zwar auch physiotherapeutische Elemente mit ein, jedoch steht im Mittelpunkt der Behandlung, dass das Kind einen spielerischen Zugang zu seinen Stärken und Schwächen finden kann. Es wird dort begonnen, wo das Kind in seiner Entwicklung steht, damit es zielgerichtet gefordert, aber nicht überfordert wird. So kann es lernen, durch Erfolgserlebnisse ein gesundes Selbstwertgefühl aufzubauen. Die Behandlung kann je nach Bedarf z.B. durch die Art des angebotenen Materials, durch die Art der Anleitung sehr strukturiert ablaufen; verhaltenstherapeutische Elemente können eingebaut werden, was insbesondere für die Behandlung von Kindern mit AD/HS-Symptomen sehr bedeutend ist. Die Anleitung der Eltern und deren Beratung gehört mit zur therapeutischen Arbeit.

Die Ergotherapie ist ein von den gesetzlichen und privaten Krankenkassen finanziertes (d.h. auf Rezept verordnetes) gezieltes Behandlungsverfahren, das den Behandlungsverlauf dokumentiert und Therapiefortschritte evaluiert. Durch die Verordnung auf Rezept ist eine ergotherapeutische Behandlung nicht von Haus aus langfristig angelegt, kann sich jedoch bei Bedarf auch über längere Zeiträume erstrecken.

9.7 Kunsttherapie

9.7.1 Grundhaltung und Inhalte der Therapie

Kunsttherapie bedeutet Therapie mit künstlerischen Mitteln, d.h. im Gegensatz zu Therapieformen, die über Worte, Spiele oder über Körperarbeit funktionieren, wird in der Kunsttherapie gemalt, getöpfert, und je nach Kenntnissen und Vorlieben des Therapeuten oder der Therapeutin werden verschiedene andere gestalterische Tätigkeiten eingesetzt (wie etwa Arbeiten mit Stein und anderen Materialien). Kunsttherapie kann sowohl ressourcenorientiert (d.h. Arbeit mit den vorhandenen Stärken), eher strukturiert verhaltenstherapeutisch oder auch aufdeckend und problemlösend arbeiten.

Es gibt eine Vielfalt von Methoden, die je nach Problemstellung angewandt werden. Bei Kindern und Jugendlichen mit Aufmerksamkeitsdefiziten eignen sich besonders strukturierende Verfahren, die verändernd auf das Verhalten wirken. Vor allem die Arbeit mit den Stärken, den Begabungen der Kinder und Jugendlichen hilft einer drohenden Selbstwertschädigung vorzubeugen.

Die Kunsttherapie geht davon aus, dass durch die geschaffenen Bilder und Skulpturen Unaussprechliches sichtbar gemacht werden kann; sie können entlasten und ermöglichen den Kindern und Jugendlichen, sich auszudrücken. Die entstandenen Arbeiten wirken aber auch auf den „Schöpfer" zurück: beim Betrachten der Werke können neue Erkenntnisse, Ein- und Ansichten gewonnen werden. Das schöpferische Tun wiederum erleichtert die Verständigung zwischen Therapeut und Klient. Eine andere Form des Zugangs über das, was das Kind, den Jugendlichen betrifft, wird möglich. Die Kunsttherapie arbeitet zudem handlungsorientiert, und das Kind, der Jugendliche erlangt neue Handlungsfähigkeiten. Die Kunst erschließt sozusagen unser Zukunftspotenzial.

Bilder wirken und bewirken etwas nicht nur bei Kindern mit einem Aufmerksamkeitsproblem. Bildnerisches Gestalten wirkt, der Gehirnforschung nach zu urteilen, bei jedem Menschen.

Die Wissenschaft hat herausgefunden, dass unser Gehirn Bilder mag; jeder Gedächtniskünstler arbeitet mit Visualisierungen. Außerdem wurde festgestellt, dass das, was uns emotional anspricht, in ein breiteres Nervenzellen-Netzwerk eingebunden wird und somit besser verankert bleibt. Insbesondere Kinder denken in Bildern; erst in der Pubertät nimmt die Fähigkeit zu, mit abstrakten Begriffen umzugehen. Kinder malen und gestalten auch normalerweise gerne und mögen Werkzeuge, welche man z.B. in der Kunsttherapie einsetzen kann, wenn man möchte.

Beim Studium der AD/HS-Fachliteratur stößt man immer wieder auf das schöpferische Potenzial der betroffenen Kinder. Es ist die Rede von ihrer Originalität, von ihren manchmal herausragenden Begabungen, ihrer besonderen Art der Wahrnehmung (reizoffen, panoramaartig) und ihren ungewöhnlichen Einfällen. Wer je mit einem AD/HS-Kind zu tun hatte, kennt ihre „kreativen Ideen". Auch ihre Eigenwilligkeit unterscheidet sie durchaus von anpassungsfähigeren Kindern. Es ist bekannt, dass Kinder mit AD/HS äußerst aufmerksam sein können, wenn sie etwas wirklich interessiert. Leider liegt ihr Interesse oft nicht in den von ihnen erwarteten und gewünschten Betätigungen. Betrachtet man die Schulen, so lässt sich feststellen, dass von unseren Kindern zunehmend kognitive Leistungen erwartet werden. Die Kreativität steht hinten an. Im Zuge der Sparmaßnahmen wird der Rotstift zuerst bei den musischen Fächern angesetzt. Erschwerend kommt hinzu, dass auch Fächer wie Kunst, Werken und Musik einem gewissen Leistungsdruck unterliegen. Sie werden oft sehr theoretisch dargeboten und schaffen es auf diese Weise meist nicht, die Kinder wirklich zu begeistern – die Kinder im Allgemeinen nicht und die AD/HS-Kinder im Besonderen nicht. So kann es leicht vorkommen, dass ein ganz wesentlicher Teil der Persönlichkeit eines gestalterisch begabten AD/HS-Kindes nicht weiterentwickelt wird und einfach brachliegt.

In der Kunsttherapie geht man davon aus, dass jeder Mensch nicht nur über die grundlegende geistige Fähigkeit der Kreativität verfügt, sondern auch über das wesentliche Bedürfnis, diese Fähigkeit seiner Persönlichkeitsstruktur entsprechend zu verwirklichen. Ein unbefriedigtes Bedürfnis, sich kreativ zu betätigen, kann zu Krankheiten verschiedenster Art führen. Das gilt natürlich in besonderem Maße für überdurchschnittlich schöpferische Menschen, und die sind unter den Menschen mit AD/HS bekanntermaßen häufig zu finden.

9.7.2 Ziel und Anliegen der Kunsttherapie

Ziel und Anliegen der Kunsttherapie ist,

- den Blick von den Defiziten der betroffenen Kinder auf ihre Begabungen zu lenken. Bei Kindern mit Konzentrations- und Aufmerksamkeitsproblemen wird sehr viel Gewicht auf die „Behebung" bzw. Linderung ihrer Störung gelegt. Ein Kind muss aber dafür seine Begabungen und Ressourcen kennen lernen. Erst wenn es seine Ressourcen zur Verfügung hat und sich gut fühlt, hat es oft überhaupt die nötige Kraft und Motivation, um an seinen Schwächen bzw. Defiziten zu arbeiten.
- mit geeigneten kunsttherapeutischen Methoden diese Kinder zu unterstützen, damit sie ihre Fähigkeiten entdecken und entwickeln lernen. Sie können im Gestaltungsprozess Erfahrungen und Erkenntnisse gewinnen und verarbeiten. Je nach Bedarf können Materialien und Techniken gewählt werden, die entweder eine stark ordnende Wirkung oder aber auch eine entlastende und angstreduzierende Wirkung haben. Durch Auswahl, Strukturierung und Reduktion des Materials bzw. der Technik sowie durch geeignete Rituale kann ein spezielles Setting, ein spezieller Rahmen für leicht ablenkbare Kinder vorbereitet werden, welcher ihnen hilft, ihre Aufmerksamkeit zu bündeln. Bei Kindern mit geringer Frustrationstoleranz muss besonders auf geeignete Methoden und Materialien geachtet werden, damit das Kind nicht durch Misserfolge einfach keine Lust mehr hat.
- die fehlende Würdigung des schöpferischen Potenzials der AD/HS-Kinder auszugleichen. Dies bedeutet, dass man ihre Kreativität, ihre Ideen entsprechend schätzt. Die Kinder sollen wieder Vertrauen in ihre Stärken bekommen und ihre Fähigkeit zum Handeln wiedererlangen oder erweitern. Sie sollen durch geeignetes Material und Methodenwahl Erfolgserlebnisse haben können, um so möglichen Sekundärerkrankungen, wie z.B. einem beschädigten Selbstwertgefühl, entgegenzuwirken.
- durch ausgewählte taktile (tasten), visuelle (sehen), olfaktorische (riechen) und akustische (hören) Reize das Kind ganzheitlich an Körper, Geist und Seele Erfahrungen sammeln und reifen zu lassen. Das Kind lernt, unbrauchbare Reize auszublenden und willentlich zwischen „geschlossenem und offenem Bewusstseinszustand" hin und her zu pendeln.

Die Kunsttherapie hat im Gestaltungsprozess auf verschiedenen Ebenen einen positiven Einfluss: auf die Wahrnehmung, die Selbsteinschätzung, die Arbeitshaltung, die Grob- und Feinmotorik und letztlich auch auf Vertiefung und Verbesserung der Atmung. Indem das Kind sich mit dem Material, der Technik, dem Thema und dem entstandenen Produkt auseinandersetzen muss, werden „seine Seelenkräfte gestärkt".

AD/HS-Kinder sind bekannt für ihre Kreativität. „Sie sind häufig die Kreativen und Innovativen, die Macher und die Impulsgeber. Sie sind vielleicht nicht unbedingt gute Arbeitsbienen, aber wir sollten nicht die Dummheit begehen, sie in ein Schema pressen zu wollen, in das sie schlechterdings nicht hineinpassen" (Hallowell/Ratey, 2000).

9.8 Montessori-Therapie

Die Montessori-Therapie basiert auf den Erkenntnissen von **Maria Montessori** mit dem Leitsatz: „Hilf mir, es selbst zu tun." Sie stellt eine besondere Form der heilpädagogischen Behandlung dar. Durch spielerische Förderung der kindlichen Fähigkeiten mit Hilfe besonderer Arbeitsmaterialien soll eine vielseitige Entfaltung der Persönlichkeit und der intellektuellen Funktionen erreicht werden. Montessori-Therapie kann bei Kindern angewendet werden, die Wahrnehmungsstörungen, Entwicklungsrückstände, Teilleistungsstörungen oder intellektuelle Entwicklungsstörungen wie Lernbehinderung und geistige Behinderung aufweisen, sowie bei Kindern mit aufs Lernen bezogenen Verhaltensstörungen: Hyperaktivität, Leistungsverweigerung, Versagensängste etc. Verschiedene Bereiche werden gefördert, z.B. die Aufmerksamkeit und Konzentration, die Feinmotorik; die Wahrnehmung; die Motivation, mit dem Ziel, Selbstvertrauen und eine strukturierte, selbstständige Arbeitsweise zu stärken und Ängste und Hemmungen abzubauen (s. auch Kap. 8.2).

Die Montessori-Therapie wird wie die heilpädagogische Behandlung über das Jugendamt finanziert.

10. Trainings

Stefanie Eiden

10.1 Elterntraining

10.1.1 Hintergrund

Im Rahmen der Behandlung bei AD/HS empfehlen alle führenden Fachverbände übereinstimmend ein multimodales Vorgehen, das heißt ein vielfältiges Herangehen. Dies bedeutet, egal, welche Wege man geht, sein Kind behandeln zu lassen (Verhaltenstherapie, Medikation, Homöopathie, Heilpädagogik, Ergotherapie usw.), sollten auch die Eltern mit in die Behandlung eingebunden werden. Obwohl wir heute davon ausgehen, dass Eltern mit ihrem Erziehungsverhalten eine AD/HS nicht auslösen können, gibt es erfahrungsgemäß dennoch viel Handlungsbedarf im Alltag. Entsprechend dem Erklärungsmodell von Prof. Döpfner u.a. ist anzunehmen, dass zum einen der Umgang der Eltern mit ihren Kindern und deren speziellen Problemen, zum anderen eine liebevoll-konsequente Steuerung zuhause entscheidende Hilfen im Hinblick auf die Einstellung des Kindes zu seiner AD/HS bedeuten. Dieser Punkt gewinnt umso mehr an Bedeutung, je ausgeprägter die Begleitsymptome der AD/HS sind, die das Kind zeigt (Sozialverhaltensstörungen, Lern- und Leistungsstörungen, ausgeprägte emotionale Beeinträchtigungen). Zudem kann es für Eltern, wenn sie mit in die Behandlung eingebunden werden, eine Unterstützung im Alltag bedeuten, insbesondere dann, wenn sie sich hilflos fühlen. Sie können erfahren, welche Möglichkeiten von Veränderungen es an ihrem Erziehungsverhalten gibt. Es gibt verschiedene Arten von Elterngruppen. Je nach Schwerpunkt steht mehr der persönliche Austausch oder mehr eine Art Training im Vordergrund. Wenn Sie irgendwo teilnehmen möchten, informieren Sie sich vorher über das jeweilige Konzept und entscheiden Sie, ob es Ihren momentanen Bedürfnissen und Interessen entspricht.

Im Folgenden wird das Elterntraining „Familien**Team**Projekt©" nach Eiden/Heuschen als ein mögliches Konzept skizziert, welches sowohl verhaltenstherapeutisch psychoedukativ orientiert ist, als auch diese Elemente mit Methoden und Inhalten der systemischen Familientherapie kombiniert.

10.1.2 Ziele

Zunächst geht es im Elterntraining darum, ein Forum zu bieten, sich mit anderen betroffenen Eltern auszutauschen und Anregungen zu holen, auch mal „Dampf abzulassen". Ziel des „Familien**Team**Projekts©" ist es, die Eltern zu Experten ihrer besonderen Kinder zu machen. Dazu gehört, dass die Eltern sowohl theoretische als auch praktische Grundlagen hinsichtlich einer AD/HS vermittelt bekommen. Hierzu werden von den Leitern bestimmte Themenbereiche fachlich vorgestellt. Darüber hinaus werden die Eltern in praktischen Übungen von Termin zu Termin besprochene neue Verhaltensweisen oder Erziehungsmuster zuhause ausprobieren und anwenden können. Die Erfahrungen damit werden diskutiert, die Eltern von den Leitern beraten (supervidiert) und das Gelernte individuell an die spezielle Situation angepasst. In der Elterngruppe sollte Platz sein, um Fragen loszuwerden, die vielleicht in der ärztlichen Beratung zunächst keinen ausreichenden Raum erhalten hatten bzw. die sich im Laufe der Zeit ergeben haben. Ziel sollte es sein, die Alltagssituation mit dem Kind entspannen zu können, die positive Beziehung wiederzuentdecken und Möglichkeiten für sich zu finden, neue Kraft und Energie im Sinne eines Stressmanagements zu tanken. Am Ende des Trainings sollten die Eltern und ihre Kinder sich wieder als Team betrachten können.

10.1.3 Veranstaltungsrahmen

Das Elterntraining „FamilienTeamProjekt$^{©}$" wird in zwei verschiedenen Veranstaltungsarten angeboten. Zum einen als fortlaufende Gruppe mit 8 Terminen; diese finden in der Regel alle zwei bis drei Wochen abends statt und dauern jeweils ca. 110 Minuten. Das „FamilienTeamProjekt$^{©}$" wird stets von zwei Leitern durchgeführt (Arzt/Psychologin). Da es sich um eine geschlossene Gruppe handelt und die Termine aufeinander aufbauen, ist eine Anwesenheit an allen acht Abenden wünschenswert. Zum anderen wird das „FamilienTeamProjekt$^{©}$" neuerdings auch als Wochenendblock (Sa./So.) angeboten. Die Zusammensetzung der Gruppe kann ganz unterschiedlich aussehen: Elternpaare, Alleinerziehende, ein Elternteil oder ein Elternteil mit neuem Lebenspartner können vertreten sein. Das Alter der betroffenen Kinder variiert von Kindergartenkindern bis zum Jugendlichenalter; der Ausprägungsgrad der Aufmerksamkeitsstörung (Hyperaktivität oder Träumerchen) zeigt oft ebenfalls eine ganze Bandbreite: von leichter Verhaltensauffälligkeit bis zu sehr angespannten Verhältnissen. Von den Themenbereichen, die besprochen werden, erhalten die Eltern Kopien bzw. am Ende ein Handout, um sich jederzeit die wichtigsten Stichpunkte zuhause wieder in Erinnerung rufen zu können.

Bitte sprechen Sie mit der/m behandelnden Ärztin/Arzt über Ihr Interesse an einer Teilnahme an einem Elterntraining, um bereits im Vorfeld zu klären, ob dies für Sie eine sinnvolle Therapieergänzung darstellt. Vielleicht wird in der für Sie zuständigen Praxis ein Elterntraining angeboten, oder Sie können dort zumindest erste Kontaktadressen von Elterngruppen oder Elterntrainings erhalten.

10.1.4 Ablauf des „FamilienTeamProjekts$^{©}$"

Anfangs stellen sich die Eltern kurz vor, damit sowohl die Leiter als auch die Eltern voneinander erfahren, was die Einzelnen herführt, was für Auffälligkeiten bei den Kindern bestehen und was schon unternommen wurde. Ganz wichtig ist auch die

Frage nach dem Stand und Gefühl der momentanen Belastung und vor allem, was im Verlauf der Sitzungen erreicht werden soll, was Ihre Erwartungen an das Elterntraining sind. So haben die Leiter die Möglichkeit, die Schwerpunkte des vorgesehenen Leitfadens je nach Bedarf unterschiedlich zu setzen, wobei darauf geachtet wird, dass mit dem Ziel des Expertentums den Eltern ein Mindestmaß an Theorie vermittelt wird, um ihnen das Bild einer AD/HS mit und ohne Hyperaktivität mit seinen Besonderheiten darzustellen. Dazu gehört die Erarbeitung eines Erklärungsmodells für AD/HS.

Die Eltern sollten etwas über ein weiteres Schwerpunktthema erfahren, nämlich über die Erläuterung des biochemischen/neurologischen Modells, d.h. welche Stoffwechselprozesse im Gehirn vermutlich für eine AD/HS verantwortlich sind und wie sich daraus die Wirksamkeit von Stimulanzien ableiten lässt. Dementsprechend wird ausführlich auf die gängigen Medikamente, ihre Wirkdauer, zu erwartende (Neben-) Effekte und natürlich die speziellen Erfahrungen zu diesem Thema eingegangen. Fragen über Alternativen, die Sorgen, Ängste, Befürchtungen und Urteile hinsichtlich einer Medikation sollten ihren Platz finden.

Ebenfalls im Sinne des Expertentums gehört folgender theoretischer Baustein als zentraler Punkt mit dazu: Damit die Eltern verstehen können, wie Kinder im Alltag ihr Verhalten lernen bzw. wie es funktioniert, dass bestimmtes (besonders das auffällige) Verhalten aufrechterhalten wird, werden Lernmodelle und Grundansätze der Verhaltenstherapie besprochen. Eltern machen häufig die Erfahrung und berichten, dass alles nichts nutzt, sie es im „Guten und im Bösen" versucht hätten, es ändere sich nichts. Was in diesen Situationen bei genauerem Hinsehen passiert, wird mit den Eltern anhand von Beispielen analysiert. Sie erfahren etwas über das Prinzip von Belohnung und Bestrafung sowie über den Einsatz von Punkteplänen. Die Eltern können für sich überprüfen, welche Erfahrungen, Einstellungen und Denkweisen ihrem eigenen Verhalten zu Grunde liegen, was man selbst gelernt hat und z.B. an Wertschätzung, Selbstbewusstsein etc. weitergeben kann. Das Ziel des Elterntrainings sollte sein, im Verlauf sich selbst und seinen Kindern „auf die Schliche zu kommen", d.h. Verhaltensmuster zu erkennen und in kleinen Schritten Verhaltensänderungen einzuführen. In dem Zusammenhang werden Inhalte wie Loben, Bestrafen, Auszeit, Spielzeit besprochen.

Ein weiteres wichtiges Thema wird sein, wie Elternteile für sich bzw. mit dem Partner (wenn vorhanden) Freiräume schaffen können. Dass nicht nur das eigene Befinden häufig auf der Strecke bleibt, sondern die Paarbeziehung einer Dauerbewährungsprobe ausgesetzt ist, ist kein Geheimnis. Dennoch steht dies häufig hinten an, und es gibt immer viele gute Gründe, wieso man keinen gemeinsamen Abend außerhalb der eigenen vier Wände verbringen kann. Aufgabe im Elterntraining wird sein, herauszufinden, welche Möglichkeiten es gibt, die eigenen Akkus wieder aufzuladen, und was man für sein Paarleben tun kann. Im Rahmen dessen werden einige Dinge zum Thema Stress (Ursachen, woran kann ich die Vorboten erkennen) und dem Umgang damit bearbeitet.

Einen wichtigen theoretischen Bestandteil stellt das Wissen über den Umgang mit einer AD/HS dar. Dazu gehört auch der Aspekt „wirksame Aufforderungen stellen"; denn das Aussprechen einer Aufforderung unterliegt einigen Regeln, damit sie gehört, wahrgenommen und umgesetzt werden kann. Die Erfahrungen beim Umsetzen von Regeln und Aufforderungen werden immer wieder Platz einnehmen, da diese den Alltag sehr bestimmen und die Übung der richtigen Anwendung sehr entscheidend für eine Verhaltensänderung ist.

Die Erfahrungen der Eltern beim Aufstellen und Durchsetzen von Regeln hinsichtlich einer gewünschten Verhaltensänderung werden ausführlich diskutiert. Was sollte verändert werden und wodurch, was kann ich mir und meinem Kind zumuten? Was hat geklappt, was nicht? Was kann eine Verhaltensänderung möglicherweise verhindern? Es wird versucht, immer wieder entwicklungs- bzw. altersspezifisches Verhalten der Kinder zu erläutern, um auch deutlich zu machen, dass nicht alles unerwünschte Verhalten eines Kindes auf die AD/HS zurückgeführt werden kann. Der Umgang mit Geschwisterkindern wird ebenfalls in diesem Zusammenhang besprochen.

Je nach Zusammensetzung und Vorerfahrung der Gruppe wird auf das Thema „Lernen mit AD/HS-Kindern", Lerntypen und Behaltensleistung, Freizeitaktivitäten, Schulformen, Umgang mit der Diagnose Bezug genommen.

Neben all den Übungen hinsichtlich Regeln, Belohnen, Bestrafen, die den Eltern dazu dienen sollen, ihren Alltag mit einem AD/HS-Kind anders in den Griff zu bekommen, darf natürlich vor lauter Eifer die eigentlich positive Eltern-Kind-Beziehung nicht aus den Augen verloren werden. Häufig genug ist diese unter Schuldruck, familiärem Druck und aus vielen Gründen einfach verschüttet und muss erst wieder ausgegraben werden. Möglichkeiten, wieder eine positive Eltern-Kind-Beziehung im Sinne eines Teams anzukurbeln, werden besprochen.

Die wichtigsten Punkte des Trainings erhalten die Eltern abschließend in Form von Kopien. Die Gruppe erstellt ihre eigene Adressenliste, so dass die Möglichkeit besteht, untereinander Kontakt aufzunehmen und als Experten weiter im Gespräch zu bleiben.

10.1.5 Abschlussbemerkungen

Die oben genannten Punkte sind lediglich als Richtschnur zu verstehen und werden durch die beiden Leiter je nach Bedarf der Gruppe ergänzt, abgeändert oder verschoben. Dies ist sinnvoll, da durch eine solche Vorgehensweise die Möglichkeit besteht, die Anregungen der Eltern direkt aufzunehmen, zu besprechen und mit den Wissensbausteinen, die ihnen vermittelt werden sollen, individuell zu verbinden.

So wird in der Version der fortlaufenden Gruppe das Angebot gemacht, bis zur 6. Stunde eine kurze Videosequenz einer typischen häuslichen Konfliktsituation zu erstellen. Bei Interesse werden die Leiter dann in Absprache mit der Gruppe an einem der letzten Abende anhand dieser Videosequenz eine Videodiagnostik durchführen, das heißt, dass wichtige Punkte im Erziehungsverhalten, in der unbewussten Eltern-Kind-Interaktion anhand des Videos herausgearbeitet werden können. Wie die Abende bzw. Wochenendblocks gefüllt werden, wird also zum Teil vorgegeben, zum Teil von den Eltern mitbestimmt, und was davon „mitgenommen" wird, entscheiden letztlich die Eltern alleine. Die Leiter bieten weiterhin die Möglichkeit eines Treffens im Sinne einer Supervision der gemachten Erfahrungen nach ca. 3-6 Monaten oder eine Fortsetzung des Elterntrainings in quasi privater Form mit Hausbesuch an.

10.2 Das Marburger Konzentrationstraining (MKT)

10.2.1 Hintergrund

Kinder, bei denen ein AD/HS diagnostiziert wird, fallen häufig durch einen impulsiven Arbeitsstil auf. Damit bezeichnet man ein eher hastiges, übereiltes Vorgehen beim Lösen von Aufgaben. Z.B. fangen die Kinder oftmals an, die Aufgabe zu bearbeiten, ohne gar nicht oder ungenau gelesen zu haben, was sie eigentlich tun sollen. So entstehen Fehler, die unnötig sind. Manche Kinder arbeiten so schnell, dass ihnen viele Flüchtigkeitsfehler passieren. Auch fällt es den Kindern oft schwer abzuwarten, z.B. bei Spielen, bis sie an der Reihe sind. Andere Kinder wiederum, die eher verträumten, arbeiten durch ihre erhöhte Ablenkbarkeit so langsam, dass sie in einer Schulaufgabe häufig nicht fertig werden. Sie verlieren sich regelrecht auf ihrem Blatt. Bei beiden Arbeitsstilen liegt ein Problem in der sog. Selbststeuerung vor, d.h. in der Fähigkeit, aus eigenem Antrieb seine Aufmerksamkeit auf eine bestimmte Sache zu richten. Gelingt diese Steuerung nicht, so entstehen dadurch schulische Probleme und Konflikte mit den Eltern (insbesondere in der Hausaufgabensituation), die sich wiederum negativ auf das Selbstwertgefühl des Kindes auswirken können.

10.2.2 Ziele des Trainings

Im Laufe des Trainings sollen die Kinder lernen, ihre Selbststeuerung zu erhöhen. Sie erlernen ein schrittweises und strukturiertes Vorgehen. Dadurch wird der beschriebenen impulsiven Vorgehensweise ein reflexiver Arbeitsstil entgegengesetzt. Das Arbeiten erfolgt überlegter, planvoller und für die schnellen Kinder oft auch langsamer. Die langsamen Kinder wiederum werden durch das strukturierte Vorgehen besser am Ball gehalten und werden schneller. Den Kindern gelingt es durch das Erlernen von Denkstrategien, ihre Aufmerksamkeit besser zu steuern und sich selbst zu strukturieren. So können sie ihre Aufgaben ohne inneren Zeitdruck durch genaues Hinsehen, strukturiertes schrittweises Vorgehen und eigenmächtiges Kontrollieren richtig lösen.

Diese Selbststeuerungsfähigkeit ist sozusagen ein Werkzeug für das Kind, welches ihm ermöglicht, sich durch konzentrierteres Arbeiten und angemesseneres Sozialverhalten wieder kleine Erfolgserlebnisse im Alltag zu erarbeiten. Diese wirken sich wiederum positiv auf Selbstwertgefühl, soziale Beziehungen und Leistungsmotivation aus. Bei der Förderung eines reflexiven Arbeitsstils als Ziel des MKT stehen also mehrere Faktoren im Vordergrund:

- Erhöhung der Selbststeuerung, Selbstständigkeit und Selbstakzeptanz des Kindes
- Verbesserung der Motivation durch erfolgreicheres Bearbeiten von Aufgaben und durch angemesseneren Umgang mit Fehlern

- Veränderung der Eltern-Kind- und Lehrer-Kind-Interaktion

10.2.3 Aufbau des Trainings

Es richtet sich in der hier beschriebenen Form hauptsächlich an Grundschulkinder. Es besteht aus zwei wesentlichen Bausteinen, nämlich den Trainingsstunden für das Kind und der Elternarbeit.

Die Trainingsstunden

Es finden sechs 90-minütige Trainingstermine (jeweils einmal pro Woche) für die Kinder statt. Die Eltern sind während der Trainingszeit nicht anwesend. Es stehen immer zwei Trainer für 8-10 Kinder zur Verfügung. Das Training findet teilweise in der Gesamtgruppe, teilweise in der Kleingruppe (4-5 Kinder) statt.

Der *Ablauf der Stunden* ist stark strukturiert und erfolgt nach einem gleichbleibenden Muster: Am Beginn jeder Einheit wird jedes Kind persönlich mit Handschlag begrüßt. Dabei wird besonders auf den Blickkontakt geachtet. Zu Beginn des Trainings erfolgt eine *dynamische Übung* (*Bewegungsspiel, Konzentrationsspiel*). Darauf folgt eine *Entspannungsübung* in Form einer Phantasiereise, in welche Elemente aus dem Autogenen Training eingebaut sind. Dies dient dazu, die Kinder zur Ruhe kommen zu lassen und ihre Aufnahmebereitschaft für die nachfolgende Arbeitsphase zu erhöhen. Insgesamt gibt es zwei *Arbeitsphasen*. Die einzelnen Arbeitsphasen dauern maximal 20 Minuten, da dies in etwa der Konzentrationsspanne eines Grundschulkindes entspricht. Hier wird anhand einfach strukturierter, kindgerechter Aufgaben das Vorgehen im Sinne eines reflexiven Arbeitsstiles geübt. Die Methode der „verbalen Selbstinstruktion" nach Meichenbaum & Goodmann spielt dabei eine zentrale Rolle. In der ersten Arbeitsphase werden Arbeitsblätter und in der zweiten Bildvorlagen verwendet (für Materialien vgl. Marburger Konzentrationstraining, Kopiervorlagen-Mappe). Dazwischen erfolgt eine Spielphase mit Sinnesspielen (z.B. Hör-Memory, Tastaufgaben etc.). Nach den Arbeitsphasen findet ein kurzer *Erfahrungsaustausch* statt, ob und inwiefern es den Kindern gelingt, das im Training Gelernte im Alltag umzusetzen. Zum Abschluss der Stunde steht wieder ein *dynamisches Spiel*. Jedes Kind wird wieder per Handschlag persönlich verabschiedet.

Elternarbeit

Da die Kooperation der Eltern unserer Meinung nach stark zum Erfolg des Trainings beiträgt, ist die Elternarbeit ein wichtiger Baustein des MKT. Es sind zwei Elternabende vorgesehen: einer zu Beginn des Trainings, der der Informationsvermittlung dient. Die Eltern werden in Methode und Aufbau des Trainings eingeführt und erhalten Hinweise, wie sie ihr Kind während der Zeit zusätzlich unterstützen können. Der zweite Elternabend dient schwerpunktmäßig dem Erfahrungsaustausch. Sowohl die Eltern als auch die Trainer geben Rückmeldung darüber, wie das Kind mit der neu erlernten Methode umgegangen ist, was sich verändert hat und wie die einzelnen Kinder weiterhin begleitet werden können.

Die Kinder selbst erhalten in einem persönlichen und positiv formulierten Brief ein Feedback darüber, was sie im Training gut gelernt haben und woran sie noch üben sollten. Diesen Brief bekommen sie in einem Umschlag verschlossen am Ende des letzten Trainings mit nach Hause, um ihn zusammen mit den Eltern zu einem geeigneten Zeitpunkt zu lesen.

10.2.4   Die Trainingsmethode

Verbale Selbstinstruktion

Das MKT orientiert sich an der Methode der *verbalen Selbstinstruktion*, die als wesentliche Quelle der Selbststeuerung betrachtet werden kann. Es hat sich gezeigt, dass bei Kindern mit Konzentrationsstörungen neben einem Defizit in der kognitiven Steuerung auch wesentlich weniger aufgabenbezogene Selbstinstruktionen auftreten. Dies bedeutet, dass wir uns zur Erledigung von Aufgaben normalerweise in Gedanken einen Plan machen und diesem folgen. Automatisch geschieht ein inneres Kommentieren, ein inneres Sprechen, um diesen Plan abzuarbeiten (z.B. „Ich gehe aus dem Haus und überlege, was ich alles mitnehmen muss oder möchte. Letzten Endes kontrolliere ich nochmal, ob ich alles habe."). Dadurch wird eine bewusste willentliche Lenkung der Aufmerksamkeit auf eine bestimmte Sache erreicht (= Konzentration). Im Laufe des Trainings sollen die Kinder lernen, erhöhte Selbstkontrolle durch inneres Sprechen zu erreichen. Wichtige Punkte sind hier die Reaktionsverzögerung (überlegtes, strategisches Vorgehen) und das systematische Handeln (u.a. Überprüfung der gefundenen Lösung).

Das Erlernen dieser verbalen Selbstinstruktion passiert über mehrere Zwischenschritte: An erster Stelle steht das Modelllernen; der Trainer führt exemplarisch eine Aufgabe durch, wobei Kontrollieren und Loben bei richtiger Lösung eine entscheidende Rolle spielen. Dann übernimmt das Kind nach und nach das Sprechen selbst; erst laut, dann flüsternd und schließlich als gedachte innere Handlungsanweisung. Hilfreiche verbale Selbstinstruktionen sind beispielsweise: „Was soll ich bei dieser Aufgabe tun?", „Ganz genau hinsehen. Hauptsache, es wird richtig", „Was ist der nächste Schritt?", „Ich lese es nochmal durch; habe ich schon verstanden, was ich tun soll?", „Wenn ich etwas nicht verstehe, dann lese ich die Aufgabe nochmal durch; schließlich frage ich nach. Als Nächstes bearbeite ich die Aufgabe und kontrolliere immer wieder zwischendurch", „Ich habe zwar einen Fehler gemacht, aber das ist nicht schlimm. Fehler kann man verbessern und die Aufgabe trotzdem noch richtig lösen", „Das habe ich gut gemacht".

Modifikationsmethoden

Im Rahmen des MKT werden verschiedene *Methoden der Verhaltensmodifikation*, der Verhaltensänderung eingesetzt, z.B.:
- *positive Verstärkung* (materiell und sozial)
- *differenzierte Aufmerksamkeit* (unerwünschtes Verhalten wird ignoriert und das gewünschte Verhalten wird gelobt)
- *Lernen am Modell*
- *Token-Verstärkerprogramme*: Die Kinder können für alles, was sie arbeiten und wofür sie sich anstrengen, Punkte sammeln. Diese Punkte tragen sie in ihre dafür vorgesehenen Punktepläne ein und können sie gegen attraktive Preise eintauschen. Jedes Kind hat die Möglichkeit, entweder am Ende jedes Trainings seine erarbeiteten Punkte in einen kleinen Preis einzutauschen oder zu sparen und sich dann gegen Ende des gesamten Trainings einen großen Preis dafür auszusuchen. Die Preise stellen einen hohen Anreiz für die Kinder dar. Es ist jedoch darauf zu achten, ihnen eher nicht-pädagogische Preise in Aussicht zu stellen. Gemeint sind damit etwa alle Formen von Scherzartikeln, Schleimis, Pupskissen, Spritzpistolen, Schminke etc. Pädagogisch wertvolle Bücher oder gar Spiele werden meist zu Ladenhütern.

11. Literatur- und Spieleempfehlungen

11.1 Elternratgeber

(E = betroffene Erwachsene)

- Krause J.: Leben mit hyperaktiven Kindern, Piper Verlag.
- Krause J.: ADHS im Erwachsenenalter, Schattauer Verlag. (E)
- Neuhaus C.: Das hyperaktive Kind und seine Probleme, Ravensburger Verlag.
- Neuhaus C.: Hyperaktive Jugendliche und Erwachsene, Ravensburger Verlag.
- Jansen F., Streit U.: Eltern als Therapeuten, Springer Verlag. (E)
- Hallowell E.M.: Zwanghaft zerstreut, Rowohlt-Verlag. (E)
- Hartmann T.: ADD – Eine andere Art, die Welt zu sehen, Schmid/Römhild-Verlag. (E)
- Barkley, R.: Das große ADHS-Handbuch für Eltern (2002), Huber Verlag.
- E. Aust-Claus, P.-M. Harmer: Das ADS-Buch/Aufmerksamkeits-Defizit-Syndrom, Oberstebrink Verlag.
- Henrik Holowenko: Das Aufmerksamkeits-Defizit-Syndrom, Beltz und Gelberg Verlag.
- U. Rau: Tipps zur Ernährung hyperaktiver Kinder, VAK Verlag GmbH.
- Dr. G. Keller, M-T. Zierau: Hilfe bei ADHS (Nährstofftherapie), Knaur Verlag.
- C. Schweizer/J. Prekop: Was unsere Kinder unruhig macht, Trias Verlag.
- M. Döpfner: Wackelpeter und Trotzkopf (2000), PVU Verlag.
- B. Simonsohn: Hyperaktivität, Warum Ritalin keine Lösung ist, Goldmann Verlag (ein sehr kritisches Buch mit Alternativvorschlägen!).
- Imhof, Margarete: Zappelphilipp, Hampelliese (2003), Cornelson Scriptor.
- Lauth G.W./Schlottke P.F./Naumann K.: Rastlose Kinder, ratlose Eltern (2001), dtv.

11.2 Literatur für Lehrer

- M. Imhof/Staatsinst. für Schulpäd.: Aufmerksamkeitsgestörte, hyperaktive Kinder im Unterricht, Auer Verlag.
- Videoaufzeichnung: Aufmerksamkeitsgestörte und hyperaktive Kinder im Unterricht, Stadtbildstelle Nürnberg, Fürther Str. 10a, Tel.: 0911/263198.
- Krowatschek, Dieter (2003). Still sitzen – Klappe halten? Vom Umgang mit ADS-Kindern im Unterricht. In: Lern Chancen 5.Jg. Heft 30. S.16-22.
- Krowatschek, Dieter, Krowatschek, Gita, Hengst, Uta: Das ADS-Trainingsbuch, Bd. 1, Methoden, Strategien und Materialien für den Einsatz in der Schule, AOL-Verlag.

- Krowatschek, Dieter: Überaktive Kinder im Unterricht (Ein Programm zur Förderung der Selbstwahrnehmung, Strukturierung, Sensibilisierung und Selbstakzeptanz im Unterricht und in der Gruppe). Dortmund: verlag modernes lernen.
- Krowatschek, Dieter: 177-mal Spaß im Unterricht; ein Spielebuch für Lehrkräfte. Dortmund: verlag modernes lernen.
- Krowatschek, Dieter, Zuzak, Ulrike: Entspannung in Kindergarten und Grundschule. AOL-Verlag, Bestell-Nr. A552.

11.3 Fachliteratur

- Lauth/Schlottke: Training mit aufmerksamkeitsgestörten Kindern, Beltz Verlag.
- M. Döpfner: Therapieprogramm für Kinder mit HKS, Psychologie Verlag Weinheim.
- Döpfner/Schürmann/Frölich: Therapieprogramm für Kinder mit hyperkinetischem und oppositionellem Problemverhalten (THOP) (2002), Beltz PVU.
- Einrichtungen in Stadt und Landkreis München auf dem Gebiet der Psychiatrie, Heilpädagogik etc., Herausgeber Bezirk Oberbayern, Tel. 089/219801, Prinzregentenstr. 14.
- G. E. Trott: Das hyperkinetische Syndrom und seine medizinische Behandlung, Johann Ambrosius Barth Verlag.
- H. Ch. Steinhausen: Hyperkinetische Störungen, Kohlhammer Verlag.

11.4 Literatur zur Diagnostik

- DSM-IV, Diagnostisches und Statistisches Manual Psychischer Störungen, Saß H., Wittchen, H.-U., Zaudig, M. (dt. Bearbeitung), 3. Aufl. Hogrefe, Göttingen 2001.
- ICD-10, Internationale Klassifikation psychischer Störungen, Dilling, H., Mombour, W., Schmidt, M.H., Verlag Huber 2000.
- Aufmerksamkeitsdiagnostik, Heubrock D., Petermann, F., Hogrefe, Göttingen 2001.
- Lehrbuch der Klinischen Kinderpsychologie und -psychotherapie, Petermann F., 5. Aufl. Hogrefe, Göttingen 2002.

11.5 Literatur zur Legasthenie

- Benz, Elisabeth (1999). Praxisbuch Legasthenie. SCHUBI Lernmedien AG, Schaffhausen.
- Döpfner, Manfred & Lehmkuhl, Gerd & Petermann, Franz & Warnke, Andreas & Hemminger, Uwe & Plume, Ellen (2004). Leitfaden Kinder- und Jugendpsychotherapie, Bd.5, Lese-Rechtschreibstörung. Hogrefe-Verlag.

- Fellner, Markus (2001). Rettung oder Ausgrenzung? Zum neuen bayerischen Legasthenie-Erlass. In: Gewerkschaft für Erziehung und Wissenschaft. Der neue Legasthenie-Erlass. München. S.102-107.
- Gewerkschaft für Erziehung und Wissenschaft (2001). Broschüre zum neuen Legasthenie-Erlass.
- Hanert-Möller, Kerstin (2007). Das Konstrukt Legasthenie. Ursache, Diagnose, Förderung aus verschiedenen Perspektiven. Verlag Dr. Müller.
- Kassel, Hildegard (1990). Neuropsychologische Diagnostik bei Kindern und Jugendlichen. In: Degener Günther et al. (Hg.). Handbuch zur TÜKI Tübinger Luria-Christensen neuropsychologische Untersuchungsreihe.
- Klasen, Edith (1995). Legasthenie – umschriebene Lese-Rechtschreib-Störung. München. Piper.
- Klicpera, Christian & Schabmann, Alfred & Gasteiger-Klicpera, Barbara (2007). Legasthenie. Modelle, Diagnose, Therapie und Förderung München, Ernst Reinhard.
- Schulte-Körne, G. & Warnke, A. & Remschmidt H. (2006). Zur Genetik der Lese-Rechtschreibschwäche. In: Zeitschrift für Kinder- und Jugendpsychiatrie und Psychotherapie 2006, 34 (6), 435-444.
- Stelzer, Saskia (1998). Wenn die Wörter tanzen. Legasthenie und Schule. Erfahrungen und Perspektiven von Schulkindern. Knaur.
- Valtin, Renate (1974). Legasthenie. Beltz.
- Valtin, Renate (1984). Empirische Untersuchungen zur Legasthenie. Schroedel.
- Valtin, Renate (2001). Legasthenie in der 1.-10 Schulklasse. Beltz.
- Warnke, Andreas & Hemminger, Uwe & Roth, Ellen (2002). Legasthenie. Leitfaden für die Praxis. Begriff, Erklärung, Diagnose, Behandlung, Begutachtung. Hogrefe-Verlag.

11.6 Literatur zur Dyskalkulie

- Aster von, Michael & Lorenz, Jens H. (2005). Rechenstörungen bei Kindern. Neurowissenschaft, Psychologie, Pädagogik. Vandenhoeck & Ruprecht.
- Born, Armin & Oehler, Claudia (2005). Kinder mit Rechenschwäche erfolgreich fördern. Kohlhammer.
- Enzensberger, Hans Magnus (2003). Der Zahlenteufel. Hanser Verlag.
- Röhrig, Rolf (1996). Mathematik mangelhaft. Fehler entdecken, Ursachen erkennen, Lösungen finden. Arithmasthenie/Dyskalkulie: Neue Wege beim Lernen. Rowohlt.
- Schlotmann, Angelika (2004). Warum Kinder an Mathe scheitern. Wie man Rechenschwäche wirklich heilt. Supperverlag.

- Schwerin von, Alexander (1995). Hilfe, mein Kind kann nicht rechnen. Mathematisches Institut zur Behandlung der Rechenschwäche, München. www.dyskalkulie.de
- Simon, Hendrik (2005). Dyskalkulie – Kindern mit Rechenschwäche wirksam helfen. Klett-Cotta.

11.7 Literatur zur Hochbegabung

- Rost, D.H. (1998): Hochbegabung. In Rost, D.H. (Hrsg.): Handwörterbuch Pädagogische Psychologie (S. 177-182). Beltz PVU.
- Heinbokel, A. (1998): Überspringen. In Rost, D.H. (Hrsg.): Handwörterbuch Pädagogische Psychologie (S. 517-520). Beltz PVU.
- Das hochbegabte Kind in der heutigen Schule und im Elternhaus (eine Information für Lehrer und Eltern). J. Billhardt, Mai 1999, 9. Auflage.
- DGhk: Im Labyrinth, hochbegabte Kinder in Schule und Gesellschaft, LIT-Verlag 2001.
- Mähler, B.: Ist mein Kind hochbegabt? Rowohlt.
- Mönks, F.: Unser Kind ist hochbegabt, Reinhardt.
- J.T. Webb: Hochbegabte Kinder – Ein Ratgeber, Hans Huber Verlag.

11.8 Literatur zu emotionalen Problemen im Kindes- und Jugendalter

- T. Haerle: Children with Tourette Syndrome, Woodbine House.
- L. L. Kerns: Hilfen für depressive Kinder, Hans Huber Verlag.
- Scholz: Mein Kind hat Tics und Zwänge, Vandenhoeck Verlag.

11.9 Literatur zur Psychoanalyse des hyperkinetischen Syndroms

- Bovensiep, Hopf, Molitor (Hrsg.), Unruhige und unaufmerksame Kinder, Psychoanalyse des hyperkinetischen Syndroms, Brandes & Apsel, Frankfurt am Main, 2002.

11.10 Literatur zur soziologischen Betrachtungsweise

- Barkley, Russel A. (2005). Das große ADHS-Handbuch für Eltern. Göttingen. Hans Huber.
- Beck, Ulrich & Beck-Gernsheim (1994). Riskante Freiheiten. Frankfurt a.M., Suhrkamp.

- Berger, Peter & Luckmann, Thomas (1987)(Orig. 1969). Die gesellschaftliche Konstruktion der Wirklichkeit. Eine Theorie der Wissenssoziologie. Frankfurt a.M. Fischer.
- Castells, Manuel (1997). Power of identity. Blackwell.
- Crary, Jonathan (2002). Aufmerksamkeit. Wahrnehmung und moderne Kultur. Frankfurt a.M., Suhrkamp.
- DeGrandpore (2002). Die Ritalingesellschaft. ADS: Eine Generation wird krankgeschrieben.
- Döpfner, M. & Lehmkuhl, G. (2002). Evidenzbasierte Therapie von Kindern und Jugendlichen mit Aufmerksamkeitsdefizit-/Hyperaktivitätsstörung (ADHS). In: Praxis der Kinderpsychologie und Kinderpsychiatrie 6/02, S.419-440.
- Elias Norbert (1972). Soziologie und Psychiatrie. in: H.-U. Wehler (Hg.) Soziologie und Psychoanalyse. Kohlhammer, Stuttgart.
- Fellner, Markus (1997). Zum Krankheitsbegriff der Psychopathologie. In: Psychologie & Gesellschaftskritik Nr. 81, S.5-21.
- Freud, Sigmund (1917). Allgemeine Neurosenlehre. Studienausgabe Bd. 1
- Häußler, G. (2002). Das ADHS aus psychoanalytischer Sicht. In: Praxis der Kinderpsychologie und Kinderpsychiatrie 6/02, S.4554-465.
- Heinemann & Hopf (2001). Psychische Störungen in Kindheit und Jugend. Berlin.
- Hocke, R. (1993). Zur Problematik des HKS. In: Kinderanalyse 1993/2, S.118-130.
- Hüther, Gerald (2002). Kritische Anmerkungen zu den bei ADHS-Kindern beobachteten neurobiologischen Veränderungen und den vermuteten Wirkungen von Psychostimulanzien (Ritalin). In: Bovensieper, Gustav & Hopf, Hans & Molitor, Günther (Hrsg.) (2004). Unruhige und unaufmerksame Kinder. Psychoanalyse des hyperkinetischen Syndroms. Frankfurt a.M., Brandes & Apsel, S.70-91.
- Keupp, Heiner (1997). Diskursarena Identität: Lernprozesse in der Identitätsforschung. In: Keupp, Heiner& Höfer, Renate (1997). Identitätsarbeit heute. Frankfurt a.M., Suhrkamp, S. 11-39.
- Keupp, Heiner (1999a). Identitätsarbeit in einer multiphrenen Gesellschaft – Wenn die Passungen zwischen Subjekt und Lebenswelt immer schwieriger werden. In: Sozialpsychiatrische Informationen 29,1, S.7-15.
- Keupp, Heiner et al. (1999b). Identitätskonstruktionen. Das Patchwork der Identitäten in der Spätmoderne. Reinbek bei Hamburg.
- Reinhard, Mechthild (2003). 2x2 ist Grün. Wie Kinder und Jugendliche mit dem Symptombild AD(H)S in unserer Welt ihre Lösungen finden. In: Lern Chancen 5.Jg. Heft 30. S.36-41.
- Weber, Klaus (2001). Klinische Psychologie. In: Psychologie. Ein Grundkurs. Reinbek. Rowohlt. S.95-113.

- Weber, Klaus (2002). Wann ist (m)ein Kind normal? Oder: Wie Erziehungsratschläge Verwirrung stiften. In: Forum Kritische Psychologie 45. S.131-146.
- Wernering, Rolf (2003). Der Zappelphilipp in der Schule. Unaufmerksame und hyperaktive Schüler. In: Lern Chancen 5.Jg. Heft 30.

11.11 Literatur zu ADHS und Schule

- Uta Brückner/Heike Friauf. Schulstart – leicht gemacht, Ein Elternratgeber. Herder Verlag, 2000.
- Achim Hellmich/Peter Teigeler (Hrsg.). Montessori-, Freinet-, Waldorfpädagogik, Konzeption und aktuelle Praxis, Beltz Grüne Reihe, 1992.
- S. Ch. Jacob, D. Drewes. Aus der Waldorfschule geplaudert. Warum die Steiner-Pädagogik keine Alternative ist.
- Armin Krenz. Ist mein Kind schulfähig? Kösel-Verlag, 2003.
- Marielle Seitz/Ursula Hallwachs. Montessori oder Waldorf, Ein Orientierungsbuch für Eltern und Pädagogen, Kösel-Verlag, 1996.
- M. Spitzer. Lernen, Spektrum Verlag.

11.12 Literatur zur Verhaltenstherapie

- Döpfner, M., Schürmann, S. & Frölich, J. (1998). Therapieprogramm für Kinder mit hyperkinetischem und oppositionellem Problemverhalten (THOP). Weinheim (PVU).
- Klinik und Poliklinik für Kinder- und Jugendpsychiatrie der Julius-Maximilians-Universität Würzburg. Informationsheft zum Hyperkinetischen Syndrom (HKS).
- Lauth, G. W. & Schlottke, P. F. (1999). Training mit aufmerksamkeitsgestörten Kindern. 4. Aufl. Weinheim (PVU).
- Lauth, G. W., Schlottke, P. F. & Naumann, K. (2001). Rastlose Kinder, ratlose Eltern. München (dtv).
- Lauth, G. W., Brack, U. B. & Linderkamp, F. (Hrsg.) (2001). Verhaltenstherapie mit Kindern und Jugendlichen. Praxishandbuch. Weinheim (PVU).
- Petermann, U. (2001). Die Kapitän-Nemo-Geschichten. Freiburg (Herder).

11.13 Literatur zum Marburger Konzentrationstraining

- Krowatschek, D. (2000). Marburger Konzentrationstraining (Kopiervorlagen-Mappe). Dortmund: borgmann publishing.
- Meichenbaum, D. & Goodman, J.: Training Impulsive Children to Talk to Themselves: A means of Developing Self-Control. Journal of Abnormal Psychology 1971, 77, 115-126.

11.14 Spiele-Anregungen und Empfehlungen zur Förderung

(Nach der Spieleliste zur Förderung von Teilleistungen, herausgegeben von der Beratungsstelle für Eltern und Jugend in Schweinfurt)

Beispiele für Kinder ab 4 Jahren

Fähigkeiten der optischen Differenzierung, des Beobachtens, der Konzentration, der Ausdauer, der visuellen Wahrnehmung:
Spiele: Differix, Schau genau, Was kommt dazu? Koffer packen, Fehlersuchbilder

Gedächtnis- und Konzentrationstraining, optische Differenzierung, Erweiterung des Wortschatzes, Ausdauer:
Spiele: Original Memory (und andere Arten von Memories), Koffer packen, Blinde Kuh

Förderung von Kombinationsvermögen und logischem Denken:
Spiele: Erkennst du mich, Kombi Lotto, Logische Reihenfolge

Sprach- und Leseförderung:
Vorlesen, Singen, Reimen, Silben klatschen, Anlaute erkennen
Spiele: Wörter Duo, Sprechlernspiele, Wörterschlange, Wir lesen, Quartettspiele, Tausend Namen von A–Z, Wörterspiele, Ist doch logisch

Lautbildungsübungen:
Seifenblasen, mit Strohhalm trinken, Watte pusten und andere mundmotorische Übungen

Förderung der auditiven Wahrnehmung:
Kleine Geschichten vorlesen und Inhalt nachfragen, Gedächtnisspiele: Koffer packen

Emotionale und soziale Erziehung:
Spiele: Das Familien-Helfer-Spiel, Vertragen und nicht schlagen, Helferspiel

Vergleichen, Unterscheiden, Kombinieren:
Spiele: Junior-Domino, Domino-Duett, 2 x Domino, Kombi Lotto, Puzzles

Mengen- und Zahlenverständnis:
Spiele: Zahlen-Domino, Glückskäfer-Domino, Mengen-Domino, Erstes Rechnen, 1x1-Domino

Farben und Formen:
Spiele: Muggelsteine, Fa-Fo-Me, Logische Blöcke, Fröbel-Legematerial, Farben- und Formenlotto, Trapez Legespiel

Feinmotorische Fähigkeiten:
Kneten, Fingerspiele, Perlen fädeln, Stickbilder, Mandalas
Zeichenstifte, Wachsmalstifte, Fingerfarben, Malkasten, Pinsel, Buntpapier, Zeichenpapier, Pappe u.Ä., Klebstoff, Schere, Wollreste
Spiele: Lustiger Packesel (oder Streichhölzer auf Flaschenöffnung stapeln ...), Gabel-Labyrinth, Mikado, Kreiselspiele, Labyrinth-Kugelspiel, Blinde Kuh, Spielperlen

Grobmotorische Fähigkeiten:
Klettern, Kästchenhüpfen, Balancieren, Ballspiele, Hoolahoop-Reifen, Twistgummi, regelmäßiges Schwimmen (ab 5 Jahre), Kinderturnen

Kreativitätsförderung, Phantasie:
Bau- und Konstruierkästen, Fischer-Technik, Lego, Biege-, Steckspiele, einfache Holzkästen, Holzeisenbahn, Bauernhof, Puppenhaus ...

12. Internetadressen

12.1 Allgemeine Informationsseiten

- www.ads-hyperaktivitaet.de – Homepage der Elterngruppe Frankfurt mit sehr vielen informativen Seiten
- www.CHADD.com – amerikanische Elterninitiative; eine der wichtigsten Adressen im Internet (Infos über Kongresse, Untersuchungen, Bücher, Arbeitsmaterial etc.)
- www.elternnetz.de – allgemeine Elternberatungsseite
- www.hypies.de – schöne bunte Seiten mit vielen Anregungen und Informationen, sehr nützlich, sehr aktuell
- www.psychohelp.de – psychologische Informationen aller Art
- www.naturaladd.com – Infos über natürliche Behandlungsmöglichkeiten
- verschiedene amerikanische Webseiten für Eltern und Betroffene:
  - http://add.about.com
  - www.ADHDnews.com
  - www.additudemag.com
  - www.addvance.com
  - www.amenclinic.com
- www.bv-ah.de – Bundesverband Aufmerksamkeitsstörung/Hyperaktivität

12.2 Medikamentenkritische Seiten

- www.ritalinfraud.com
- www.ADHDFraud.com
- www.MadLib.org

12.3 Professionelle Internetadressen

- http://nlm.nih.gov/medlineplus/attentiondeficitdisorderwithhyperactivity.html – Teil der Nationalbibliothek der USA
- http://nimh.nih.gov/health/index.shtml – Webseite für amerikanische Hausärzte
- http://journals.cambridge.org – Cambridge Journal
- www.psychiatry.medscape.com
- www.reutershealth.com
- www.add.orq
- www.schwablearning.org
- www.wrightslaw.com

12.4 Internetadressen zum Thema Legasthenie

- www.schulberatung-muenchen.de – Fachartikel zum Thema
- www.schulberatung.bayern.de – Auszüge aus den amtlichen Veröffentlichungen
- www.legasthenie.net – Bundesverband Legasthenie

12.5 Internetadressen zum Thema Stationäre Rehabilitation

- www.rehakliniken.de
- www.rehaklinik-neuharlingersiel.de
- www.klinikhochried.de
- www.caritas-haus-feldberg.de

13. Adressenverzeichnis

Allgemeine Vorbemerkungen

Die in diesem Verzeichnis enthaltenen Ärzte- bzw. Therapeutenadressen repräsentieren unser Praxisnetzwerk, das im Laufe der letzten 18 Jahre im Raum München/ Oberbayern entstanden ist. Mit allen angegebenen Kolleginnen/Kollegen verbindet uns ein vertrauensvolles Arbeitsverhältnis. Die fett gedruckten Anschriften weisen darauf hin, dass die entsprechenden Ärzte/Therapeuten gleichzeitig Mitglieder des ADHS-Netzwerks (www.adhs-netz.com) sind. Trotz der in allen Fällen vorhandenen fachlichen Qualifikation beruht jede erfolgreiche Therapie auf einem sehr persönlichen Therapeuten-Patienten-Verhältnis, für das wir naturgemäß keine Verantwortung übernehmen können. Die Kassenvorschriften erlauben es, bei jedem Verhaltens- bzw. Psychotherapeuten bis zu fünf sogenannte probatorische Sitzungen zu absolvieren, bevor die Entscheidung für eine langwierige Therapie getroffen wird. Von dieser Möglichkeit sollte man als Patient/Eltern nach Möglichkeit auch Gebrauch machen, um auf diese Art festzustellen, ob „die Chemie" wirklich stimmt.

In den vorausgegangenen Kapiteln wurde bereits ausführlich darüber informiert, welche Bedeutung die einzelnen Berufsgruppen für die Betreuung von AD/HS-Patienten haben. In jedem Fall sollte die Behandlung mit dem überweisenden Arzt diskutiert und abgesprochen sein. Die Abrechnung der ergotherapeutischen und logopädischen Leistungen erfolgt über eine ärztliche Verordnung, bei heilpädagogischen Maßnahmen bzw. bei der Legasthenie-/Dyskalkuliebehandlung ist ein fachärztliches Gutachten notwendig, das dem zuständigen Jugendamt vorgelegt werden muss, damit die Therapiekosten übernommen werden können. Leider fühlen sich weder die gesetzlichen noch die privaten Krankenkassen hierfür zuständig.

13.1 Verhaltenstherapeuten

Name	Straße	PLZ Ort	Tel./Fax/E-Mail Besonderheiten
Aidelsburger, Birgit Dipl. Psych.	Industriestr. 35 a	82194 Gröbenzell	08142-667370 Fax: 08142-667379
AIM im Verein zur Förderung der klin. Verhaltenstherapie e.V. Frau Weidmann	Lindwurmstr. 117/V	80337 München	089-8316900 Aim.vfkv@t-online.de
Anwander, Evelyn Dr.	**Winthirstr. 19**	**80639 München**	**089-1665504 Fax: 089-13939921 evelyn.anwander@web.de Hypnose Prüfungsängste**

Name	Straße	PLZ Ort	Tel./Fax/E-Mail Besonderheiten
Authaler, Irmgard Dipl. Psych.	**Kürnbergstr. 30b**	**81369 München**	089-7603447 **Magersucht** Fax: „" **System. Familientherapie** **Migrationsprobleme** **Schizophrenie**
Bachler, Herbert A. Dipl. Psych.	Josef-Jägerhuber-Str. 6	82319 Starnberg	08151-2005 Fax: 08151-78250 hbachler@online.de
Baude, Beate Dipl. Psych.	**Ammerseestr. 13**	**82131 Gauting**	**089-8507885** **Fax: 089-89311043** **psychotherapie.baude@online.de**
Baumann-Henkel, Brigitte Dipl. Psych.	Haferweg 20	81929 München	089-956104 Fax: 089-95712978 brigitte.baumannhenkel@t-online.de
Bilir-Meier, Zühal Dipl. Soz.päd.	**Wilhelm-Leibl-Str. 10**	**81479 München**	**089-74996760** **Fax: 089-74996766** **bilirmeier@hotmail.com** **Missbrauch, Bindungsstörungen** **Behinderung**
Boecker-Henke, Gabriele Dipl. Psych.	Engertstr. 2	82131 Stockdorf	089-8577274 Fax: 089-89515510 G.Boekerhenke@ihenke.de
Braml, Gabriele Dipl. Psych.	Helene-Weber-Allee 13	80637 München	089-1577329
Breitenbach, Renate Dipl. Psych.	Leopoldstr. 52	80802 München	089-393657 Fax: 089-393568 renate.breitenbach@web.de
Brunner, Gerd H. Dipl. Psych.	Occamstr. 2	80802 München	089-342453 Fax: 089-331358
Bruns, Edith Dipl. Psych.	**Kameterstr. 6**	**85579 Neubiberg**	**089-60600927** **Fax: 08105-06033888925** **bruns-neubiberg@t-online.de**
Buchberger, Harald Dipl. Psych.	**Lorenz-Stadler-Str. 15**	**85604 Zorneding**	**08106-249295** **Fax: 08106-249295** **H.Buchberger@web.de**
CIPM Centrum für Integrative Psychoma-tische Medizin	**Nymphenburger Str. 185**	**80634 München**	**089-1307930** **Fax: 089-132133** **dr.schuler@cip-medien.com**
Dahlinger, Eva Dipl. Psych. Dr. Phil.	Gartenstr. 30	85757 Karlsfeld	08131-999033 kdahlinger@t-online.de
Dirsch, Monika Dipl. Psych.	**Münchner Str. 105**	**85435 Erding**	**08122-227991** **Fax: 08122-227992** **monikadirsch@onlinehome.de**
Dittmann, Frank Dipl. Psych. Univ.	Schleißheimer Str.	85221 Dachau	08131-729404 Fax: 08131-729404
Drißl, Peter Dipl. Psych.	Haydstr. 2	85354 Freising	08161-936938 praxisdiessl@t-online.de

Name	Straße	PLZ Ort	Tel./Fax/E-Mail	Besonderheiten
Dürr, Heijo Dipl.Psych., Dr. rer. nat.	Clemensstr. 105	80796 München	089-305776 heijo@schmidtduerr.de	
Dumpert, Carmen	Gemeinde Ober-schleißheim	85764 Ober-schleißheim		
Ehgartner Ernst Dr. med.	**Leopoldstr. 206**	**80804 München**	**089-3617808 Fax: 089-363512 info@ehgartner.org**	
Ehrenstein, Doris	Belgradstr. 9	80796 München	089-3516286 Fax: 089-35464131	
El Falaky, Amira Dipl. Psych.	Mozartstr. 1	80336 München	089-62509410 Fax: 089-62509411	
Erber, Dietlind Dipl. Psych.	Eglinger Str. 31	82544 Egling-Moosham	08176925332 Fax: 081761341 dietlind.erber@nexgo.de	
Feldhege, Franz-Josef Dr. phil. Dipl. Psych.	Hohenzollernstr. 122	80796 München	089-3086999	
Flügge, Klaus Dr.	Posenerstr. 12	85435 Erding	08122-902914	
Franzen, Susanne Dipl. Psych.	Brosamerstr. 16	80687 München	089-58979712 Fax: 089-58979728 Susanne-franzen@t-online.de	Magersucht
Fraunhoffer, Nina Dipl. Psych.	Tizianstr. 75	80638 München	089-298298 Fax: 089-74653617	
Friedrichs, Christine Dipl. Soz.päd. FH	Stadtplatz 8	83714 Miesbach	08025-993695 Fax: 08025-993598	
Fritz, Wolf Dieter Dipl. Psych.	Nymphenburger Str. 185	80634 München	089-33019301 Fax: 089-33019302 Wolf-dieter.fritz@t-online.de	
Gastinger, Arno Dipl. Psych.	**Feldstr. 13**	**82256 Fürsten-feldbruck**	**08141-405271 arno.gastinger@web.de**	
Gauger, Birgit	Ostpreußenstr. 12	85521 Ottobrunn	089-6091823	
Gehmeier, Maria	**Karlsbergstr. 14**	**85221 Dachau**	**08131-729406 Fax: 08131-729404**	
Gentner, Mechthild Dipl. Psych.	Richard-Wagner-Str. 4	82153 Planegg	089-8595597 mechthild.gentner@online.de	Angststörungen
Greiner, Alexandra Dipl. Psych.	**Elsässer Str. 34**	**81667 München**	**089-4488960 Fax: 089-48997138 Dr.alexandra.greiner@hotmail.de**	Hypnotherapie
Griesbach, Agnes	Ludwig-Thoma-Str. 13	85221 Ottobrunn	089-89891411 Fax: 089-89891412	

Name	Straße	PLZ Ort	Tel./Fax/E-Mail	Besonderheiten
Guggemos, Dirk Dipl. Psych.	**Gratzmüllerstr. 1**	**86150 Augsburg**	**0821-157871** **Fax: 0821-9076488** **pp.guggemos@gmx.de**	
Hahm, Juliane Dipl. Psych.	Zechstr. 47 a	82067 Eben-hausen	08178-3331 Fax: 08178-998283 ch.j.hahm@t-online.de	Nur Privatpatienten
Hanisch, Ernstfried Dr. phil. Dipl. Psych.	Rückertstr. 7	80636 München	089-531654 Fax: 08191-969552	
Hauer, Herbert Dipl. Psych.	Mozartstr. 13	80336 München	089-54456692 Fax: 089-54456692 herberthauer@t-online.de	
Hauptmann, Barbara Dipl. Soz.	Schlierseestr. 2	83714 Miesbach	08025-91364 Fax: 08025-91364	
Hausel, Erwin **Dipl. Psych.**	**Bayernwerkstr. 109b**	**85757 Karlsfeld**	**08131-278272** **Fax: „"** **erwinhausel@arcor.de**	**Familientherapie**
Heiß, Karl **Dipl. Psych.**	**Leipziger Str. 4**	**82110 Germering**	**089-8417160** **Fax: „"** **k.g.heisz11@t-online.de**	
Hellauer, Dieter Dr. phil.	Morenastr. 17	81243 München	089-82020557 Fax: 089-82020556	
Hirsch, Karin Dipl. Psych.	Sendlinger Str. 56	80331 München	089-32166649 Fax: 089-32166650 praxis@karin-hirsch.de	
Hodum, Ingo Dipl. Soz.päd.	Stadtplatz 8	83714 Miesbach	08025-993557 Fax: 08025-993598	
Huber, Werner **Dipl. Psych.**	**Nymphenburger Str. 38**	**80335 München**	**089-12713790** **Fax: 089-12713791** **info@praxistherapie.de**	
Keckeis, Robert **Dipl. Psych. Univ.**	**Karlsbergstr. 14**	**85221 Dachau**	**08131-729406** **Fax: 08131-729404**	
Kellinghusen, Hans **Dipl. Päd.**	**Kiefernweg 3**	**85464 Neufinsing**	**08121-976999** **Fax: 08121-972275** **praxis@hkellinghusen.de**	
Kirchgeßner, Beate Dipl. Psych.	Marktstr. 13	80802 München	089-33038550	
Klenke, Anette Dipl. Psych.	Alte Hauptstr. 5	82237 Wörthsee		
Klinger, Ute **Dipl. Psych.**	**Buttermelcherstr. 15**	**80469 München**	**089-657614** **Fax: 089-657614**	
Kuen, Angelika	**Talangerstr. 5**	**82152 Krailling**	**089-89860722** **Fax: 85852676** **info@sol-lernfoerderung.de**	

Name	Straße	PLZ Ort	Tel./Fax/E-Mail Besonderheiten
Landsberger, Ursula Dipl. Psych.	Lechfeldstr. 32	86899 Landsberg	
Lazarus, Sonja	Nymphenburger Str. 81	80636 München	Fax: 089-12021383 sonja.lazarus@t-online.de
Lehne, Marc Dipl. Psych.	Johannesgasse 22	83536 Gars am Inn	08073-916800 Fax: 08073-916801
Lindl, Susanne Dipl. Psych.	**Hauptstr. 53**	**85579 Neubiberg**	**089-60061918 Fax: 089-60061918**
Lorenz, Michael Dipl. Psych.	**Karl-Theodor-Str. 48**	**80803 München**	**089-341963 Fax: 089-396255 webmaster@lorenzmichael.de**
Mangstl-Fischer, Annette Dipl. Psych.	**Hanfelder Str. 31**	**82319 Starnberg**	**08151-448642 Fax: 08151-448643 www.wege-fuer-kinder.de**
Markos, Walburga	Feldstr. 7b	82272 Grunertshofen	08146-997508 Fax: 08146997508 Achtung: nur Selbstzahler!
Meissl, Susanne	Theresienstr. 5	85386 Eching	089-37929609 Ängste, Lernstörungen
Miller, Martin Dipl. Psych.	Mariannenstr. 3	80538 München	089-2289520 Fax: 089-2289520
Müller-Burkhardt, Martha	Nymphenburger Str. 139	80636 München	089-182242
Naumann, Bettina Dipl. Psych.	**Karlsberg 14**	**85221 Dachau**	**08131-669550 Fax: 08131-272441 praxis-naumann@web.de**
Parson, Bärbel Dipl. Psych.	**Dorfstr.18**	**86504 Hochdorf**	**08202-961752 Fax: 08202-961752**
Pierer, Andrea	Centa-Herka-Bogen 24	80797 München	089-18923696 Legasthenie andrea.pierer@gmx.de ADS & AD/HS
Psychotherapie Koordinationsstelle der KV		80684 München	089-570933362 089-570934388 Fax: 089-570934389
Reichel-Holdmann, Manon Dipl. Soz.pädagogin	Kranzhornstr. 26	83059 Kolbermoor	08031-941953 Fax: 08031357852 m.reichel-holdmann@t-online.de
Reiner, Stefan	**Steinsdorferstr. 15**	**80538 München**	**089-78586254 Fax: 089-21665931 lerntherapie-muenchen@t-online.de**
Reischl-Oppel, Ursula Dipl. Psych.	**Herterichstr. 57a**	**81479 München-Solln**	**08093-1566 Fax: 08093-4875 ursula.reischl-oppel@t-online.de**

Name	Straße	PLZ Ort	Tel./Fax/E-Mail	Besonderheiten
Rochus, Cornelia	Erdmannsdörferstr. 9	81247 München	089-83964397 crochus@gmx.de	Lerntherapie bei AD/HS
Sachsenberg, Michael Dipl. Psych.	Sendlinger Str. 25	80331 München	089-269276 Fax: 089-26024247 michael.sachsenberg@t-online.de	
Samson-Himmelstjerna, Miryam von Dipl. Psych.	Widenmayerstr. 6	80538 München	089-2913692 Fax: 089-299465 miryamsamson@samsonpartner.de	
Schaipp, Christian Dr.	Herzogstr. 120	80796 München	089-9296023 Fax: „"	Achtung: nur Privatpatienten
Schierstaedt, Petra Dipl. Psych.	**An der Kapelle 10**	**83339 Chieming-Ising**	**08667-1443 Fax: 08667-1321 petraanna@t-online**	**Ängste/Phobien Depressionen**
Schmidt-Kreuter, Sybille Dipl. Psych.	**Herterichstr. 57 a**	**81479 München**	**089-12296738 Fax: 089-72779932 sybille46@gmx.de**	**Scheidungs-beratung**
Schuster, Nora Dipl. Psych.	Josefstr. 9	82178 Puchheim	089-807280 Nora-Schusti@t-online.de	
Schwarz, Helga Dipl. Psych.	**Dorfstr. 6c**	**82544 Detten-hausen**	**08176-7172 Fax: 08176-997385 helga-schwarz@web.de**	**Konzentrationstraining**
Schweizer, Elke Dipl. Päd.	**Nymphenburger Str. 38**	**80335 München**	**089-12713790 Fax: 089-12713791 info@praxistherapie.de**	
Spaett, Georg Praxis an der Mühle	**Mühle 7**	**85253 Erdweg**	**Fax: 08134-1484 georg.spaett@praxis-an-der-muehle-de www.praxis-an-der-muehle.de**	**Atemtherapie**
Steinmann, Katharina Dipl. Psych.	**Georgenstr. 28**	**80799 München**	**089-388189 Fax: 089-34029045 katharina.steinmann@gmx.de**	**Soziale Ängste, Missbrauch, Trennung/Scheidung**
Stelter, Monika	Am Schillerhof 16	94474 Vilshofen	08541-912000 Fax: 08541-912001	
Stolp, Sonja Dipl. Psych.	**Daiserstr. 2**	**81377 München**	**089-30761615 Fax: 089-30761614 mail@praxis-stolp.de**	**Magersucht, Familientherapie Migrationsprobleme, Ängste/Zwänge**
Svitavsky, Markus Dipl. Psych.	**Wittelsbacherstr. 5**	**82110 Germering**	**089-8416946 Fax: 089-89046789 svitavsky.markus@arcormail.de**	**Scheidungsprobleme, Elterncoaching Hypnose, Neurofeedback**

Name	Straße	PLZ Ort	Tel./Fax/E-Mail	Besonderheiten
Tiedtke, Detlef Dipl. Psych.	Luitpoldstr. 18	87629 Füssen	08362-924224 Fax: „" d.tiedtke@gmx.net	Magersucht, Angststörung
Trappe-Diener, Ursula Dipl. Psych.	Ahornweg 1	85375 Neufahrn	08165-66996 Fax: 08165-66996	
Ullrich, Monika Dipl. Psych.	**Hauptstr. 6**	**82547 Eurasburg**	**08171-998182 08171-16635 Fax: 081719116590**	
Wilke, Karin Dipl. Psych.	**Ernsbergerstr. 19**	**81241 München**	**089-82989773 Fax: 089-13428049 karin_wilke@t-online.de www.wilke-verhaltenstherapie.de Magersucht, Migrationsprobleme Paarberatung**	
Zaudig, Sabine Dr. soz.	Elisabethstr. 38	80796 München	089-2780251 Fax: 089-2780272 szaudig@t-online.de	
Zäuner, Alexandra Dipl. Psych.	**Ernsbergerstr. 19**	**81241 München**	**089-82989773 Fax: 089-83928049 az@lebenformen.de www.lebenformen.de Depressionen, Ängste Alkoholmissbrauch**	

13.2 Psychotherapeuten für Kinder

Name	Straße	PLZ Ort	Tel./Fax/E-Mail	Besonderheiten
Aban-Schabmair	Reiffenstuelweg 7	83700 Rottach-Egern	0171-4868485 Fax: 08022-922456 info@inpuncto-kids.de Familientherapie, Migrationsprobleme	
Aichele, Christoph Dipl. Psych.	Schusterberg 6	85235 Egenburg-Odelzhausen	08134-7123	
Bordi-Posadowsky, Astrid von	Buschingstr. 50	81877 München	089-913475 Fax: 089-91075489 Bordi-Posadowsky@mnet-online.de Familientherapie	
Angerer-Weber, Renate von	Ruffinistr. 22	80637 München	089-1688494	
AWO KV München Stadt	Georgenschwaigstr. 27/1	80807 München	089-35651503 Fax: 089-35651749	

Name	Straße	PLZ Ort	Tel./Fax/E-Mail	Besonderheiten
Bayer, Gerhard Dr.	Adalbert-Stifter-Str. 28a	86356 Neusäß	0821-4397514 Fax: 0821-4397515 Bayer.gerhard@vr-web.de	
Boecker-Henke, Gabriele Dipl. Psych.	Engertstr. 2	82131 Stockdorf	089-8577274 Fax: 089-89515510	
Boone, Margot A. Dipl. Psych.	Rottenbucher Str. 30	82166 Gräfelfing	089-853662 Fax: 089-853662	
Bouschka, Helga	Winzererstr. 22	80797 München	089-1297215 Fax: 1297215	Körpertherapie Magersucht
Breibeck, Rupert	Bahnhofstr. 18	85354 Freising		
Büttner, Helga	Augustenstr. 107	80798 München	089-522492	
Bullwein, Amelie	Elsenheimerstr. 4	80687 München	089-578133	
Busse, Barbara	Franziskanerstr. 13	81669 München	089-485752	Magersucht Jugendliche ab 14
Cleff, Almut	Plinganserstr. 63	81369 München	089-7256495 almut_cleff@web.de Schulprobleme, Familientherapie Migrationsprobleme, Tod in der Familie	
Coulin, Klaus	Mehringerstr. 47	84489 Burghausen	08677-5884 Fax: 08677-911387	
Dechene, Birgit Dr. phil.	Ostenstr. 12	85757 Karlsfeld	08131-668635 Fax: 08131-668637 Magersucht, Entspannungstherapie Hypnotherapie	
Demmerle, Bernd Dr. med.	**Hirtenweg 2**	**82031 Grünwald**	**089-64910585 089-64957866 sellke-demmerle@web.de**	
Deutsche Akademie für Psychoanalyse (DAP) e.V.	**Goethestr. 54**	**80336 München**	**089-539674/75 info@psychoanalysebayern.de Angstzustände, sexuelle Probleme Lebens- u. Sinnkrisen**	
Dörr-Proske, Helge	Zur Niedermühle 1	85435 Erding	08122-40209	
Drechsel, Günter Dipl. Psych.	Sandstr. 5	87439 Kempten	0831-23765 Fax: 0831-10599 praxis@g-drechsel.de	Magersucht Ängste
Drißl, Peter Dipl. Psych	Haydstr. 2	85354 Freising	08161-936938 praxisdrissl@t-online.de Magersucht, Familientherapie	

Name	Straße	PLZ Ort	Tel./Fax/E-Mail Besonderheiten
Dumpert, Carmen	Gemeinde Oberschleiß-heim	85764 Ober-schleißheim	
Dürr, Heijo, Dipl. Psych., Dr. rer. nat.	Clemensstr. 105	80796 München	089-305776
Edl, Cornelia	Wörthstr. 42	81667 München	089-44452907 Fax: 089-44452908 Migrationsprobleme, Magersucht
Ehbauer, Denise	Lagerhausstr. 17	85238 Petershau-sen	08137-997336
El Falaky, Amira	Mozartstr. 1	80336 München	089-62509410 Fax: 089-62509411 Amira.elfalaky@web.de
Ernst-Scharnitzki, Pia, Dipl. Psych.	Ludwig-Dill-Str. 2	85221 Dachau	08131-6665041 Fax: 08131-6665969 piaernst@t-online.de Depressionen, Ängste Zwänge, Magersucht
Farin, Susanne	Elsenheimerstr. 4	80687 München	089-57968362
Fehres, Dagmar Dipl. Psych.	Stadtplatz 20	84453 Mühldorf am Inn	08631-166015 Fax: 08631-166053
Franzen, Susanne	Brosamerstr. 16	80687 München	089-58979712 Magersucht Fax: 089-58979728 Susanne-franzen@t-online.de
Freitag, Manuela	Hauptstr. 6	86356 Neusäß	0821-3199695 Freitag-neusaess@t-online.de
Freund, Susanne	Nibelungenstr. 25	86152 Augsburg	0821-154911 Fax: 0821-5671395 Rs.freund@gmx.de Magersucht, Migrationsprobleme
Gentner, Mechthild Dipl. Psych.	Richard-Wagner-Str. 4	82152 Planegg	089-8595597 mechthild.gentner@t-online.de Angststörungen
Giessler-Fichtner, Oliver, Dr.	Dorf 1	83674 Gaißach	08041-798-244 Fax: 08041-798-222 oliver-arnold.giessler-fichtner@ drv-bayernmed.de
Graeßner, Melanie	Freytagstr. 18	85055 Ingolstadt	0841-43612 Magersucht/Bulimie, Traumata
Grau, Katharina Dipl. Psych.	Christoph-v.-Gluck-Platz 19 b	80807 München	089-35319955

Name	Straße	PLZ Ort	Tel./Fax/E-Mail	Besonderheiten
Großkreutz-Hoffmann, Adelheid	Hirschgartenallee 20	80639 München	089-175123	
Günther, Berthold	Breslauer Str. 42	82194 Gröbenzell	08142-60768	
Guggemos, Dirk Dipl. Psych.	**Gratzmüllerstr. 1**	**86150 Augsburg**	**0821-157871 Fax: 0821-9076488 pp.guggemos@gmx.de**	
Haag, Manfred	Wolfgrabhauser Str. 77	82067 Ebenhausen	08178-95032 Fax: 08178-7407 suttor-haag@gmx.de	Magersucht, Familientherapie
Häußler, Manfred Dipl.-Soz.Päd.	Oberes Hardtfeld 21	89312 Günzburg	08221-206483 Fax: „" Man.haeussler@web.de	Magersucht, Familientherapie
Hahn, Franz	Bräuhausstr. 4 c	82152 Planegg	089-89146196 franzhahnmail@web.de	Psychosomatische Störungen
Hartig, Gertrud	Tengstr. 25	80798 München	089-2710009 Fax: 089-2710009	
Haub, G.	Waxenstein 35	81377 München	089-712036	
Hauer, Herbert	Mozartstr. 13	80336 München	089-89693871 Fax: 089-89693871	
Hauptmann, Barbara	Schlierseestr. 2	83714 Miesbach		
Hauer, Herbert	Mozartstr. 13	80336 München	089-54456692 Fax: „" herberthauer@t-online.de	
Heiß, Karl Dipl. Psych.	**Leipziger Str. 4**	**82110 Germering**	**089-8417160 Fax: „" k.g.heisz11@t-online.de**	
Heimsoeth, Elfi	Würmtalstr. 53	81375 München	089-710 55 633	
Hemauer-Friedrich, Ulrike	Am Kaisergraben 15	87600 Kaufbeuren	08341-8736 Fax: 08341-94484 friedrich.urs@t-online.de	Familientherapie
Henkel, Maria	**Am Egart 30**	**82418 Murnau**	**08841-9139 Fax: 08841-9139**	
Hesse-Marx, Carola	Grandlstr. 42	81247 München	089-835362 Marx-hesse.rcd@t-online.de	Borderline, Schizophrenie Magersucht

Name	Straße	PLZ Ort	Tel./Fax/E-Mail	Besonderheiten
Hille-Kluczewski, Eva-Maria Dipl. Psych.	Hohenzollernstr. 122/I	80796 München	089-97606967 Fax: 089-97606967	Familientherapie
Hirsch, Karin Dipl. Psych.	Sendlinger Str. 56	80331 München	089-32166649 Fax: 089-32166650 praxis@karin-hirsch.de	
Höfer, Andrea	Oberwöhrstr. 11 a	84034 Landshut	0871-6875643 Fax: 0871-72404	
Holzwarth, Annette Dipl. Psych.	Marthastr. 1	81825 München		
Huber	Werner	80335 München	089-12713790 089-12713791 w.huber@praxistherapie.de	Familienmediation
Jahn, Ute	Konrad-Adenauer-Allee 15	86150 Augsburg	0821-5047685 Fax: 0821-5047959 ute.jahn@gmx.de	
Jeron, Lenelies	Schäftlarnstr. 5	82008 Unterha-ching	089-6112270 089-61199708 l.jeron@web.de	
Jugl, Annette	Rosenheimer Str. 203	81671 München	089-408635 annettejugl@hotmail.de Familientherapie mit Begleitung Migrationsprobleme, Magersucht	
Kahn-Ackermann, Cordelia	Gollierstr. 45	80339 München	089-54070714 Fax: 089-54070614 c.ackermann@bayern-mail.de	
Kastert, Rosemarie Dr. med.	Gartenpromenade 37	82131 Gauting	089-8505986	
Kersten, Ulrike	Buschingstr. 4	81677 München	089-916800 Fax: 089-90198769	
Kimmig, Verena	Schluderstr. 14	80634 München	089-131030	
Kissinger, Brigitte	Trappentreustr. 35	80339 München	089-18703585 Fax: 089-33079294 b.kissinger@t-online.de Entwicklungsstörungen, Magersucht	
Klein, Ingrid	Klosterstr. 17	92421 Schwandorf	09431-510280	
Knape, Ruth	Moosbauerweg 3	825151 Wolfrats-hausen	08171-29874 Fax: 08171-29800 rknape@t-online.de	Magersucht
Kneißl, Renate	Winthirstr. 12	80639 München	089-55298333 Renate.kneissl@mnet-online.de Musiktherapie Psychotherapie nach Heilpraktikergesetz	

Name	Straße	PLZ Ort	Tel./Fax/E-Mail Besonderheiten
Kohler, Ursula Dipl. Psych.	Augsburger Str. 2	89231 Neu-Ulm	0731-7053888
Kolbe, Hans-Joachim	Stollbergstr. 6	80539 München	089-294139 Fax: 089-22800327 Kolbe.psa@t-online.de
Krieger, Rainer	Seestr. 81	82229 Seefeld-Hechendorf	08152-981902
Lachauer, Reinhild	Heubergstr. 2	83209 Prien	08051-2649 Fax: 08051-2663 Angststörungen
Lehndorfer, Peter	Bräuhausstr. 4 c	82152 Planegg	089-8595382 Fax: 089-89530924 peter@lehndorfer.de www.lehndorfer.de
Lorenz, Michael	**Karl-Theodor-Str. 48**	**80803 München**	**089-341963** **Fax: 089-396255** **webmaster@lorenzmichael.de**
Loth, Norbert	Elisabethstr. 30	80796 München	089-2716551
Macek-Schmidt, Maria	Kurfürstenstr. 7	87616 Marktober-dorf	08342-896676 Fax: 08862-987371
Maier, Birgit	Leonrodstr. 4	80634 München	089-133366
Maier, Brigitte	Blutenburgstr. 79	80634 München	089-133366
Mair, Walter	Lange Gasse 4	86152 Augsburg	0821-36745 Fax: 0821-36745 wmair@web.de
Manzinger, Katharina	Agnesstr. 4	80801 München	089-397281
MAP Münchner Arbeitsgem. für Psychoanalyse e.V.	Rosenheimer Str. 1	81667 München	089-2715966 Fax: 089-2717085 info@psychoanalyse-map.de
Marwan, Alexandra Dr. med.	**Buchhofstr. 2**	**82319 Starnberg**	**08151-277371** **Fax: 08151-988549** **PraxisDrMarwan@aol.com** **Zulassung f. Erwachsene**
Mautner, Elisabeth Dipl. Psych.	Bahnhofstr. 79	82166 Gräfelfing	089-89899589 Fax: 57957944 Elisabeth.mautner@arcor.de Magersucht, Migrationsprobleme
Mayer, Sabine	Ludwig-Thoma-Str. 11	85540 Haar	089-462 048 08

Name	Straße	PLZ Ort	Tel./Fax/E-Mail Besonderheiten
Melcop, Gabriele	Am Kerschacker 12	84036 Landshut	0871-41786 Fax: 0871-9453071 Gabriele.melcop@gmx.de Magersucht, Migrationsprobleme
Meister, Sibylle	Römerstr. 16	86424 Dinkel-scherben	08292-2167 Fax: 08092-950174 sibyllemeister@web.de Magersucht, Familientherapie Migrationsprobleme Persönlichkeitsstörungen
Minich, Ingeborg	Münchner Str. 43	86551 Aichach	08251-872572 Fax: „" ingeborgminich@t-online.de Magersucht, Kunsttherapie Autismus
Mohr, Franz Josef	Kindermannstr. 7	80637 München	089-155203
Moisl, Sibylle	Spiegelstr. 5	81241 München	089-6886045 Fax: 089-22845950 sibylle.moisl@web.de Depressionen, Angststörungen/Stottern Schulphobie, Eltern-Baby-Therapie
Moser, Catherine Dipl. Psych.	Hasenweg 2	89275 Elchingen	0731-9274647 cmoserpsy@netscape.net Magersucht, Migrationsprobleme Säunglingstherapie
Nandlinger, Edith	Gleichmannstr. 5 b	81241 München	089-89669932 e.nandlinger@gmx.de Magersucht, Migrationsprobleme
Nerz, Daniela	Weinberger Str. 51	81241 München	089-82908817
Neugebauer, Armin	Hauptstr. 13	86356 Neusäß	0821-463009 Fax: 0821-463004 Magersucht
Nonnast-Sander, Maria	Baaderstr. 17	80469 München	089-20019262
Nowotny, Werner	Barerstr. 52	80799 München	089-2805246 Fax: 089-28755326 Krebskranke Praxis.nowotny@gmx.de Magersucht
Nußbaumer, Gisela	Seydlitzstr. 32	80993 München	089-1414290 Fax: 089-14000141 Migrationsprobleme
Ostrup, Dorothea	Schlörstr. 13	80634 München	089-13038302 Fax: 089-13959398 d.ostrup@t-online.de Lernbehinderung
Pabst, Reinhard	Augustenstr. 3	80333 München	089-54542929 Fax: 089-54542930 drpabst@aol.com

Name	Straße	PLZ Ort	Tel./Fax/E-Mail	Besonderheiten
PAM Psychother. Beratungsstelle der Psychoanalytischen Arbeitsgemeinschaft München e.V.	Oberföhringer Str. 30	81925 München	089-99750734 Fax: 089-99750738	
Peter, Angelika	Hübnerstr. 5	80637 München	089-12391148 Fax: 089-18952715 Angelika.peter@gmx.de	Migrationsprobleme
Peyerl, Christine	Rankestr. 7	80796 München	089-3073536	
Pillny, Raphael Dipl. Psych.	Johannisstr. 8	92637 Weiden	0961-4701966 Fax: 0961-4701965	
Poell, Claudia	Meggendorfer Str. 90	80993 München	089-14343014	
Pohl, Peter Dr.	St.-Martin-Str. 10	82467 Garmisch-Partenkir-chen	08821-947750 Fax: 08821-947758 dr.pohl@kinderpsych-garmisch.de	
Postpischil-Lohmann, Fee	Bahnhofstr. 1	82041 Oberhaching	089-6136610	
Pranschke, Beate	Nymphenburger Str. 145	80636 München	089-1291019	
Prechtl, Konstantin	Maillinger Str. 6	80636 München	089-18398 Constantin.h.prechtl@t-online.de	Migrationsprobleme
Psychotherapie Koordinationsstelle der KV		80684 München	089-570933362 / 089-570934388 Fax: 089-570934389	
Puhlmann, Cornelia	Marktplatz 20	83607 Holzkirchen	089-9306361 freudundleid@arcor.de	Magersucht, Familientherapie Paartherapie
Quenzel, I.	Hefnerstr. 11	80451 München	Iquenzel@t-online.de	
Rapp, Eva-Maria	Morassistr. 22 a	80469 München	089-219 383 35	
Rappay, Gertraud Dipl. Psych.	Arankaweg 4	85221 Dachau	08131-321396	
Reuter, Vera	Kobellstr. 2	80336 München	089-55263055 Fax: 089-18913504 reutervera@web.de	Ess-/Angststörungen, Prüfungsängste Entspannung

Name	Straße	PLZ Ort	Tel./Fax/E-Mail	Besonderheiten
Reutzel, Ursula	Comeniusstr. 8	81667 München	089-4480706	
Richter, Jasmin Annette	Aretinstr. 14	81545 München		
Richter, Wiltrud	Reichenaustr. 20	81243 München	089-874004 Fax: 089-87139701 wiltrud.richter@gmx.de	Schulprobleme
Röder-Mayer, Yvonne	Gollierstr. 29	80339 München	089-1402465 Fax: 089-1402465	
Roithmeyer, Renate	Gewerbegasse 3	83395 Freilassing	08654-777979 Fax: 08654-777979	
Salgueiro-Feik, Michaela	Institutstr. 21	81241 München	089-89691002	
Saloga, Hans-Werner, Dr.	Ambacher Str. 9	81476 München	089-74575694	
Saß, Christa	Augsburger Str. 24 a	82194 Gröbenzell	08142-9464	
Schäfer, Erika Dipl. Psych.	Ernst-von-Romberg-Str. 22	80997 München	089-1407394 Fax: 089-1409215	Familientherapie
Schambeck, Franz Dr.	Guffertstr. 40a	81825 München	089-43588008	
Schelling, Adriana von	Luisenstr. 22	80333 München	089-1291714 Fax: 089-284820 avonschelling@gmx.de	
Scheppach, Jutta Dr. med.	**Ernsberger Str. 4**	**81241 München**	**089 - 896 179 11 Fax: 089-896 17913 jscheppa@freenet.de**	
Schimak-Donovski, Brigitte	Beethovenstr. 12	86150 Augsburg	0821-312957	
Schlienz, Gabriele	Habsburger Platz 6	80801 München	089-338677	
Schmidt, Karin	Augustinerstr. 2 c	83395 Freilassing	08654-3692 Fax: 08654-494141 Karin-schmidt@web.de	Magersucht, Familientherapie
Schmidt-Kreuter, Sybille Dipl. Psych.	**Herterichstr. 57 a**	**81479 München**	**089-12296738 Fax: 089-72779932 sybille46@gmx.de**	**Scheidungsberatung**
Schnitt, Ursula	Untersbergstr. 45	81539 München	089-6928428 Fax: 089-69284 ursula.schmitt@claranet.de	

Name	Straße	PLZ Ort	Tel./Fax/E-Mail Besonderheiten
Schnurr, Hubert	Schmidstr. 2	80331 München	089-2609430
Schröder, Hans-Günter	Bussardweg 17	85716 Unter-schleißheim	089-31754411
Schumann, Klaus	Paul-Gerhardt-Allee 68	81245 München	089-836311
Schwab, Erika	St. Ingbert-Str. 7	81541 München	089-406209
Schwarz, Helga Dipl. Psych.	**Dorfstr. 6c**	82544 Detten-hausen	**08176-7172 Fax: 08176-997385 helga-schwarz@web.de** Konzentrationstraining
Schwarzfischer, Wolfgang Dipl.-Päd.	Danziger Str. 17	82256 Fürstenfeld-bruck	08141-42978 Fax: 08141-517447 Magersucht, Familientherapie
Schwemmer, Veronika	Birkenstr. 17	85604 Zorneding	08106-218723 Fax: „ " Veronika.schwemmer@t-online.de
Schwingenstein-Weinert, Ulrike	Lachnerstr. 14	80639 München	089-81009246 Magersucht Fax: 089-81009246 Ulrike.schwingenstein@t-online.de
Seeberger, Ulrich	Enzianstr. 28 d	82211 Herrsching	08152-6997 ulrichseeberger@gmx.de Magersucht
Seidel, Jürgen	Am Esbaum 6	83022 Rosenheim	08031-381903
Seitz, Rita Dr. phil.	Klosterstr. 1	85221 Dachau	08131-371512 Fax: 08131-371517 Rita_seitz@web.de Magersucht
Simonszent, Holger Dipl. Psych.	Germeringer Str. 4	82131 Gauting	089-89311298 Fax: 089-89311294 praxis@simonszent.de
Singer, Christine	Gernotstr. 1	80804 München	089-3086465 chrissinger2000@yahoo.com
Sorg, Marianne	Cosimastr. 2	81927 München	089-91069303
Spörri-Schönle, Claire	Ferd.-Miller-Platz 11a	80335 München	089-20204619 Fax: 089-1709050 Claire-spoerri-schoenle@t-online.de Magersucht, Familientherapie Migrationsprobleme Mutter-Säuglings-Therapien

Name	Straße	PLZ Ort	Tel./Fax/E-Mail Besonderheiten
Stachels-Andric, Julia	Budapester Str. 23	81669 München	089-68093682 Fax: 089-68093683 stachelsandric@gmail.com
Stadler, Thomas	Nymphenburger Str. 187	80634 München	089-162678
Stanislawski, Lydia Dipl. Psych.	Nibelungenstr. 20 c	80639 München	089-1406064 Fax : 089-14320961 lydia.stanislawski@gmx.de
Steinhauser, Hildegard	Prinzregentenstr. 2	86150 Augsburg	0821-37946 Fax: 0821-43979063 Hildegard.steinhauser@en-tsu.de Zwang- u. Angststörungen Magersucht
Stelzle, Marion	Fürstenfelder Str. 16	82256 Fürstenfeld-bruck	08141-613938 Magersucht, Familientherapie
Stief, Simone	Schmidstr. 2	80331 München	089-2609430
Stihl, Irmgard Dipl. Psych.	Nymphenburger Str. 81	80636 München	089-1678092 Fax: „" Paar- u. Familientherapie
Stolp, Sonja Dipl. Psych.	**Daiserstr. 2**	**81377 München**	**089-30761615 Fax: 089-30761614 mail@praxis-stolp.de Magersucht, Familientherapie Migrationsprobleme, Ängste/Zwänge**
Stork, Nora	Agnesstr. 46	93049 Regensburg	stork-n@web.de
Sutter, Ursula	Am Waldrand 39	81377 München	089-8593532
Theisen, Elisabeth	Kobellstr. 2	80336 München	089-537249 Fax: 089-5309605 lili.theisen@t-online.de Magersucht
Thewes, Michael	Schlörstr. 13	80634 München	089-13038301 Fax: 089-13959398
Thiede, Ulrich	Heinrich-Vogl-Str. 6	85560 Ebersberg	08092-87454 Fax: 08092-87456 thiede-ebersberg@t-online.de
Tiedtke, Detlef Dipl. Psych.	Luitpoldstr. 18	87629 Füssen	08362-924224 Fax: „" Magersucht d.tiedtke@gmx.net Angststörung
Tischner-Deck, Judith	Belgradstr. 9	80796 München	089-17319631 Fax: 089-17319062 Judith.tischner@web.de Magersucht
Turba, Susanne Dr. med.	Burgfriedenstr. 13	85221 Dachau	0173-9184323

Name	Straße	PLZ Ort	Tel./Fax/E-Mail Besonderheiten
Vetter, Stefan und Ursula	Bothmerstr. 19	80634 München	089-1688885 Fax: „" stetanvetter@t-online.de Depressive Entwicklung
Wachter, Ursula	Whistlerweg 30	81479 München	089-54767634 Fax: 089-74909140 urwachter@aol.com Familientherapie
Wagner, Claudia Dipl. Psych.	Kreillerstr. 160a	81825 München	089-71039589/ 0177-2369701 cl.wa.m@gmx.de Borderline-Störungen, Magersucht
Wagner, Petra	**Mangfallweg 2**	**85521 Ottobrunn**	**089-6092768 Fax: 089-66560791 petrawagnerleo@arcor.de www.mediation-wagner.de Familientherapie**
Wais-Klinke, Agnes	Ruffinistr. 22	80637 München	089-166171 „" agneswais@aol.com
Wegener, Elisabeth	Dianastr. 38	85540 Haar	089-46201579 0175-8382857 Fax: 089-4606474 Elisabeth.wegener@gmx.de
Westram, Jutta	Bussardstr. 17	85716 Unter-schleißheim	089-3175511 Fax: 089-3103868 Jutta.westram@t-online.de Familientherapie, Magersucht Eltern-Säuglings-Therapie
Weyel-Reinwarth, Suzanne	Hirschbergstr. 3	80634 München	089-13038300 Fax: 089-1689975 weyelreinwarth@web.de Magersucht/Ängste Migrationsprobleme
Wick, Dominique Dipl. Psych.	Bahnhofsplatz 5	82041 Deisenhofen	089-63848310
Windau von, Gabriela	Kirchenstr. 1	81675 München	089-45708613 Fax: 089-45708614 gabrielavowindau@t-online.de
Wolferstetter, Marie-Luise	St. Sebastian 5	84405 Dorfen	08081-954833 Fax: 08081-954833 marie-luise-wolferstetter@gmx.de Angststörung, Schreibabys Regulationsstörungen, Magersucht
Wolfram, Hertha	Käthe-Kollwitz-Str. 7d	82152 Planegg	089-8562100 Fax: 089-8574105 Transsexualität, Magersucht
Zawidowski, Edward	Krautgartenstr. 26	85232 Feldgeding	08131-352459 zawidowski@aol.com

Name	Straße	PLZ Ort	Tel./Fax/E-Mail	Besonderheiten
Zirngibl, Anton	Nymphenburger Str. 192	80634 München	089-162678	

13.3 Psychotherapeuten für Erwachsene

Name	Straße	PLZ Ort	Tel./Fax	E-Mail/Internet
Bauer, Sigrid	**Bahnhofstr. 95**	**82166 Gräfelfing**	**089-89892534**	**bauer.sigrid@web.de**
Brummer-Langer, Martin	Graf-Lehndorf-Str. 1a	81829 München	089-94500766 Fax: 089-94500767	mbl.ergo@t-online.de
Dahlinger, Eva (VT)	Gartenstr. 30	85757 Karlsfeld	08131-999033	kdahlinger@t-online.de
Drost, Stephan	**Bäckerstr. 3**	**81241 München**	**089-89669494 Fax: 089-89669495**	**ergopraxen@aol.com**
El Falaky, Amira	Mozartstr. 1	80336 München	089-62509410 Fax: 089-62509411	amira.elfalaky@web.de
Gaussmann, Petra, Dipl. Psych.	Raiffeisenstr. 82	85716 Unterschleiß-heim	089-37060371	
Grafl-Drost, Brigitte	**Bäckerstr. 3**	**81241 München**	**089-89669494 Fax: 089-89669495**	**ergopraxen@aol.com**
Grams, Ilse Dipl. Psych.	Agnesstr. 14 / III	80798 München	089-2717194	
Günther, Waltraud	Parzivalstr. 29	80804 München	089-3618272 Fax: 089-3600488	ergothwguenther@aol.com
Hahn, Claudia	Bäckerstr. 3	81241 München	089-89669494 Fax: 089-89669495	ergoHahn@aol.com
Hering, Christian	Bahnhofstr. 95	82166 Gräfelfing	089-89892534	heringchristian@gmx.de
Lenzen, Stefan	Sylvensteinstr. 2	81369 München	089-764423 Fax: 089-72959964	praxis@ergolesi.de
Lukowski, Thomas Dr. med.	Destouchesstr. 1	80803 München	089-344040	www.dr.lukowski.com
Rendl, Manfred Dr. med., Dipl. Psych.	Fuchsweg 38	85598 Baldham	08106-33858	

Name	Straße	PLZ Ort	Tel./Fax	E-Mail/Internet
Schober, Jutta	Sylvensteinstr. 2	81369 München	089-764423	
Weiler-Bock, Daniela, Dipl. Psych.	Hochstr. 45	81541 München	089-61305675	www.weilerbock.de

13.4 Ergotherapeuten

Name	Straße	PLZ Ort	Tel./Fax/E-Mail	Besonderheiten
Arnetzl, Frederike	**Römerstr. 30**	**85072 Eichstätt**	**08421-935530 Fax: 08421-935565 info@ergotherapie-eichstätt.de**	
Bähr, Helmut	Zum Hasenberg 1	91320 Ebermannstadt	09194-724634	
Bauer, Barbara	Metzstr. 30	81667 München	089-35099907 Lucia-mast@hotmail.com	
Bauer, Sigrid	**Bahnhofstr. 95**	**82166 Gräfelfing**	**089-89892534 bauer.sigrid@web.de**	**Lernstörungen Marburger Konzentrationstraining**
Bautze, Petra	Rohrauerstr. 10	81477 München	089-7855497	
Beck, Ute	**Hans-Sachs-Str. 25**	**82152 Krailing**	**089-8594591 089-89979535 beckergo@t-online.de**	**Hirnleistungstraining**
Beer, Reinhold	Bäckerzeile 3 b	83512 Wasserburg	08071-914530	
Berthold, Astrid	Am Westpark 1	85057 Ingolstadt	0841-485733 Fax: 0841-485734 astrid.berthold@praxis-berthold.de	Kinesiologie, Familienaufstellungen Marburger Konzentrationstraining
Blum, Claudia Praxis	Mittenwalder Str. 42	82467 Garmisch-Partenkirchen	08821-969444 Fax: 08821-969445 c_blum_ergotherapie@hotmail.com	Familientherapie
Brandl, Margot	**Rottaler Str. 1**	**85049 Ingolstadt**	**0841-481863 Fax: 0841-481965 praxis@ergotherapie-brandlpickl.de**	
Branz, Reinhard	**Josephspital-str. 7**	**80331 München**	**089-26949200 Fax: 089-26949201 www.ergotherapiemuenchen.de**	

Name	Straße	PLZ Ort	Tel./Fax/E-Mail Besonderheiten
Brauser, Sabine	**Peter-Vischer-Str. 29**	**81245 München**	**089-8349593** **Fax: 089-884094** **sabinebrauser@t-online.de** **Marburger Konzentrationstraining**
Brost, Christa	Bauerstr. 15	80796 München	089-2711343 christa.brost@gmx.de
Bruder, Christine	Karlstr. 17	82041 Deisenhofen	089-61369713 Fax: 089-62819099 brigitte@huber-furth.de
Brummer-Langer, Martin	Graf-Lehndorff-Str. 1a	81829 Riem	089-94500766 Fax: 089-94500767 info@ergotherapie-muenchen.de
Burgmair, Ralf	Wieninger Str. 7	85221 Dachau	08131-668660 **rburgmair@diemitte-ergotherapie.de**
Caballero-Gonzalez, Angela + Martin Lehn	**Martin-Huber-Str. 1**	**85221 Dachau**	**08131-906790** **Fax: 08131-906789** **leca@t-online.de** **www.ergotherapie-dachau.de** **Marburger Konzentrationstraining**
Deckert, Fredericke	**Manzinger Weg 7**	**81241 München**	**089-88919844** **Frühgeburten** **Fax: 089-88919843** **www.muenchen-physiotherapie.com**
Demharter-Dollat, Catherine	**Bahnhofstr. 6**	**85570 Markt Schwaben**	**08121-980522** **Affolter** **Fax: 08121-924925** **info@demharter-dollat-ergotherapie.de**
Dessman-Gentz, Beate	Arnulfstr. 224	80634 München	089-1783415 Fax: 089-1783415
Dietrich, Bianca	Am Goldenen Feld 1	95326 Kulmbach	09221-2222 Fax: 09221-924557
Dimmler, Bettina	**Mühlfelder Str. 9**	**82211 Herrsching**	**08152-969310** **Fax: 08152-989948** **www.ergotherapie-dimmler.de** **Marburger Konzentrationstraining**
Drabert, Angelika	Bauerstr. 15	80796 München	089-2711717 adrabert@hotmail.com Yoga im Haus
Drost, Stephan	**Bäckerstr. 3**	**81241 München**	**089-89669494** **Fax: 089-89669495** **ergopraxen@aol.com** **Kunsttherapie, Elternarbeit**
Ehrenhuber, Stefanie	**Bahnhofstr. 50**	**83236 Übersee**	**08642-595368** **Fax: 08645-595442** **sehrenhuber@web.de** **ADS-Eltern-Couch**

Name	Straße	PLZ Ort	Tel./Fax/E-Mail Besonderheiten
Ehrlich, Aldona	**Schelldorfer-str. 1**	**87437** **Kempten**	**0831-6971747** **Fax: 0831-6971748** **aldona.ehrlich@online.de** **Elterncoaching, Stotterbehandlung** **Entspannungsverfahren**
Eichler, Verena	Am Goldenen Feld 1	95326 Kulmbach	09221-2222 Fax:09221-924557
Erbslöh, Dorothea **Praxisgemeischaft**	**Sauerbruchstr. 48**	**81377** **München**	**089-7409306** **Fax: 089-701399 54** **info@erbsloeh-etkt.de** **Kunsttherapie, Spieltherapie**
Föhringer, Günter	Rosenheimer Landstr. 37	85521 Ottobrunn	089-6018303/66002130 Fax: 089-60601840 leopold61@web.de
Frank, Thomas A.	**Akademiestr. 19**	**80779** **München**	**089-69373328** **Fax: 089-69372085** **info@ergotherapie-frank.de** **Elterntraining**
Frank, Yvonne	Josephsburg-str. 34	81673 München	089-45125682 Fax: 089-45457787 ergotherapie-huy-frank@t-online.de Belastungserprobungstraining
Frenzel, Sabine	Rosenheimer Landstr. 37	85521 Ottobrunn	089-6018303/66002130 Fax: 089-60601840 leopold61@web.de
FZT – Praxis für Ergo-therapie	Blutenburgstr. 19 Rgb.	80636 München	089-18979924 Fax: 089-18979427
Gehler, Johanna	Römerstr. 11	82205 Gilching	08105-277366 Fax: 08105-277367 info@ergotherapie-gilching.de Marburger Konzentrationstraining
Gerg-Dürr, Gabriele	Amiraplatz 3	80333 München	089-25548858 Fax: 089-25548861 info@gerg-duerr.de
Gfüllner, Grit	Fasanen-gartenstr. 4	81737 München	089-67974640
Gilg, Manuela	Schlierseestr. 79	81539 München	089-6929409 ergotherapiegilg@lycos.de
Gräbner, Annemarie	Friedrich-Ebert-Ring 1	97072 Würzburg	0931-4605921 Fax: 0931-4605922 ergoanne@debitel.net Linkshänder, Neurologie
Grafl-Drost, Brigitte	**Bäckerstr. 3**	**81241** **München**	**089-89669494** **Fax: 089-896 694 95** **ergopraxen@aol.com**

Name	Straße	PLZ Ort	Tel./Fax/E-Mail Besonderheiten
Grape, Angela	**Manzinger Weg 7**	**81241 München**	**089-88919844** **Fax: 089-88919843**
Grimm, Gabriele	**Erich-Zeitler-Str. 12**	**85737 Ismaning**	**089-963606** **Fax: 089-99637947** **gabrielagrimm@t-online.de** **Elterntraining**
Grundmann von Holly, Katrin	Griesstr. 10	85567 Grafing	08092-853333 Marburger Konzentrationstraining
Günther, Waltraud	Parzivalstr. 29	80804 München	089-3618272 Fax: 089-3600488 ergothwguenther@aol.com Marburger Konzentrationstraining
Haberkorn, Maria	Schneeberg-gasse 3	88131 Lindau	08382-6112 Fax: 08382-409864
Hahn, Claudia	**Bäckerstr. 3**	**81241 München**	**089-89669494** **Fax: 089-896 694 95** **ergopraxen@aol.com**
Hahn-Hirster, Sibylle	**Buschingstr. 4**	**81667 München**	**089-99929951** **Fax: 089-3003200** **ergo@hahn-hirster.de** **Marburger Konzentrationstraining**
Haider, Christine	Münchner Str. 15 a	83527 Haag	08072-373900 haider-wettemayer@t-online.de
Hartmann, Martina	Erich-Zeitler-Str. 12	85737 Ismaning	089-963606 Elternberatung Fax: 089-99639747 annemartinahartmann@t-online.de
Heiland, Eva	Werdenfelder Str. 17	82496 Oberau	08824-944651 eva.heiland@gmx.de
Hering, Christian	Bahnhofstr. 95	82166 Gräfelfing	089-89892534 heringchristian@gmx.de
Hetz, Christine	Kirchenstr. 1	85540 Haar	089-46202062 Elterntraining Fax: „" ergo-hetz@web.de
Hilgart, Robert	**Augsburger Str. 54**	**86899 Landsberg**	**08191-32225** **Fax: 08191-989375** **ergo.hilgart.lang@online.de** **Wahrnehmungsstörungen**
Hönigmann, Edith	**Augsburger Str. 12**	**85221 Dachau**	**08131-79539** **Elternarbeit** **Fax: 08131-906674** **edith.hoenigmann@t-online.de**
Hörberger, Nicole S.O.S. Frühförderstelle	Spöttingerstr. 4	86899 Landsberg	
Huy, Alexandra	Josephsburg-str. 34	81637 München	089-45125682 Fax: 089-45457787 ergotherapie-huy-frank@t-online.de

Name	Straße	PLZ Ort	Tel./Fax/E-Mail Besonderheiten
Juretzko-Schroll, Claudia	Hohenwarter Str. 5	80689 München	089-567721 Fax: „" claudia_juretzko-schroll@web.de Entspannungstechnik, Atemtherapie
Kirchner, Petra	Dachauer Str. 201	80637 München	089-154284
Lammers-Fecker, Christiane	**Friedastr. 17**	**81479 München**	**089-79893923** **Fax: 089-72776251** **Lammers-fecker@t-online.de** **Affolter** **Marburger Konzentrationstraining**
Landgraf, Nina	**Prälat-Pfanzelt-Str. 2**	**85221 Dachau**	**08131-72520** **Fax: 08131-54562** **Dachau-ergotherapie@web.de** **Entspannungsverfahren**
Lang, Hubert	**Augsburger Str. 54**	**86899 Landsberg**	**08191-32225** **Fax: 08191-969375** **ergo.hilgart.lang@t-online.de** **Wahrnehmungsstörungen**
Lehn, Martin	**Martin-Huber-Str. 1**	**85221 Dachau**	**08131-906790** **Fax: 08131-906789** **leca@onlinehome.de**
Lenz, Kerstin	**Benno-Hauber-Str. 2**	**85435 Erding**	**08122-229220** **Fax: 08122-540354** **lenz.k-w@t-online.de**
Lenzen, Stefan	Sylvensteinstr. 2	81369 München	089-764423 Fax: 089-72959964 praxis@ergolesi.de Marburger Konzentrationstraining
Linhart, Marion	Maximilianstr. 3	86916 Kaufering	08191-9608888 Fax: 08191-6857 Marburger Konzentrationstraining
Lochner, Franz	**Römerstr. 4**	**82205 Gilching**	**08105-5307** **Fax: 08105-276361** **flochner@diemitte-ergotherapie.de** **Marburger Konzentrationstraining**
Mackiewicz, Eva	Sauerbruchstr. 48	81377 München	089-7004090 0179-8281212 eva.mackiewicz@mnet-online.de
Maier, Kathrin	Blumenreit 1	84437 Reichertsheim	08072-9164615 katemaier@web.de
Manghabati, Monika	Heidemannstr. 38	80939 München	089-3162503 Fax: 089-37158332 ergo.manghabati@yahoo.de
Maurer, Uschi	Lichtenfelser Str. 26	96231 Bad Staffelstein	09573-222408 Linkshänderberatung Marburger Konzentrationstraining

Name	Straße	PLZ Ort	Tel./Fax/E-Mail Besonderheiten
Meier, Maria Christa	Fürstenrieder Str. 171	81377 München	089-54763139 Fax: 089-54740855 ergo-meier@gmx.net Kinesiologie, Bobath Elterngespräche, Entspannungsreiki
Mekler, Ingeborg	Bahnhofstr. 4	85560 Ebersberg	08092-24408 Fax: 08092-25323 praxis.seibl@t-online.de Marburger Konzentrationstraining
Mertl, Julia	Nestroystr. 7	85049 Ingolstadt	0841-86983 Julia-mertl@yahoo.de
Natterer, Martin	**Josephspital-str. 7**	**80331 München**	**089-26949200 Fax: 089-26949201 natterer.martin@t-online.de Affolter**
Niesel, Susanne	**Pöltner Str. 9**	**82362 Weilheim**	**0881-40063 susanne.niesel@web.de**
Oberhauser, Bernhard	**Graslitzer Str. 13**	**84478 Waldkraiburg**	**08638-981571 Fax: 08638-981571 info@ergo-oberhauser.de**
Otter, Birgit	Herterichstr. 89	81477 München	089-74974700 Fax: „ "
Pickl, Margit	**Rottaler Str. 1**	**85049 Ingolstadt**	**0841-481863 Fax: 0841-481965 praxis@ergotherapie-brandlpickl.de**
Reff-Richter, Christine	Forstenrieder Allee 59	81476 München	089-757577 Fax: 089-7594237 ergo-praxis@arcor.de Wahrnehmungsverarbeitungsstörungen
Renner, Silvia	Am Waldring 4	83562 Rechtmehring	08076-8108 rennersilvia@web.de
Riedel, Faruk und Riedel, Nihal	Mangstr. 12 b	80997 München	089-89218118 ergopraxisriedel@yahoo.de
Romberg, Theresia	Ickstattstr. 22	80469 München	089-20232515 Fax: 089-20232517 w.sierck-niesen@t-online.de Marburger Konzentrationstraining Kinesiologie, Massagen
Rummel-Damian, Veronika	**Truderinger Str. 292**	**81825 München**	**089-42024484 Notfall: 089-43670119 Entspannungsverfahren**
Schatz, Jürgen	**Landsberger Str. 478**	**81241 München**	**089-82000112 Fax: 089-82000114 info@logopaedie-schatz.de**
Schleich, Annemarie	Auf der Schanze 9	93413 Cham	09971-804505 Fax: 09971-804506

Name	Straße	PLZ Ort	Tel./Fax/E-Mail Besonderheiten
Schmidt, Matthias	Römerstr. 11	82205 Gilching	08105-277366 Fax: 08105-277367 info@ergotherapie-gilching.de Marburger Konzentrationstraining
Schulde, Monika	Rosenheimer Landstr. 37	85521 Ottobrunn	089-6018303/66002130 Fax: 089-60601840 leopold61@web.de
Schultes, Monika	Schwanthaler-str. 14	80336 München	089-55028756
Schütz, Renate	**Wotanstr. 5**	**82110 Germering**	**089-8948332 Fax: 089-81892737 praxis@ergo-schuetz.de**
Schwaier, Eva-Maria	**Breslauer Weg 121**	**82538 Geretsried**	**08171-909429 Fax: 08171-909230 Paartherapie**
Serio, Christine	**Wotanstr. 5**	**82110 Germering**	**089-8948332 Fax: 089-81892737 praxis@ergo-schuetz.de**
Sierck-Niesen, Wiebke	Ickstattstr. 22	80469 München	089-20232515 Kindermassage Fax: 089-20232517 Kinesiologie
Sieger-Knöbel, Antje	**Münchner Str. 3**	**85652 Pliening**	**08121-973223 info@ergotherapie-pliening.de Marburger Konzentrationstraining**
Sprenger, Hildegard	Innerer Stock-weg 6	82041 Oberhaching	089-61305310
Stiefvater, Gabriele	Am Goldenen Feld 1	95326 Kulmbach	09221-2222 Fax:09221-924557 g.stiefvater@web.de
Straub-Paniagua, Waltraut	Weiglstr. 12	80636 München	089-13928658 Fax: „" w.straub-paniagua@web.de
Suckau, Birge	Am Krapfberg 4	82131 Gauting	089-86306886 Fax: 089-86306685 birge.suckau@web.de
Thiel, Bernhard	**Münchner Str. 4b**	**85368 Moosburg**	**08761-752391 Fax: „" thielpraxis@web.de Marburger Konzentrationstraining**
Thomson, Brigitte	Bezirksstr. 54	85716 Unterschleiß-heim	089-3172411 Fax: „" Sensomotorisch-Perzeptiv-Behandlung
Wagner, Yvonne	Greinwaldstr. 4	82327 Tutzing	08158-907281 Fax: 08158-907281 www.tutzinger-therapiezentrum.de tz-tutzing@gmx.net

Name	Straße	PLZ Ort	Tel./Fax/E-Mail Besonderheiten
Weiß, Rainer	Mannertstr. 34	80997 München	089-8929400 Fax: 089-8929449 ergo.weiss@web.de Wahrnehmungsstörungen
Wette-Mayer, Ursula	Münchner Str. 15 a	83527 Haag	08072-373900 ursula@wette-mayer.de
Widmann, Gertrud	Heimstättenstr. 31	82256 Fürstenfeldbruck	08141-358824 ergopraxis-widmann@t-online.de
Wiendl, Renate	Cosimastr. 89	81925 München	089-95959181 Fax: 089-95959182
Wildensee, Tom	**Breslauer Weg 121**	**82538 Geretsried**	**08171-909429 Fax: 08171-909230 Bobath, Linkshänderdiagnostik**

13.5 Heil- und Montessoripädagogen

Name	Straße	PLZ Ort	Tel./Fax/E-Mail Besonderheiten
Achatz, Marion	**Lange Zeile 2**	**85435 Erding**	**08122-954661 Fax: 08122-954660 kontakt@heilpp-erding.de**
Anklam, Anke	**Auf der Eier- wiese 1**	**82031 Grünwald**	**089-69377722 Fax: 089-69377724 anke.anklam@gmx.de**
Behringer, Silvia	Griesbräustr. 12	82418 Murnau	08841-672637 silviabehringer@aol.com
Berger, Ellen	**Walter- Schnackenberg- Weg 3**	**81245 München**	089-89712131 Fax: 089-89712131 ellen.berger@gmail.com
Bickel, Antje	**Steinebacher Feld 2**	**86949 Windach**	**08193-9979624 Fax: 08193-996872 praxis.bickel@web.de Konzentrationstraining**
Börner, Ingrid	Ludwigstr. 23	95028 Hof	09281-889734 Fax: 09281-889735 ergoschlisio@web.de www.ergoschlisio.de
Braunmiller, Alexandra	**Schlierseer Str. 2**	**83714 Miesbach**	**08025-6172 Fax: „" a.braunmiller@heilpaedagogik-mb.de**
Bruske, Maria	**Praxis: Kasta- nienallee 11 Postanschrift: Hahilingastr. 8b**	**82041 Oberhaching**	089-6131135 **Entspannungsübungen Konzentrationstrainings**

Name	Straße	PLZ Ort	Tel./Fax/E-Mail Besonderheiten
CARITAS	Hansastr. 136	81373 München	089-7104810 Fax: 089-71048111 Erziehungsberatung
Cordes, Adele	Steebstr. 1	82229 Seefeld	08152-999799 Fax: „" cordes-heilpaedagogik@gmx.de
Couppis, Annabel	Lange Zeile 2	85435 Erding	08122-954661 Fax: 08122-954660 kontakt@heilpp-erding.de Kindergarten- u. Hausbesuche
Dirndorfer, Anita	Schloßallee 4b	85435 Erding/ Bergham	08122-909449 Fax: 08122-909 459 anita.dirndorfer@online.de Elterntraining
Dorn, Elfriede	Heiglhofstr. 63	81377 München	089-72405151 e.dorn@t-online.de
Dunst, Carola	Schlierseer Str. 2	83714 Miesbach	08025-6172 c.dunst@heilpaedagogik-mb.de Geschwisterseminare
Eigner, Bianca	Wilderich-Lang-Str. 6	80634 München	089-15780572 Fax: 089-15984259 post@praxis-eigner.de Spieltherapie
El Falaky, Amira	Mozartstr. 1	80336 München	089-62509410 Fax: 089-62509411
Erger, Michaela Dipl.Heilpäd. – vom BHP anerkannte Praxis	Hauptpraxis: Sonnenstr. 46	86807 Buchloe	08241-90947 Fax: 08241-90964 heilpaedagogik@t-online.de www.praxis-erger.de Elterncoaching Systemische Familientherapie
Erger, Michaela Dipl.Heilpäd. – vom BHP anerkannte Praxis	Zweigstelle: Gollwitzerstr. 12 b	86157 Augsburg	0821-42088833 Fax: 0821-42088834 heilpaedagogik@t-online.de www.praxis-erger.de Autismus, Traumatherapie Marburger Konzentrationstraining
Feldmann, Christl	Leibengerstr. 16	81829 München	089-1299186 christlfeldmann@mnet-mail.de Familien aus Afrika, Gewaltproblematik
Fiederling-Witte, Dorothee, Dipl.Heilpäd.	Roggensteiner Weg 17	81249 München	089-82072002 Fax: 089-23547771 doro.witte@gmx.de
Fit for school	Leopoldstr. 74 Ötztaler Str. 5	80802 München	089-393870 Fax: 089-393871 info@fit-for-school.de

Name	Straße	PLZ Ort	Tel./Fax/E-Mail Besonderheiten
Gallmeier, Antje	Selberstr. 14	95691 Hohenberg a.d. Eger	09233-36365765
Gollwitzer, Cornelia	Amselstr. 8	85579 Neubiberg	089-60669550 c.gollwitzer@t-online.de
Griehl, Gabriele Dipl.Heilpäd.	**Münchner Str. 29**	**82131 Gauting**	**089-13943984 0176-40029660 g.griehl@web.de Konzentrationstraining, Elterncoaching**
Hauck, Elisabeth	**Katharinenstr. 37**	**86899 Landsberg a.L.**	**08191-972180-81 Familienberatung Fax: 08191-972182 elisabeth.hauck@ heilpaedagogenpraxis.de**
Hellmann-Brose, Claudia	Nußbaumstr. 2	82319 Starnberg-Wangen	0172-805 82 99 claudiabro@web.de
Herzig, Elisabeth	Scheßlitzerweg 7	90425 Nürnberg	0911-3777800 Familientherapie, Sandspieltherapie
Hesse, Monika	Pienzenauer Str. 5	81679 München	089-986526
Höfges, Birgit	**Katharinenstr. 37**	**86899 Landsberg a.L.**	**08191-972181 Fax: 08131-972182 bwegele@gmx.de**
Högn, Ulrike – Domus Heilpäd. Tagesstätte	Pommerstr. 4	80809 München	089-3573540 Ulrike.hoegn.org
Kassel, Hildegard Dr.	Clemensstr. 6	80803 München	089-391150
Kautz, Cordula	Groffstr. 18	80638 München	089-17809727 Fax: 089-17809728 ckautz@arcor.de
Kettner, Marion	Schiestlstr. 2	90562 Kalchreuth	0911-5183818 Schreibabys
Krickelberg, Michael	Bodenstedtstr. 49	81241 München	089-83964000 Fax: 089-83964099 praxis.krickelberg@t-online.de Entwicklungsproblematik
Kriner-Skokanitsch, Dorothee	**Ilmünsterstr. 54**	**80686 München-Laim**	**089-56820860 Fax: „" dorokrisko@web.de**
Kuhl, Michaela	Richard-Wagner-Str. 24	85540 Haar	089-46099964 Familientherapie
Labusch, Susanne	Münchner Str. 108	86415 Mering	08233-846753 Susanne.labusch@t-online.de

Name	Straße	PLZ Ort	Tel./Fax/E-Mail Besonderheiten
Langewald, Marianne	Deisenhofener Str. 64	81539 München	089-4314746 marianne.langewald@web.de
Link, Maria Anna	**Walchensee-platz 11**	**81539 München**	**089-69737134** **Autismus** **Fax: 089-55261966** **maria-anna-link@web.de**
Maierhöfer, Annette	**Engelbertstr. 2**	**81241 München**	**089-82020270** **Fax: 089-7931058** **info@praxis-meierhoefer.de**
Marcjanik Ewa	Monatshausen 10	82327 Tutzing	08158-9654 Fax: 08158-7079 praxis.knesebeck@iivs.de
Mentzel, Marianne	Vollmannstr. 32a	81927 München	089-92091794 Marianne.mentzel@gmx.de
Mikiffer, Ruth	**Hauptstr. 29**	**82319 Starnberg**	**08151-449545**
Mirandolle, Agnes	**Orleansstr. 23**	**81667 München**	**089-24214696** **amirandolle@web.de** **Kunsttherapie, Ängste**
Moll, Ruth	Monatshausen 10	82327 Tutzing	08152-7157 Fax: 08152-7124
Montessori Kinderwerk-statt	Richelstr. 28	80634 München	089-162151 www.kinderwerkstatt-neuhausen.de
Pfitzner-Bakker, Agnes	Schluderstr. 14	80634 München	089-1675224
Quien-Halamek, Christl	Wallberg 10	82515 Wolfratshausen	08171-18111 Frühförderung 08171-481909 quien-halamek@t-online.de
Rauch, Peter	Mülleranger 8	82284 Grafrath	08144-98136
Reiner, Stefan	**Steinsdorfstr. 15**	**80538 München**	**089-78586254** **Fax: 089-21665931** **lerntherapie-muenchen@t-online.de**
Richardson, Julie Ann	Platanenweg 3	85609 Aschheim	089-9034510
Riegel, Silvia Maria	**Horemannstr. 31**	**80636 München**	**089-1294962** **Fax: „"** **silvia.riegel@hp-praxis-muenchen.de** **Entspannungsverfahren** **Konzentrationstraining, Familientherapie**
Rodeck-Werner, Angela	Fritz-Lange-Str. 5	81547 München	089-69760969 Aggressionen angela.rodeck@gmx.de

Name	Straße	PLZ Ort	Tel./Fax/E-Mail	Besonderheiten
Röck, Esther	Gärtnerweg 31	85757 Karlsfeld	08131-999307 Fax: 08131-506973 Montessori-roeck@arcor.de	Hochbegabung
Rogge, Monika	Hauptstr. 63	79359 Riegel	07642-688285	
Ruoff, Susanne	St.-Georg-Str. 33	86513 Bayersried	08281-6696 Fax: 08281-797718 susanne.ruoff@t-online.de	Systemische Therapie
Schmidt, Evelyn	Thalkirchnerstr. 129 a	81371 München	089-7251333	
Schuhmann, Hannelore	**Omptedastr. 10**	**81243 München**	**089-37505770** **Fax: 089-37505772** **dieschumanns@t-online.de**	
Schwab, Gabriele	**Katharinenstr. 37**	**86899 Landsberg a.L.**	**08191-972180** **Fax: 08191-972182** **gaby.schwab@gmx.de**	**Elterntraining**
Schwaiger, Sonja	Buchenstr. 26	85716 Unterschleiß-heim	089-31908057	
Voß von, Gerda	Schloß-Prunn-Str. 9a	81375 München	089-7194732	
Voves, Bettina	**Rathausplatz 3**	**85716 Unterschleiß-heim**	**089-24402550** **Fax: 089-24402549** **info@praxis-voves.de**	**Autismus**
Wagner, Anita	**A.N. Hansens Alle 36 1.sal**	**2900 Hellerup/ Dänemark**	**089-69759274** **anita-luzia.wagner@arcor.de**	**Muskelentspannung**
Waldmüller, Hedwig	Hilpoltsteiner Str. 57	91154 Roth	09171-981144 Fax: „" heilpaed.wittmann@web.de	Konzentrationstraining
Wiechec-Gerstberger, Ursula	Falckenberg 1	82275 Emmering	08141-42239 Fax: 08141-91133	
Wittmann, Barbara	Hilpoltsteiner Str. 57	91154 Roth	09171-981144 Fax: „" heilpaed.wittmann@web.de	Konzentrationstraining
Wolter, Mathilde	Präntlweg 4	82131 Stockdorf	089-8571667 info@praxis-wolter.de	Familientherapie
ZHT Kinderklub e.V.	Solalindenstr. 120	81827 München	089-4377783 Fax: 089-43777844 zhtkinderklub@aol.com	Trauer, Trauma

13.6 Logopäden

Name	Straße	PLZ	Ort	Tel./Fax/E-Mail
Antoine, Elisabeth	Bauerstr. 15	80796	München	089-2719167 elisabethantoine@yahoo.de
Anwander, Evelyn Dr.	**Winthirstr. 19**	**80639**	**München**	**089-1665504 Fax: 089-13939921 evelyn.anwander@web.de**
Averdieck, Charlotte	**Rosenheimer Landstr. 65a**	**85521**	**Ottobrunn**	**089-6091901 Fax: 089-66054955 info@praxis-averdieck.de**
Baumgart, Claudia	Josephsburgstr. 4	81673	München	089-45187596 Fax: 089-45187597
Büttner, Claudia	Meindlstr. 19	81373	München	089-74689657
Deutsch, Susanne	**Poccistr. 10**	**80336**	**München**	**089-76774774 Fax: 089-076774775 stefanieseith@aol.com**
Dörrenbächer, Monika	Bülowstr. 9	81679	München	089-98107774 Fax: 089-98107779 monika.doerrenbaecher@gmx.de
Eicher, Iris Dr.	**Steinstr. 77**	**81667**	**München**	**089-487426 Fax: 089-484954 praxis@stimm-und-sprachtherapie.de**
Ewald, Susann	Boschetsriederstr. 158	81379	München	089-78582283 info@logopaedie-ewald.de
Geiger, Antje	**Augustenstr. 6**	**80333**	**München**	**089-5502416 Fax: 089-599 917 88 praxis@besserreden.de**
Gewitsch, Iris	**Ströbelestr. 63**	**80686**	**München-Laim**	**089-54639770 Fax: 089-54639771 praxis@sprachtherapie-gewitsch.de**
Grönke, Claudia	**Leopoldstr. 27**	**80802**	**München**	**089-28805110 Fax: 089-74911131 info@logomuc.de**
Hackl, Elisabeth	Theodolindenplatz 5	81545	München	089-640525
Haupt, Eve	Agnes-Bernauer-Str. 106	80687	München	089-567394 Fax: 08091-3177 ehaupt@freenet.de
Häusel, I.	Theodolinden-platz 5	81545	München	089-640525
Haußelt, Gabi c/o Praxis für Logopädie	Hartstr. 54	82110	Germering	089-8401086 Fax: „" www.logopaedie-germering.de

Name	Straße	PLZ	Ort	Tel./Fax/E-Mail
Heffinger, Sabine	Meindlstr. 19	81373	München	089-74689657 s.heffinger@gmx.de
Hegerl, Wilma	Albert-Schweitzer-Str. 56	81735	München	089-6376082 wilma.g.hegerl@gmx.de
Helbig-Bauer, Eva-Maria	**Max-Josephs-Platz 25**	**83022**	**Rosenheim**	**08031-401085** **Fax: 08031-401086** **eva-maria.helbig@gmx.de**
Hertl, Rosmarie	Agnes-Bernauer-Str. 106	80687	München	089-567394
Hilger, Barbara c/o Praxis für Logopädie	Hartstr. 54	82110	Germering	089-8401086 Fax: „" www.logopaedie-germering.de
Hirsch, Katrin Dipl.-Sozialpäd.	Baubergerstr. 16	80992	München	089-37418516 Fax: 089-37418515 kontakt@logopaedie-moosach.de
Hofmann, Frank J.	Hauptstr. 54	90547	Stein	0911-672049 Fax: 0911-683634
Horstmann-Neu, Elisabeth	**Viktualien-markt 3**	**80331**	**München**	**089-2924221** **sekretariat@horstmann-neu.de**
Hutz, Verena	Schirmer Weg 2	81245	München	089-82908078 Fax: 089-89669506 info@dialog-praxisteam.de
Kager, Tanja	Am Steinbruch 11	97440	Rundels-hausen	09722-9462466 Tanja.kager@gmx.de
Kammerlehner, Mechthild	Vollmannstr. 42	81927	München	089-91076396
Kay, Leyla	Bürkleinstr. 14	80538	München	089-297635 Fax: 089-224482
Kraus, Herbert	Humboldstr. 27	81543	München	089-659409
Kruse, Silke	Ritzerstr. 36	91054	Erlangen	silkekruse@yahoo.de
Kulosa-Geyer, Irmgard	**Friedrich-Engels-Bogen 25**	**81735**	**München**	**089-63499366** **Fax: „"**
Kunze, Anne Dipl. Päd.	**Bahnhofstr. 116 a**	**82269**	**Geltendorf**	**08193-9992332** **Fax: 08193-99937** **praxisannekunze@web.de**
Langer, Brigitte	Baaderstr. 15	80469	München	089-2016259
Limmer, Marion	Dall'Armi-Str. 46	80638	München	089-1785554 marionlimmer@web.de

Name	Straße	PLZ	Ort	Tel./Fax/E-Mail
Marzin, Christina	Schirmer Weg 2	81245	München	089-82908078 Fax: 089-89669506 info@dialog-praxisteam.de
Mayer, Andrea	**Römerstr. 11**	**82205**	**Gilching**	**08105-775772** **Fax: 08105-775773** **praxis@sprache-stimme.de**
Meier, Andrea	**Tegernseer Landstr. 135**	**81539**	**München**	**089-6977660** **Fax: 089-6977661** **andreameier@t-online.de**
Merz, Anka	Weißdornweg 20	85757	Karlsfeld	08131-97133
Muderlak, Cristina c/o Dialog Praxis f. Logopädie	**Schirmer Weg 2**	**81245**	**München**	**089-82908078** **Fax: 089-89669506** **info@dialog-praxisteam.de**
Olf, Uwe	Richard-Strauss-Str. 56	81667	München	089-911020 Fax: 089-91049944 praxis.logopaedie@olf.de
Pädagogisch-Audiologische Beratungsstelle	Fürstenrieder Str. 155	81377	München	089-74132238 Fax: 089-74132283 pab.buero@blfg.de
Plöhn, Monika	Juifenstr. 14	83661	Lenggries	08042-972833 Fax: 089-6417644 monika_ploehn@yahoo.de
Porzelius, Ariane	**Brienner Str. 1/IV**	**80333**	**München**	**089-2289311** **Fax: 089-471642** **info@gutsprechen.de**
Quadt-Laumer, Waltraud	Dall´Armi-Str. 46	80638	München	089-1785554
Reitschuster, Eva	**Vollmannstr. 42**	**81927**	**München**	**089-919618** **Fax: 089-91076265** **evareitschuster@aol.com**
Reuther-Deichel, Birgit	**Waldstr. 15**	**82041**	**Deisen-hofen**	**089-269322** **marion.reuther-deichl@t-onlline.de**
Richter, Gunhilde	Josephsburgstr. 4	81673	München	089-45187596 Fax: 089-45187597
Sapper, Stefanie	**Maria-Theresia-Str. 1**	**81675**	**München**	**089-474482** **Fax: 089-474 498** **stephaniesapper@hotmail.com**
Schatz, Jürgen	**Landsberger Str. 478**	**81241**	**München-Pasing**	**089-82000-112 od -113** **Fax: 089-8200114** **info@logopaedie-schatz.de**
Schiele, Claudia	**Volkartstr. 29**	**80634**	**München**	**089-13958040** **Fax: 089-13958041** **info@bellogo.de**
Schilling, U.	Untertaxetweg 154	82131	Gauting	089-8503882

Name	Straße	PLZ	Ort	Tel./Fax/E-Mail
Schleinich, Julia	Neuwieder Str. 15	90411	Nürnberg	
Schmidt, Charlotte	Lindwurmstr. 12	80337	München	089-5439251
Schulte-Werning, Jolanda	Berliner Str. 38 a	80805	München	089-36109315
Schulz, Stefanie	Baubergerstr. 16	80992	München	089-37418516 Fax: 089-37418515 kontakt@logopaedie-moosch.de
Seilheimer, Caroline	Nußbaumstr. 2	85757	Karlsfeld	08131-908133 Fax: 08131-908134 c.seilheimer@email.de, www.lelo.biz
Seith, Stefanie	**Poccistr. 10**	**80336**	**München**	**089-76774774** **Fax: 089-76774775** **stefanieseith@aol.com**
Siebert-Moses, Marion	**Mühlbauerstr. 36**	**81677**	**München**	**089-472432** **marion.siebert1@gmx.de**
Steigemann, Anja	Schirmer Weg 2	81245	München	089-82908078 Fax: 089-89669506 info@dialog-praxisteam.de
Trausenecker, Marion	Taxetstr. 38a	85737	Ismaning	089-964498 Fax: 089-96201938 tausenecker@online.de
von Czettritz, Caroline	Bernhard-Borst-Str. 5	80637	München	089-153956 Fax: 089-1595692 czettritz@hotmail.com
von Kienlin, Brigitte	Kreuzlinger-Forst-Str. 9a	82131	Gauting	089-8500551 Fax: 089-89340876
Wagner, Beate	Innerkoflerstr. 2	81377	München	089-7144114 Fax: 089-7144114
Wiebel, Renate	Ludwig-Sommer-Str. 13	82269	Kaltenberg	08193-999707 Fax: 08193-999706 info@logopaedie-wiebel.de
Wittenberger, Astrid	**Volkartstr. 29**	**80634**	**München**	**089-13958040** **Fax: 089-13958041** **info@bellogo.de**
Wulff, Jutta	**Hennigweg 1**	**85737**	**Ismaning**	**089-96087713** **Fax: 089-96086917** **logoprax.wulff@web.de**

13.7 Dyskalkulietherapeuten

Name	Straße	PLZ	Ort	Tel./Fax/E-Mail
Achatz, Marion	**Lange Zeile 2**	**85435**	**Erding**	**08122-954661** **Fax: 08122-954660** **kontakt-erding.de** **kontakt@heilpp-erding**
Arbeitskreis f. Legas-thenie Bayern e.V.	**Waldstr. 3a**	**82166**	**Gräfelfing**	**089-8541908** **Fax: 089-852260** **www.akl-bayern.com** **info@akl-bayern.com**
Baur, Simone, Dr.	Sandstr. 5	80335	München	089-594886
Berger, Stefan	c/o Math. Institut Brienner Str. 48	80333	München	089-5233142
Browder, Colleen Sue	c/o Math. Institut Brienner Str. 48	80333	München	089-5233142
Bruns, Edith	**Kameterstr. 6**	**85579**	**Neubiberg**	**089-60600927** **Fax: 01805-06033888925** **bruns-neubiberg@t-online.de**
Buchberger, Harald Dipl. Psych.	**Lorenz-Stadler-Str. 15**	**85604**	**Zorneding**	**08106-249295** **Fax: 08106249295** **h.buchberger@web.de**
Capone, Alessandra	Perlacher Str. 22	81539	München	089-5233142 alessandra.capone@freenet.de
Couppis, Annabel	**Lange Zeile 2**	**85435**	**Erding**	**08122-954661** **Fax: 08122-954660** **Kontakt-erding.de** **kontakt@heilpp-erding.de**
Dirsch, Monika Dipl. Psych.	Münchner Str. 105	85435	Erding	**08122-227991** **Fax: 08122-227992** **monikadirsch@onlinehome.de**
Driller, Luzia	Gumstr. 11	82152	Planegg	089-859 86 89
Fit for school	**Leopoldstr. 74 +** **Ötztaler Str. 5**	**80802** **81737**	**München**	**089-393870** **Fax: 393871** **www.fit-for-school.de** **info@fit-for-school.de**
Frank, Susanne	Schwanseestr. 6	81539	München	089-6920630 Fax: „" frankpsych@aol.com
Fuhrmann, Raimund	Nördl. Auffahrts-allee 50	80638	München	089-178 33 20
Gianni, Nora	Ludlstr. 70	80689	München	089-586052

Name	Straße	PLZ	Ort	Tel./Fax/E-Mail
Goverts, Kerstin	Reiterweg 5	82031	Grünwald	089-64914489
Grau, Katharina	Christoph-von-Gluck-Platz 19 b	80807	München	089-35319955
Greußlich, Thomas	Gurnstr. 11	82152	Planegg	089-859 86 89
Griehl, Gabriele Dipl.Heilpäd.	**Münchner Str. 29**	**82131**	**Gauting**	**089-13943984 0176-40029660 g.griehl@web.de Konzentrationstraining Elterncoaching**
Grüßen-Miles, Irmgard	c/o Praxis Dr. Baukhage, Albert-Schweitzer-Str. 62	81735	München	089-67371841 od. 0173-3926519
Haller, Elisabeth	Kleinstr. 1	81379	München	089-79893737 elisabeth.haller@t-online.de
Hausmann, Friedebert	Aidenbachstr. 68	81379	München	089-723 22 14
Heck-Pescht, Barbara	Bellinzonastr. 30	81475	München	089-37998496 heckpescht@arcor.de
Heimbach, Eva	Am Grenzweg 7	85635	Höhen-kirchen	08102-996899 Fax: 08102-8979251 eva-heimbach@arcor.de
Heiß, Karl Dipl. Psych.	**Leipziger Str. 4**	**82110**	**Germering**	**089-8417160 Fax: „" k.g.heisz11@t-online.de**
Horst, Edda Dipl. Psych. c/o Dr. med. Frey	Siegesstr. 18	80802	München	089-38026935
Janowetz, Ulrike	Münchner Str. 13	85625	Glonn	08093-300 211
Jülicher, Marion Dipl.-Päd. PTE Unterhaching	**Prager Str. 9**	**82008**	**Unter-haching**	**089-32609733 Fax: 089-32609734 pte-unterhaching@pte.de**
Kahle, Monika	Solalindenstr. 120	81827	München	089-437778-3 Fax: 089-437778-44 info@zht-kinderklub.de
Kaufmann, Brigitte	Ascholdinger Str. 11 a	81579	München	089-7499 -5833
Kreul, Holde Dipl. Psych.	Horemansstr. 31	80636	München	089-12391818
Kropp, Renate	Rosenheimer Str. 2	80538	München	089-78586254 renatek_1999@yahoo.com

Name	Straße	PLZ	Ort	Tel./Fax/E-Mail
Kuen, Angelika	**Talangerstr. 5**	**82152**	**Krailling**	**089-89860722** **Fax. 85852676** **www.sol-lernfoerderung.de** **info@sol-lernfoerderung.de**
Lampke, Beate	c/o Math. Institut Brienner Str. 48	80333	München	089-5233142 Fax: 089-5234283 beate_lampke@yahoo.de
Mangstl-Fischer, Annette	**Hanfelder Str. 31**	**82319**	**Starnberg**	**08151-448642** **Fax: 08151-448643** **www.wege-fuer-kinder.de** **info@wege-fuer-kinder.de**
Meßmer, Helmut Dipl. Psych.	Marlene-Dietrich-Str. 33	80636	München	089-3618366 helmut.messmer@gmx.de
Müller, Bettina	c/o Math. Institut Brienner Str. 48	80333	München	089-5233142
Opderbeck, Frank	Rosenheimer Str. 2	81669	München	089-78586254
Pankofer, Simone	Reichenbachstr. 47	80469	München	089-221546
Rerrich, Dorothea	Heiterwangerstr. 22	81373	München	089-7696481 drerrich@gmx.de
Riedel, Ingrid	Nederlinger Str. 74	80638	München	089-1573218 Fax: 089-7937022
Sauer, Ingrid	Uppenbornstr. 15	81735	München	089-6803189
Schleibner, Anita	Villenstr. Süd 48	82288	Kottgeisering	08144-8457 Fax: „
Schlüter, Martina	c/o Math. Institut Brienner Str. 48	80333	München	089-5233142 martina.schlueter-mp@web.de
Simonszent, Holger Dipl. Psych.	Germeringer Str. 4	82131	Gauting	089-89311298 Fax: 089-89311294 www.simonszent.de praxis@simonszent.de
Sperl, Anneliese	Rablstr. 35	81669	München	089-4489108
Stihl, Irmgard	Schulstr. 9	80634	München	089-1678092
Stohr, Angela	Schönstr. 67 a	81543	München	089-661225
Strube, Viola	Leonistr. 10	81476	München	089-753223 Fax: 089-72979517

Name	Straße	PLZ	Ort	Tel./Fax/E-Mail
Teicher, Heike	Amalienstr. 26	80333	München	089-392102 Fax: 089-28808578 heike.teichert@t-online.de
von Schwerin, Alexander	**Math. Institut Brienner Str. 48**	**80333**	**München**	**089-5233142** **Fax: 089-5234283** **info@rechenschwaeche.de** **www.rechenschwaeche.de**
Weigel, Jutta	c/o Math. Institut Brienner Str. 48	80333	München	089-5233142
Wystrychowski, Wiltrud	**Hausner Grenzweg 2**	**85551**	**Kirchheim**	**089-90969425** **Wiltrud.wystrychowski@web.de**

13.8 Legasthenietherapeuten

Name	Straße	PLZ	Ort	Tel./Fax/E-Mail/Internet
Achatz, Marion	**Lange Zeile 2**	**85435**	**Erding**	**08122-954661** **Fax: 08122-954660** **kontakt@heilpp-erding**
Albrecht, Fritz	Lauterbachstr. 30	80997	München	089-1492980 fritz.albrecht@gmx.net
Anwander, Evelyn Dr.	**Winthirstr. 19**	**80639**	**München**	**089-1665504** **Fax: 089-13939921** **evelyn.anwander@web.de**
Arbeitskreis f. Legasthenie Bayern e.V. Irene Lorenz Dipl. Psych.	**Waldstr. 3a**	**82166**	**Gräfelfing**	**089-8541908** **Fax: 089-852260** **www.akl-bayern.com** **info@akl-bayern.com**
Baur, Simone, Dr.	Sandstr. 5	80335	München	089-594886
Bruns, Edith	**Kameterstr. 6**	**85579**	**Neubiberg**	**089-60600927** **Fax: 01805-06033888925** **bruns-neubiberg@t-online.de**
Buchberger, Harald Dipl. Psych.	**Lorenz-Stadler-Str. 15**	**85604**	**Zorneding**	**08106-249295** **Fax: 08106249295** **h.buchberger@web.de**
Büchner, Britta Dr.	Schluderstr. 14	80634	München	089-13013600 Fax: 089-13937383 buechner@LegaKids.net Gruppentherapie
Couppis, Annabel	**Lange Zeile 2**	**85435**	**Erding**	**08122-954661** **Fax: 08122-954660** **Kontakt-erding.de** **kontakt@heilpp-erding.de**

Name	Straße	PLZ	Ort	Tel./Fax/E-Mail/Internet
Dillmann, Dorothée	Altheimer Eck 13	80331	München	089-2603129
Dirsch, Monika Dipl. Psych.	**Münchner Str. 105**	**85435**	**Erding**	**08122-227991** **Fax: 08122-227992** **monikadirsch@onlinehome.de**
Driller, Luzia	Gumstr. 11	82152	Planegg	089-859 86 89
Endres, Winfried	Bahnhofstr. 4	82166	Gräfelfing	089-89809971
Fit for school	**Leopoldstr. 74 +** **Ötztaler Str. 5**	**80802** **81737**	**München**	**089-393870** **Fax: 393871** **www.fit-for-school.de** **info@fit-for-school.de**
Forum Legasthenie	Schwanthalerstr. 55	80336	München	089-53980577 Fax: 089-53980593
Frank, Susanne	Schwanseestr. 6	81539	München	089-6920630 Fax: „“ frankpsych@aol.com
Fuhrmann, Raimund	Nördl. Auffahrts-allee 50	80638	München	089-178 33 20
Goverts, Kerstin	Reiterweg 5	82031	Grünwald	089-64914489
Gianni, Nora	Ludlstr. 70	80689	München	089-586052
Greußlich, Thomas	Gumstr. 11	82152	Planegg	089-859 86 89
Griehl, Gabriele Dipl.Heilpäd.	**Münchner Str. 29**	**82131**	**Gauting**	**089-13943984** **0176-40029660** **g.griehl@web.de** **Konzentrationstraining** **Elterncoaching**
Grönke, Claudia	**Leopoldstr. 27**	**80802**	**München**	**089-28805110** **Fax: 089-74911131** **info@logomuc.de** **www.logomuc.de**
Grüßen-Miles, Irmgard	c/o Praxis Dr. Baukhage Albert-Schweitzer-Str. 62	81735	München	089-67371841 od. 0173-3926519
Halisch, Christina	Mallertshofener Str. 16d	85716	Unterschleiß-heim	089-3108733
Haller, Elisabeth	Kleinstr. 1	81379	München	089-79893737 elisabeth.haller@t-online.de

Name	Straße	PLZ	Ort	Tel./Fax/E-Mail/Internet
Hauer, Herbert	c/o Institut f. Legasthenie, Altheimer Eck 13	80331	München	089-2603129
Heck-Pescht, Barbara	Bellinzonastr. 30	81475	München	089-37998496 heckpescht@arcor.de
Heimbach, Eva	Am Grenzweg 7	85635	Höhenkirchen	08102-996899 Fax: 08102-8979251 eva-heimbach@arcor.de
Heiß, Karl **Dipl. Psych.**	**Leipziger Str. 4**	**82110**	**Germering**	**089-8417160** **Fax: „"** **k.g.heisz11@t-online.de**
Jochum, Birgit Dr.	c/o Institut f. Legasthenie, Altheimer Eck 13	80331	München	089-2603129
Joksch, Ulrike	Leopoldstr. 149a	80804	München	089-36105263 joksch@praxis-muc.de
Jülicher, Marion **Dipl.-Päd.** **PTE Unterhaching**	**Prager Str. 9**	**82008**	**Unterhaching**	**089-32609733** **Fax: 089-32609734** **pte-unterhaching@pte.de**
Kahle, Monika	Solalindenstr. 120	81827	München	089-437778-3 Fax: 089-437778-44 info@zht-kinderklub.de
Kassel, Hildegard Dr.	Clemensstr. 6	80803	München	089-391150
Kreul, Holde Dipl. Psych.	Horemansstr. 31	80636	München	089-12391618
Kuen, Angelika	**Talangerstr. 5**	**82152**	**Krailling**	**089-89860722** **Fax. 85852676** **www.sol-lernfoerderung.de** **info@sol-lernfoerderung.de**
Liacopoulos, Julius Dipl. Psych.	Ainmillerstr. 7	80801	München	089-12138254 www.legasthenietherapie-schwabing.de Jliac@gmx.de
Mangstl-Fischer, **Annette**	**Hanfelder Str. 31**	**82319**	**Starnberg**	**08151-448642** **Fax: 08151-448643** **www.wege-fuer-kinder.de** **info@wege-fuer-kinder.de**
Mathematisches Institut zur Behandlung der Rechenschwäche/ Arithmasthenie	Brienner Str. 48	80333	München	089-5233142
Meßmer, Helmut Dipl. Psych.	Marlene-Dietrich-Str. 33	80636	München	089-3618366 helmut.messmer@gmx.de
Peter, Anna	Landsberger Str. 490	81241	München	089-82080991

Name	Straße	PLZ	Ort	Tel./Fax/E-Mail/Internet
Pierer, Andrea	Centa-Herka-Bogen 24	80797	München	089-18923696 andrea.pierer@gmx.de Legasthenie, ADS & AD/HS
Reischl-Oppel, Ursula Dipl. Psych.	**Herterichstr. 57a**	**81479**	**München-Solln**	**08093-1566** **Fax: 08093-4875** **ursula.reischl-oppel@t-online.de**
Reitter, Ulrike	Bonner Platz 1	80803	München	089-99017880 Fax: 089-99017887 los-muenchen@web.de ulrike.reitter@web.de www.LOSdirekt.de
Reng, Andrea	Schleißheimer Str. 151	80797	München	089-2723782 Fax: 30725869 andrea.reng@web.de
Rerrich, Dorothea	Heiterwangerstr. 22	81373	München	089-7696481 drerrich@gmx.de
Richter, Wiltrud	Reichenaustr. 20	81243	München	089-874004 Fax: 089-87139701 wiltrud.richter@gmx.de Schulprobleme
Riedel, Ingrid	Nederlinger Str. 74	80638	München	089-1573218 Fax: 089-7937022
Riedhammer, Anna Maria, c/o Institut f. Legasthenie	Altheimer Eck 13	80331	München	089-2603129
Rochus, Cornelia	Erdmannsdörferstr. 9	81247	München	089-83964397 crochus@gmx.de
Schilling, Barbara	Plauener Str. 2	80992	München	089-1405861
Schleibner, Anita	Villenstr. Süd 48	82288	Kottgeisering	08144-8457 Fax: ""
Simonszent, Holger Dipl. Psych.	Germeringer Str. 4	82131	Gauting	089-89311298 Fax: 089-89311294 praxis@simonszent.de
Sperl, Anneliese	Rabistr. 35	81669	München	089-4489108
Stiawa, Cornelia	Feldstr. 15	82256	Fürstenfeldbruck	08141-4050-430 cornelia.stiawa@stiftung-kinderhilfe.de
Stohr, Angela	Schönstr. 67 a	81543	München	089-661225
Strube, Viola	Leonistr. 10	81476	München	089-753223 Fax: 089-75979517

Name	Straße	PLZ	Ort	Tel./Fax/E-Mail/Internet
Teicher, Heike	Amalienstr. 26	80333	München	089-392102 Fax: 089-28808578 heike.teichert@t-online.de
Wegener, Elisabeth	Dianastr. 38	85540	Haar	089-46201579 0175-8382857
Wystrychowski, Wiltrud	**Hausner Grenz-weg 2**	**85551**	**Kirchheim**	**089-90969425** **wiltrud.wystrychowski@web.de**
Zeisberg, Luitgard	Riedeselstr. 45c	82319	Starnberg	08151-16830

13.9 Heilpädagogische Hausaufgabenbetreuung

Name	Straße	PLZ	Ort	Tel.
Bielmeier, Melanie	Hohenzollernstr. 6	80801	München	089-391529
fit for school, Frau Schmid	**Harras**		**München**	**089-7435700**
fit for school	**Leopoldstr. 74**	**80802**	**München**	**089-393870**
Foidl, Patricia	c/o Praxis Stefan Reiner, Steinsdorfstr. 15	80538	München	089-78586254
Herrmann, Annette	Mauerkircherstr. 18	81679	München	089-98105095
Kiefer, Gabriele	Georgenschwaigstr. 17	80807	München	089-355270
Leo, Sigrid	Augustenstr. 106/Rgb.	80798	München	089-5232883 oder 089-343857
Reifenschneider, Anna	Kleistr. 5	81543	München	089-6516188
Schleske, Claudia	Angerlohstr. 1d	80997	München	089-89224356
Schmidbauer, Karin	Gaisbergstr. 1	81675	München	089-475591
Schulfit	Denning, Trudering, Ostbahnhof, Milbertshofen, Rotkreuzplatz		München	089-4482953
Schumann, Renate	c/o Praxis Stefan Reiner, Steinsdorfstr. 15	80538	München	089-78586254

Name	Straße	PLZ	Ort	Tel.
Stark, Helene	Kirchenstr. 97	81675	München	089-41074594
Tsobanoglou, Illee	Werinherstr. 103	81541	München	089-49001822
von Dreden, Ilse	Neureutherstr. 23	80799	München	089-2723112
Wertfein, Monika	Riedgaustr. 13	81673	München	089-4313149

13.10 Heilpädagogische Tagesstätten für AD/HS-Kinder

Name	Straße	PLZ	Ort	Tel./Fax/E-Mail
Heilpädagogische Tagesstätte Laim	Mergentheimer Str. 6	80687	München	089-54636063 Fax: 089-54636054 hpt-laim@hpa-muenchen.de www.hpa-muenchen.de
Wichern-Zentrum	Heinrich-Bauer-Weg 9	80933	München	089-312137-22 Fax: 089-312137-20 lachner@diakonie-hasenbergl.de

13.11 Alternativen zu den öffentlichen Schulen

13.11.1 Private Grundschulen und private Hauptschulen

Schule	Straße	PLZ	Ort	Tel.	Bemerkungen
Arche Nova Montessori-Schule	Wolfratshauser Str. 350	81479	München	089-74441300	Grundschule
Aristoleles-Schule Rep. Griechenland	Edmund-Rumpler-Str. 9	80939	München	089-14347641	Grund- u. Teilhauptschule
Deutsch-Französische Volksschule	Berlepschstr. 3	81373	München	089-7210070	Grund- u. Teilhauptschule
Griechische Volksschule	Ernsbergerstr. 3	81241	München	089-82979230	Grund- u. Teilhauptschule
Griechische Volksschule	Hinterbärenbadstr. 71-73	81373	München	089-74357414	Grund- u. Teilhauptschule

Schule	Straße	PLZ	Ort	Tel.	Bemerkungen
Griechische Volks-schule	Schleißhei-merstr. 247	80809	München	089-3507020	Teilhauptschule
Immanuel-Volksschule Förderverein	Oberauer Str. 3-5	81377	München	089-741455	Ganztagesschule
Isar Volksschule	Kohlstr. 5	80649	München	089-23171860	Grund- und Haupt-schule
Maria-Montessori-Volksschule	Willi-Gebhardt-Ufer 32	80809	München	089-3071006	Grund- und Haupt-schule
Montessori-Schule des Emile-Montessori-Schulvereins	Hofer Str. 21-25	81737	München	089-12138561	Grundschule
Montessori-Schule	Landsberger Str. 43	82205	Gilching	08105-773548	Grundschule
Montessori-Schule	Otto-Hahn-Str. 36	85662	Hohen-brunn	089-60864700	Grund- und Haupschule Ganztagesschule/ Mittagsbetreuung
Montessori-Schule Clara Grunwald	Ganghoferstr. 13	85716	Unterschlei ßheim	089-31837581	Mittagsbetreuung
Montessori-Schule	Lerchenstr. 14	80995	München	089-35474990	Grundschule
Pater-Rupert-Mayer-Volksschule	Wolfratshau-ser Str. 30	82049	Pullach	089-74426131	Grund- und Haupt-schule Ganztagesschule
Reinhard-Wallbrechter-Schule	Wolfratshau-ser Str. 214	81479	München	089-7498310	Ganztagesschule Tagesheim
Sinai-Grundschule israelit. Kultusgemein-de, jüdische Schule	Möhlstr. 14	81675	München	089-475992	Grundschule
Sokrates-Schule Griechische Volks-schule	Zamdorfer Str. 2	80798	München	089-60665097	Grund- u. Teilhaupt-schule
Theresia-Gerhardinger-Schule am Anger	Blumenstr. 26	80331	München	089-23179185	Grundschule Mittagsbetreuung

13.11.2 Private Realschulen

Schule	Straße	PLZ	Ort	Tel.	Bemerkungen
Hans-Hofer-Realschule	Warnbergstr. 1	81479	München	089-7491500	Mit Tagesheim
Huber-Realschule	Kohlstr. 5	80469	München	089-93333	Ganztagesschule
Isar-Realschule	Kohlstr. 5	80469	München	089-2317180	
Lukas-Schule	Helmpertstr. 9	80687	München	089-5467270	
Maria-Ward-Mädchenrealschule	Josephs-burgstr. 22	81673	München	089-4549130	Mit Tagesheim
Maria-Ward	Maria-Ward-Str. 5	80638	München	089-17900260	Mit Tagesheim
Neuhof-Realschule	Steinerstr. 16	81369	München	089-72448339	
Novalis-Realschule	Steinerstr. 16	81369	München	089-72448339	Ganztagesschule
Pestalozzi-Realschule	Truderinger Str. 265 b	81825	München	089-45220680	Mit Ganztages-angebot
Sabel-Realschule	Schwanthaler-str. 51-53 a	80336	München	089-5398050	Mit Tagesheim
Theresia-Gerhardinger-Mädchenrealschule	Mariahilfplatz 13	81541	München	089-6515443	Mit Tagesheim

13.11.3 Private Wirtschaftsschulen

Schule	Straße	PLZ	Ort	Tel.	Bemerkungen
Begemann e.V.	Bäckerstr. 56	81241	München	089-883085	
Kermeß e.V.	Blumenauer Str. 131	81241	München	089-829295500	
Morawetz E. Dipl.-Kfm.-Dipl.-Hdl.	Kohlstr. 5	80469	München	089-293333	Ganztagesschule

Schule	Straße	PLZ	Ort	Tel.	Bemerkungen
Pasold-Weissauer Gem. Schulbetriebs GmbH	Augsburger Str. 7	80337	München	089-2308753	
Sabel-Wirtschaftsschule	Schwanthaler-str. 51-53	80336	München	089-5398050	Mit Tagesheim
Sabel-Wirtschaftsschule	Schwanthaler-str. 53	80336	München	089-5398050	Mit Tagesheim

13.11.4 Private Gymnasien

Schule	Straße	PLZ	Ort	Tel.	Bemerkungen
Derksen – kleines Lehrinstitut	Pfingstro-senstr. 73	81377	München	089-780707-0	Betreuung körperbe-hinderter Schüler
Günter-Stöhr-Gymnasium	Zeller Weg 27	82057	Icking	08178-9094-0	
Edith-Stein-Gymnasium	Preysingerstr. 105	81667	München	089-480921311	Mittagsbetreuung Mit Tagesheim
Huber-Gymnasium	Kohlstr. 5	80469	München	089-93333	Ganztagesschule
Isar-Schule in freier Trägerschaft	Kohlstr. 5	80469	München	089-23171870	Täglich Sport
Maria-Ward-Gymnasium	Maria-Ward-Str. 5	80638	München	089-17900260	Mit Tagesheim
Neuhof-Gymnasium	Steinerstr. 16	81369	München	089-72448339	Ganztagesschule
Nymphenburg-Gymnasium	Sadelerstr. 10	80638	München	089-159120	Ganztagesschule
Obermenzinger Gymnasium	Freseniusstr. 47-49	81247	München	089-8912440	Mit Tagesheim Ganztagesschule
Theresia-Gerhardinger-Schule am Anger	Blumenstr. 26	80331	München	089-23179162	Hort an der Schule
Überreiter, Florian GmbH	Pariser Str. 30	81667	München	089-4481094	Mit Tagesheim

13.11.5 Private freie Waldorfschulen

Schule	Straße	PLZ	Ort	Tel.	Bemerkungen
Rudolf Steiner München-Daglfing	Max-Proebstl-Str. 7	81929	München	089-99391110	Mit Tagesheim Mit Mittagsbetreuung
Rudolf Steiner München-Schwabing	Leopoldstr. 17	80802	München	089-380140-0	

13.11.6 Europäische Schulen, ausländische Schulen

Schule	Straße	PLZ	Ort	Tel.
Deutsch-Französische Schule (Lycée Francais Jean Renoir)	Berlepschstr. 3	81373	München	089-7210070
Lyzeum I und II der Republik Griechenland in München	Schatzbogen 29	81829	München	089-12020611 089-14869676

13.12 Reha-Kliniken für ADHS

Alpseeklinik St. Michael	Kirchsteige 1	87509	Immenstadt-Bühl	08323-9130 Fax: 08323-913 277 288 info@alpseeklinik.de www.alpseeklinik.de
Caritashaus Feldberg	Passhöhe 5	79868	Feldberg	07676-9300 www.caritas-haus-feldberg.de
Fachklinik Gaißach	Dorf 1	83674	Gaißach	08041-798-0 Fax: 08041-798-333 klinikinfo@drv-bayernsued.de
Klinik Hochried Fachklinik für Kinder- und Jugendmedizin, Kuren für ADHS und Teilleistungs-schwächen	Hochried 1-12	82418	Murnau	08841-4740 www.klinikhochried.de
Reha Klinik Neuharlingersiel GmbH	Bettenwarfen 2-14	26427	Nordseeheilbad Neuharlingersiel	044974-9160 info@ rehaklinikneuharlingersiel.de www.rehaklinik-neuharlingersiel.de
Südstrandklinik Fehmann – Kurbehandlung von Kindern und Jugendlichen mit ADHS	Südstrand-promenade 3	23769	Ostseeheilbad Burg	04371-893320

13.13 Stationäre Einrichtungen

Name	Straße	PLZ Ort	Tel./E-Mail/Internet
Heckscher Klinik für Kinder- und Jugendpsychiatrie u. -psychotherapie	Deisenhofener Str. 28	81530 München	089-99990 info@heckscher-klinik.de
Heckscher-Klinik Abt. Rottmannshöhe	Rottmanshöhe	82335 Berg	08151-570 Fax: 08151-50714 info@heckscher-klinik.de
Frauentherapiezentrum FTZ München e.V.	Blutenburgstr. 19/ Rgb.	80636 München	089-18979924 Fax: 089-18979427 ergotherapie@ftz-muenchen.de Nur erwachsene Frauen
Schulte-Körne Prof. Dr., Gerd, Leiter der Klinik f. Kinder- u. Jugendpsychiatrie, Psychosomatik und Psychotherapie, LMU München	Pettenkoferstr. 8 a	80336 München	089-5160-3325 089-5160-3379 gerd.schulte-koerne@med.uni-muenchen.de
Städtisches Krankenhaus München-Harlaching	Sanatoriumsplatz 2	81545 München	089-62103106 Fax: 089-62103176

13.14 ADHS-Psychiater

Name	Straße	PLZ	Ort	Tel./E-Mail
Demmerle, Bernd Dr. med.	**Hirtenweg 2**	**82031**	**Grünwald**	**089-64910585 089-64957866 sellke-demmerle@web.de**
Ehgartner Ernst Dr. med.	**Leopoldstr. 206**	**80804**	**München**	**089-3617808 089-363512 info@ehgartner.org**
Krause Johanna Dr.	Schillerstr. 11 a	85521	Ottobrunn	089-6012471 089-60019387 drjkrause@yahoo.com
Neuy-Bartmann, Astrid Dr.	**Herrleinstr. 45**	**63739**	**Aschaf-fenburg**	**06021-22169 Fax: 06021-15961 www.neuy-bartmann.de neuy-bartmann@t-online.de**
Rietschel, Wolfgang Dr. med.	**Oberländerstr. 38**	**81371**	**München**	**089-54096028 089-72059564 wolfgang_rietschel@yahoo.de**
Rothfelder Ullrich Dr. med.	**Karlstr. 44**	**80333**	**München**	**089-592633 089-5501704 u.rothfelder@t-online.de**

13.15 Kinder- und Jugendpsychiater

Name	Straße	PLZ	Ort	Tel./E-Mail
Alfred, Adam Dr. med.	Winthirstr. 4	80639	München	089-13998829 Fax: 089-13998830 www.kinderpsychiatrie-muenchen.de adamalfred@t-online.de
Lindermüller, Anton Dr.	Bäckerstr. 4	81241	München	089-896 899 93 Fax: 089-89 68 99 61 www.kjp-muenchen.de
Scheele, Harry Dr. med.	Bahnhofstr. 15	83022	Rosenheim	08031-2313595 Fax: 08031-2319594 www.praxis-dr-scheele.de harryscheele@web.de
Scheppach, Jutta Dr. med.	Ernsberger Str. 4	81241	München	089-896 179 11 Fax: 089-896 17913 jscheppa@freenet.de

13.16 ADHS-Kinderärzte

Name	Straße	PLZ Ort	Tel./Fax E-Mail/Internet
Bakowski, Claudia Dr. med.	Mühlfelder Str. 9	82211 Herrsching	08152-48234 Fax: 08152-48134 dr.bakowski@gmx.de
Baukhage, Carl Wilhelm Dr. med.	Albert-Schweitzer- Str. 62	81735 München	089-676197
Blank, Christian Dr. med. Sozialpäd. Zentrum am Kin- derKH St. Marien	Grillparzerstr. 9	84036 Landshut	0871-8521325 Fax: 0871-8521940
Eber, Stefan Dr. med.	Waldfriedhofstr. 73	81377 München	089-7140975 Fax: 089-74160384 praxis@kid-z.de www.kid-z.de
Hoffmann, R. Dr. med.	Altstadt 20	84028 Landshut	0871-28006 Fax: 0871-273503 dr.rpwh@gmx.de www.kinderaerzteimnetz.de/aerzte/arzt 882.html
Hoegen, Cornelia Dr. med.	Mühlfelder Str. 9	82211 Herrsching	08152-48234 Fax: 08152-48134 dr.c.hoegen@web.de

Name	Straße	PLZ Ort	Tel./Fax E-Mail/Internet
Hultsch, Walter Dr. med.	Ingolstädter Str. 166	80939 München	089-3165301 Fax: 089-3165303 kinderarzt_praxis@t-online.de
Intemann, Anneliese Dr. med.	Trappentreustr. 19	80339 München	089-509528
Joiko, Janina Dr. med.	Sachsenkamstr. 3	81369 München	089-7609870 Fax: 089-7433001 jbjoiko@aol.com
Kubryk, Danylo Dr. med.	Marsstr. 30	85609 Aschheim	089-90199293 Fax: 089-90199283
Lachner, Franz Dr.med.	**Waldbahnstr. 4**	**83324 Ruhpolding**	**dres.lachner@telemed.de www.kinderaerzteimnetz.de/aerzte/arzt704.html**
Netzel, Bruno Dr. med. habil.	**Freischützstr. 92**	**81927 München**	**089-956051 Fax: 089-99201999 kinderarzt@netzel.de www.netzel.de**
Schmid, Ulrich Dr. med.	**Osswaldstr. 1a**	**82319 Starnberg**	**08151-274888 08151-274889 dr.ulrich.schmid@t-online.de www.kinderaerzte-im-netz.de/drschmid**
Sellke-Demmerle, Gabriele (Allgemeinmediz.)	**Alte Schulstr. 7**	**82064 Straßlach-Großdingharting**	**08170-8291 Fax: 08170-9969089 Sellke-demmerle@web.de**
Sengesspeik, H. Christoph	**Ismaninger Str. 60**	**81675 München**	**089-473069 Fax: 089-4709224 kinderarzt@surfeu.de www.kinderaerzteimnetz.de/aerzte/arzt168.html**
Stöckl-Drax, Theresia Dr.	Bahnhofstr. 10 / I. OG	82131 Gauting	089-89336700 Fax: 089-89336701
Sturm, Thomas Dr. med.	**Leonhardplatz 8**	**82256 Fürstenfeldbruck**	**08141-44958 Fax: 08141-355853 dr.thomas.sturm@gmx.de www.kinderaerzte-im-netz.de/sturm**
Thomas, Gerhard Dr. med.	Truderinger Str. 273	81825 München	089-423090 Fax: 089-426489
Wendeborn, Mathias Dr. med.	Volpinistr. 19	80638 München	089-1783871
Wörnle, Roman Dr. med., Dipl. Psych.	**Bäckerstr. 1**	**81241 München**	**089-8347037/ 886608 Fax: 089-8347038**

13.17 Allgemeinmediziner

Name	Straße	PLZ	Ort	Tel./Fax/E-Mail
Holtz-Joas, Susanne Dr. med.	Schulstr. 22	86928	Hofstetten	08196 7045 08196 7745 www.drjoas.de, hojo@drjoas.de
Sellke-Demmerle, Gabriele	Alte Schulstr. 7	82064	Straßlach-Großding-harting	08170-8291 Fax. 08170-9969089 Sellke-demmerle@web.de

13.18 Allgemeine Hilfe in Lebenskrisen

Name	Straße	PLZ	Ort	Tel.
Psychiatrischer Notdienst	Elisenstr. 3		München	01805-191212
Infofon für Jugendliche				089-1215000
Kinder- und Jugendtelefon				0800-111 0333

13.19 Sonstiges

Name	Straße	Ort PLZ	Tel./E-Mail/Internet
Deutsche Akademie für Psychoanalyse (DAP) e.V.	Goethestr. 54	80336 München	089-539674/75 info@psychoanalysebayern.de
Ernährungsberatung, 5-Elemente-Ernährung; chinesische Diätetik Hebel, Manuela	Hanauer Str. 41	80992 München	089-3610225
Prismenbrillen Internationale Vereinigung für binokulare Vollkorrektion IVBV-Geschäftsstelle	Albrechtstr. 5	65549 Limburg	06431-288990 IVBmail@t-online.de
Hochbegabung Regionalverein der deut-schen Gesellschaft für das hochbegabte Kind Erstberatung Frau B.Heger	Ludwig-Festl-Str.5	85604 Zorneding	08106-378927 08450-924294 Vorstand@dghmuenchenbayern.de

Bezeichnung	Straße	PLZ Ort	Tel./Fax/E-Mail
ADHS-Beratungsstelle Wichernzentrum	Heinrich-Braun-Weg 9	80993 München	089-31213756 Fax: 089-31213720 ambulanz@diakonie-hasenbergl.de www.diakonie-hasenbergl.de

13.20 Selbsthilfeorganisationen, Elterninitiativen

Bezeichnung	Straße	PLZ Ort	Tel./Fax/E-Mail
Selbsthilfegruppe für Eltern Baur Michaela	Bergweg 12	63834 Sulzbach	06028-20571
Selbsthilfegruppe für Eltern Voigt Dorothe	Lehmgrubenstr. 2	63839 Kleinwallstadt	06022-23721 dorothe_voigt@web.de
Selbsthilfegruppe für Eltern Euler Anneliese	Im Himbeer-grund 7	63864 Glattbach	06021-423947 Fax: 06021-48691
Selbsthilfegruppe für Eltern Feigel Ulla	Ohmstr. 18	63741 Aschaffen-burg	06021-88588
ADS-Selbsthilfegruppe für Erwachsene Opheiden Birgit	**Westendstr. 68**	**80339 München**	**08131-998051 Birgit.Opheiden @gmx.de www.adhs-muenchen.de**
Wichern-Zentrum	Heinrich-Braun-Weg 9	80933 München	089-31213756 Fax: 089-31213720 schlayerkoenig@diakoniehasenbergl.de
Selbsthilfegruppe für Eltern Zwickl-Itzenplitz Brigitte	Hofangerstr. 132	81735 München	089-68890224 Fax: 089-68890446 BrigitteZwickl@Itzenplitz.net
Selbsthilfegruppe für Eltern Sarr Ursula	Finsinger Weg 47	82008 Unterhaching	089-61100877 Fax: 089-61100877 Lebenskunst@altavista.de
Selbsthilfegruppe für Eltern Porschke Heinrich	Herbsdorfer Str. 17	83365 Nussdorf im Chiemgau	08669-7238
Selbsthilfegruppe für ADHS-Kinder, Hebert Regine	Ev. Pfarrzentrum	83607 Holzkirchen	08024-473330 Fax: 08024 / 47 33 31 christine.hebert@freenet.de
Selbsthilfegruppe für Eltern Engelken-Metzker Christine	Weidenstr. 2	83420 Diedorf	08238-958549 www.adhsschwaben.de
Gesprächskreis ADS – hyperaktives Kind Wolf Ingeborg	Pilartzstr. 5	83549 Eiselfing	08071-6894 Ingeborg.wolf@web.de
Selbsthilfegruppe für Eltern Eirainer Petra	Am Manfredhof 3½	83646 Bad Tölz	08041-411125 lassl@t-online.de
Selbsthilfegruppe für Eltern Probst Anna	Mühlbach 32	83661 Lenggries	08042-8219

Bezeichnung	Straße	PLZ Ort	Tel./Fax/E-Mail
Selbsthilfegruppe für Eltern Stamp Alexandra	Industriestr. 8c	84030 Ergolding	08711-431662 AlexandraStamp@t-online.de
Selbsthilfegruppe für Eltern Blatt Waltraud	Bayernwegsied-lung 1	84051 Essenbach	08703-1955
Selbsthilfegruppe für Eltern Stadtler Waltraud	Wittelsbacherstr. 10	84347 Pfarrkirchen	08561-4341
ADHS-Selbsthilfegruppe Mühldorf am Inn BV-AH e.V Rauchenwald Cornelia	**Stierberg 20**	**84419 Obertauf-kirchen**	**08082-949470 Fax: 8082-949470**
Selbsthilfegruppe für Eltern Diepold Elke	Rathausstr. 21	85126 Münchsmün-ster	08402-1448
Dachauer Elterninitiative für ADHS Schmidt Manuela	Heinrich-Lanz-Str. 11	85229 Markt Inders-dorf	08136-5138
Dachauer Elterninitiative für ADHS, Trübswetter Gabi	Palsweiser Str. 11	85232 Lauterbach	08135-993820
Dachauer Selbsthilfegrup-pe f. Eltern betroffener AD(H)S-Kinder	**Heinrich-Nicolaus-Str. 3**	**85221 Dachau-Mitterndorf**	**08131-25493 ads-dachau.de**
Selbsthilfegruppe AD(H)S Rietmann Sabine	Michael-Haslbeck-Str. 2	85460 Putzbrunn	089-4606280 Fax: 894606280
Bundesverband Aufmerk-samkeitsst./Hyperaktivität e.V. Schwarz, Meike	**Otto-Hahn-Str. 17**	**85540 Haar**	**089-46089904 Fax: 01212-510705005 (Fax > PC) meike.schwarz@web.de**
ADS-Initiative e.V. Zeevaert-Senger Monika, Dipl.Ing.	**Bahnhofstr. 4**	**85567 Grafing**	**08092-8525447 Fax: 08092-8625449 info@ads-selbsthilfe.de www.ads-selbsthilfe.de**
Selbsthilfegruppe für Eltern Reischl-Oppel Ursula	Preysingstr. 40b	85625 Glonn	08093-1566
Selbsthilfegruppe für Eltern Wunder-Semmlinger, Christina	Pappelstr. 12	86343 Königsbrunn	08231-88011 Fax: 08231-88566 adhs-koenigsbrunn@gmx.de
Selbsthilfegruppe für Eltern Hauke Christa	Winterstr. 1½	86343 Königsbrunn	08231-90434
Selbsthilfegruppe für Eltern Schütz Claudia	Brüder-Grimm-Str. 13	86405 Meitingen	08271-427099 ADS@epost.de
Selbsthilfegruppe für Eltern Uhl Angelika	Schneidweg 2	86650 Wemding	09092-6782
Selbsthilfegruppe für Eltern Pfefferer Petra	Industriestr. 4	86653 Monheim	09091-3958

Bezeichnung	Straße	PLZ Ort	Tel./Fax/E-Mail
Selbsthilfegruppe für Eltern Breitschädel Andrea	Am Kalkofen 26	86653 Monheim	09091-3426
Selbsthilfegruppe für Eltern Holub Monika	Schlesierstr. 2	86690 Mertingen	09078-912866
Selbsthilfegruppe für Eltern Filgis Rupert	Amiconistr. 10	87724 Ottobeuren	083321431 Fax: 0833-25285 filgisr@bigfoot.com
Selbsthilfegruppe für Eltern Schmid Monika	Bahnhofstr. 41	89434 Blindheim	09074-5560
Selbsthilfegruppe für Eltern Pagel Friedo	Schweriner Str. 54	90425 Nürnberg	0911-3849044
„Hyperaktive Träumer" Meyer-Kaufmann Ingrid	Thumenberger Weg 91	90461 Nürnberg	0911-599454 Fax: 0911-5980299 Hyperaktivetraeumerab12@gmx.de
Selbsthilfegruppe für Eltern Ranzijn Christine	Fürther Str. 6	90587 Veitsbronn	0171-7762444
ADHS SHG Zirndorf Höhn Ute	Holunderweg 1	90513 Zirndorf	09127-5639
Selbsthilfegruppe für Eltern Hischsteiner Carolin	Furthenbachweg 12	90574 Roßtal	
Selbsthilfegruppe für Eltern Zötl Susanne	Im Gäßla 14	91058 Erlangen	09131-36610 Fax: 09131-36610 ssz@nefkom.net
Selbsthilfegruppe für Eltern Utzelmann Beate	Adam-Kraft-Str. 3	91154 Roth	
Selbsthilfegruppe für Eltern Gerneth Tatjana	Gmünder Weg 19	91166 Georgens- gmünd- Mäbenberg	09172-2103 michael.gerneth@t-online.de
Selbsthilfegruppe für Eltern Schmidt Heike	Ludwig-Jahn- Str. 14	91257 Pegnitz	09241-91596 Fax: 924191597 tspeg@t-online.de
Selbsthilfegruppe für Eltern Hoffeins Ellen	Friedhofweg 9	91257 Pegnitz	09241-919115
Selbsthilfegruppe für Eltern Krug Sybille	Veldensteinstr. 26	91257 Pegnitz	09241-5241
Bundesverband Aufmerk- samkeitsst./Hyperaktivität	Postfach 60	91291 Forchheim	09191-704260 Fax: 09191-34 87 4 BVAH@t-online.de
Selbsthilfegruppe für Eltern Schneider Dominique	Maria-Theresien- Str. 1	91301 Forchheim	09191-915490

Bezeichnung	Straße	PLZ Ort	Tel./Fax/E-Mail
Selbsthilfegruppe für Eltern Streng Delia	Schlehenmühle 12	91349 Egloffstein	09197-1858 Fax: 91971858
Selbsthilfegruppe für Eltern Menath Roswitha	Würzburger Str. 41	91522 Ansbach	0981-14823
Selbsthilfegruppe für Eltern Heubeck Anja	Lessingstr. 8	91522 Ansbach	0981-88214
Selbsthilfegruppe für Eltern Stierhof Ilse	Am Schellenfeld 5	91596 Burk	09822-607460
ADHS-Gruppe „Gemeinsam in die Zukunft" Jungwirth Doris	Aha Nr. 80	91710 Gunzenhausen	09831-676913
ADHS-Gruppe „Gemeinsam in die Zukunft" Stephan Sabine	Lerchenweg 3	91710 Gunzenhausen	09831-89640
Selbsthilfegruppe für Eltern Hüberlein Anita	Lentersheim 108	91725 Ehingen	
Selbsthilfegruppe für Eltern Gabler Anneliese	Bergackerweg 1	93051 Regensburg	
Elterninitiative Aufmerksamkeitsstörung/Hyperaktivität Zindler Edith	Jägerndorfer Str. 14	93197 Zeitlarn	
SHG für Eltern von ADS-Kindern Knecht Petra	Am Kirchberg 16a	93358 Train	094448548 Fax: 094448548 sigiknecht@t-online.de
Selbsthilfegruppe für Eltern Schneider Elvira	Lindenbergweg 2	94113 Tiefenbach	08509-934058
Selbsthilfegruppe für Eltern Schiffner Marion	Marterlweg 2	94121 Straßkirchen	08505922138 Fax: 8505922138
ADHS-Selbsthilfegruppe Oberpfalz Anna-Maria Schwital	**Bäckergasse 2**	**94234 Viechtach**	**09942-3435 Fax: 09942-3475 oder -3435**
SHG für aufmerksamkeitsgestörte und hyperaktive Kinder und Erwachsene Nagler Brigitte	Ringstr. 18	94315 Straubing	0942-19639597
Selbsthilfegruppe für Eltern Janus Waltraud	Zum alten Hofgarten 22a	94405 Landau/Isar	09951-8051
Selbsthilfegruppe für Eltern Müller Angelika	Ernst-Reuter-Str. 83	95030 Hof	0928-161397
Selbsthilfegruppe für Eltern Thuy Claudia	Fritz-Jahn-Str. 8	95119 Naila	0928-2978801 claudia@thuyonline.de

Bezeichnung	Straße	PLZ Ort	Tel./Fax/E-Mail
„Elterntreff Zappelphilipp" Wastrack Barbara	Von-Varell-Str. 30	95369 Untersteinach	092256553
Selbsthilfegruppe für Eltern Köstler Sonja	Marienstr. 41	95643 Tirschenreuth	09631-3601 Lilli100@gmx.de
Selbsthilfegruppe für Eltern Ackermann Franziska	Gründelbach	95643 Tirschenreuth	
Selbsthilfegruppe für Eltern Siller Ursula	Mühlenstr. 17	95666 Mitterteich	09633-3351 Fax: 09633-4799
Selbsthilfegruppe für Eltern Milster Andrea	Untere Seelgasse 14	96049 Bamberg	0951-52640 Bis zum 12. Lebensjahr
Selbsthilfegruppe für Eltern Wissing Ruth	Vogtstr. 8	96049 Bamberg	0951-67353 Ab dem 12. Lebensjahr
Selbsthilfegruppe für Eltern Zasworka Carolin	Austr. 22	96117 Memmelsdorf	095421782
„Zappelphilipp" Eber Monika	Alte Bamberger Str. 5	96317 Kronach	092612937 Fax: 09261629130 ZappelphilippKronach@gmx.de
„Zappelmax & Träumerliese" Günzel Sabine	Bgm.-Fischer-Str. 5	96472 Rödental	095633804 Familie.Guenzel@t-online.de
SHG „Hyperaktive Kinder" Albert Silvia	Karlstadter Str. 34	97450 Arnstein	093635730 Fax: 093635730 Alistein1@compuserve.de
Selbsthilfegruppe für Eltern Schamberger Anita	Sandersgrund 9	97514 Oberaurach-Oberschlei-chach	09529475
Selbsthilfegruppe für Eltern Bauner Martina	Am Kirchberg 16	97653 Bischofs-heim/Weg-furth	097751414
Selbsthilfegruppe für Eltern Strobl Christine	Kapellenstr. 1	97708 Aschbach	097086299